医学生・研修医のための

感染症内科

岩田健太郎

中外医学社

序文

私が学生の時は，日本語で読める「ちゃんとした」感染症の教科書は皆無だった．誇張ではない．ゼロだったのだ．

今は，優れた和書が多数出ているから，学生さんは「どれを選べばよいのか」という贅沢な悩みを抱えているだろう（教科書読まないってことはないですよね）．そんな羨ましい時代に，新たに屋上屋根を重ねてテキストを作る意味はあるのか？本書執筆の依頼を受けたとき，私はちょっと，悩んだ．

で，できたのがこういう本である．なぜ，この本なのか．類書との違いはどこにあるのか．それは読者諸兄が実際にお読みになってご判断くださることと思う．

日常の学生教育，研修医教育のエッセンスをテキストにしたのが本書である．往時よりだいぶマシになったとはいえ，感染症のプロがいない医療機関は多い．オーセンティックな感染症教育を受けることができない医学生や研修医をイメージして，本書は作られた．

2025 年 3 月

岩田健太郎

目　次

IV 感染症という疾患各論 97

V 臨床微生物学 ································121

1. 臨床細菌学の基本 121

VI 渡航医学

I 感染症診断の原則

診断しなければ，何も始まらない

「診断」とは患者の体内で起きている現象を正確に言い当てることである．その現象をコードしているのが「病名」だ．

ちょっと何言ってるのか分からない，という読者もおいでだろうが，少しずつ説明するのでまだついてきてください．

我々は患者の体内を直接的に観察することはできない．イマニュエル・カントが「物自体」を認識できないと言ったが如く，である．よって，「体内で起きている現象」の観察は概ね間接的なものとなる．

身体診察，画像検査，血液検査などは全て「体内で起きている現象」を言い当てるために活用する間接情報だ．いろいろな角度から情報を集め，あたかも患者の体内を直接観察するかのごとく，起きている現象を言い当てることができれば診断完了だ．

残念ながら，この作業は言うのは簡単だが，実際に行うことは難しい．最終的に確定診断に至らない症例も少なからずある．

ダニング＝クルーガー効果とは，経験値が低い人が自分の能力を過大評価してしまう認知バイアスのことである．ちょっとかじった程度なのに，根拠のない万能感で「俺様に言わせるとだな…」と上からしゃべってしまう，あれだ．

ダニング＝クルーガー効果が一般的，かつ普遍的な現象なのかどうかについては諸説あるそうだが，そこは問題ではない．ダニング＝クルーガー効果はしばしば観察されるコモンな現象である．そこだけ了解しておけばよい．

同効果は，診断においてしばしば観察される．私自身もかつて，多々経験した．汗顔の至りである．

臨床医学を学び，病院実習を経験し，症例を経験し，診断を重ねていくうちに「尿路感染の診断なんて簡単だよ」とか「肺炎なんてすぐに診断できる」と思うようになる．これが，ダニング＝クルーガーな状態だ．

ところが，経験値が高まるにつれて「一見，尿路感染に見えたが実は」とか「肺炎だと思っていたらなんと」という失敗例を経験するようになる．失敗例が迷いと恐れを惹起し，今度は「診断が極めて難しく」感じられ，見当違いな推論や過剰な検査を重ねるという隘路に陥ったりする．

ここから這い出して初めて，自分を過大評価も過小評価もしない状態で妥当性の高い診断ができるようになってくる（といいな，と思っている）．

その状態までたどり着くよう読者を促すのが，本書の目的の一つである．

「感染症が正しく診断できる」とは，「その現象が肺炎に矛盾しない」ことを説明して，「肺炎

ってことにしよう」と自らを納得させることではない．「肺炎に矛盾しない」と「肺炎である」の間には巨大な距離がある．それは「尿路感染ではない」ということであり，「カテーテル関連血流感染ではない」ということであり，「薬剤熱ではない」ということでもある．「感染症のように見えても実は感染症ではない」疾患も正しく診断できることが，「感染症を診断できる」ということだ．「感染症が診断できる」とは，「感染症以外の疾患も正しい（あるいは妥当な）診断ができる」ということだ．

ライプニッツは「なぜこうであってそれ以外ではないのかという十分な理由がなければ，いかなる事実も真であることもしくは存在することができず，いかなる命題［言明］も真実であることはできない」と述べている（谷川多佳子，岡部英男，訳「モナドロジー」岩波文庫）．つまり，AがAであるということは，それがBでもCでもDでもないということでもあるのだ．

もちろん，本書を読んだからといって，そんな素敵な能力がすぐに会得されるわけではない．そもそも，私自身，他人に自慢するほどの診断能力が備わっているわけでもない．

しかし，ダニング＝クルーガー的な全能感のままに診断しそこなったり，誤診したりするリスクは大幅に低下するだろうとは考えている．

こういうのは「診断」じゃない

驚くべきことだが，感染症領域において「診断していない」ことがとても多い．とても，とても多い．

日本の診療は，しばしば経験ベースの診療である．すなわち，「皆がやっている」「昔からやっている」「うちの医局ではそうなっている」「教授がこういった」を根拠に診療するのである．

経験値は一般に大事だが，間違った経験は間違った学習しか生まない．まずいラーメン屋で修業を重ねても，まずいラーメンしか作れない．学習者が「これはまずい」と認識しない（できない）限り．是非の根拠を持たない限り，内的に「正しさ」は認識できない．

患者になにかのイベントが起きる．発熱とか，疼痛とか．そういうとき，「診断」をすっ飛ばして，いきなり「治療」に飛びついてしまう医師はとても多い．うちの後期研修医でもしばしばそうしている．

多くの医師はせっかちだ（私もそうだ）．頭の回転が早いからなのかもしれない（私の場合は頭の回転は早くないし，年々それも遅くなる一方だが）．ともかく，せっかちに，すぐに結論に飛びつこうとする．

そのため，問題の根っこを吟味することなく，アクションに飛びつこうとする．発熱患者に「とりあえずピプタゾ（ピペラシリン・タゾバクタム）行っとけ」になりがちだ．

だが，私は常に「問題の根っこはどこだ？」と問う．それが診断あるいはアセスメントである．

診断あるいはアセスメント（Assessment）なしに，治療というアクション（Action）に飛びついてはならない．そのアクションの妥当性は，アセスメントの正しさだけが保証してくれるのだから．アセスメントなしのアクション，アセスメントが間違った状態のままでのアクションを，たまにジョークで「A-a gradient の開大」と呼ぶこともある．血液ガスの読み方を学んでいなければクスリとも笑えぬジョークではあるが．

JCOPY 498-02154

診断あるいはアセスメントを十分に吟味しなければ「病棟で熱を出したら，血培，痰培，尿培出してピプタゾだー」になりがちだ．ピプタゾがときに，メロペン・バンコ・ミカファンギンになったりするヴァリエーションもあるが，そこに至るまでのプロセスは同じである．

　結果としてピプタゾを出したり，メロペン・バンコ・ミカファンギンを出すのが悪い訳では無い．問題は，その決断に至るまでの理路である．理路がないことが実に多いのだ．「とりあえず，ピプタゾ」なのである．

　先日，某地で某医学生に，試験で以下の問題を出した．

97歳の男性．長期療養型医療施設に入所中．基本的日常生活動作（BADL）に介助が必要．昼食時に咳き込み，すぐに発熱が見られたため受診した．来院時意識は清明．体温38.5℃．脈拍89/分．血圧130/80mmHg．呼吸数24/分．SpO$_2$ 92%（room air）．右下肺野にcoarse cracklesを認める．気道吸引にて食物残渣が大量に引き出された．血液学所見：白血球上昇．免疫血清学所見：CRP上昇．胸部X線写真で右下肺野に浸潤影を認める．次に行うべき処置はどれか．

a. 経過観察
b. 全身性ステロイド投与
c. クリンダマイシン投与
d. ピペラシリン・タゾバクタム投与
e. アンピシリン・スルバクタム投与

　正解はaである．食事中に咳き込み，露骨な誤嚥のエピソードがある場合は，感染症というよりは食物の化学的な刺激が起こす化学性肺臓炎と判断する．胃酸がメインの化学性肺臓炎であればいわゆるMendelson症候群とも呼ぶ．

　もちろん，化学性肺臓炎も肺炎の一種なのだが，ここで我々が論じている肺炎ではない．全身状態が悪くなければ，経過観察と酸素投与などの対症療法で数日内に改善することが多い．

　ところが，学生のほとんどはdのピペラシリン・タゾバクタムを選択したのだ．なかには誤嚥性肺炎と誤解した人もいるだろうが，感染症たる誤嚥性肺炎ではむしろ「露骨な誤嚥のエピソード」が観察されることは珍しく，microaspirationと呼ばれる不顕性の誤嚥で口腔内の細菌が下気道にもたらされ，そこで増殖や炎症が起きて肺炎となる．「誤嚥のエピソード」「急に発熱とサチュレーション低下」という病歴は合わない．

　それに，もし誤嚥性肺炎と判断した場合は，抗菌薬は口腔内常在菌だけを叩けばいいわけで，クリンダマイシンやアンピシリン・スルバクタムと回答するほうが，妥当性が高い．試験慣れした擦れっ枯らしの回答者であれば，「クリンダマイシンとアンピシリン・スルバクタムの両方の選択肢があり，どちらがベターと断言できないのだからどちらも不正解だろう」とテスト対策的な推論もできよう．あ，そういう推論をしたからピペラシリン・タゾバクタムを選んだのかな？

　いや，私は別の仮説を持っている．

　医学生たちはベッドサイド実習で，こういう患者に「ピペラシリン・タゾバクタム」を投与されている光景を目にしていたのではなかろうか．

　最近は，医師国家試験でも「ベッドサイド実習を真面目にやっていたら解ける易問，実習や

ってないと解けない問題」が問われるようになった．感染防御のための個人防護具（PPE）の着用法とか．試験の方向性としてはそれでよいと思うが，実は，こと感染症診療の場合「現場は割と間違えている」ことも多いのである．

　最近目立つのは，発熱患者にとりあえずピプタゾ（ピペラシリン・タゾバクタム）を出しとけ，的な診療である．月単位の不明熱患者にまで「とりあえず」ピプタゾが入っていたりして，「一体この抗菌薬でどんな病気を治療したいのだ？」と問いただしたくなる．

　そういう現場を観察していれば，件の問題も誤答するわけだ．

　これからの学生は真面目に実習に参加して観察するだけでなく，「この医師がやっている医療は妥当なのだろうか．その妥当性は何が担保しているのだろうか」といったクリティカル・シンキングも合わせて行ってほしいと願っている．

　医師は案外，間違えている．受け身な態度で，真似ているだけでは，だめだ．

　ベッドサイドで患者をよく観察し，「いったい患者さんの体の中で何が起きてるんだろうな」と思考を重ね，そして教科書を読んでいれば化学性肺臓炎という正しい診断にたどり着くことができる．そこを端折って，「患者さん熱が出てる．CRP が高い．サチュレーションが下がった．レントゲンで浸潤影がある」→ピプタゾ，と即決してしまう．「診断しないままの治療」あるいは「現象に対するレスポンス」が起きる．

　繰り返す．多忙な医師はせっかちだ．「診断」を端折って「対応」に走りやすい．

　「不眠」を訴える患者に睡眠薬を処方する医師は多い．「なぜ，眠れないのか」を患者の言葉に耳を傾ければ，違うストーリーが見えてくることも多いのに．例えば，何かの悩み事が原因で不眠を訴えている患者であれば，その悩みの根源（診断）を見つけ出すことで，「悩みの解決」→「不眠の解決」→「睡眠薬の要らない状態」に導くこともしばしば可能である．

　医師は「傾向と対策」とか「ハウツー」とか「問題に対する対応」能力が極端に高い．それゆえに，熟慮を重ねて解答にたどり着くのではなく，「即座に表面的な問題解決」に走ることに慣れているのかもしれない．知性は頭の回転のスピードとか，記憶力だけが決定するものではない．

　多くの思考の失敗は「思考の中断」が故に起きる．いろんな理由で思考は中断される．面倒くさいから．疲れているから．そして，ときに「恐怖」が思考を中断させる．「もし何かあったら，誰が責任を取るんだ」といった言葉におののき，判断そっちのけで抗菌薬をとりあえず，というパターンも珍しくはない．

　「医師の働き方改革」で，できるだけ疲れない，睡眠不足のない状態で診療できるといいのだが，そんな素敵な環境がいつやってくるのかは，私には分からない．本当にやってくるのかも分からない．本稿執筆時点での「改革」は，多くの場合，「当直」を「宿直」と言い換えることで，「労働していないふり」をするという，言葉遊びに執心しているように見える．大戦中に「敗走」を「転進」と呼んでいたような，日本伝統の言葉遊びだ．

　人間は考えるのをすぐに止めてしまう．ときに面倒くさいから．ときに「怖い」から．

　しかし，できるだけ面倒くさがらず，恐怖にも必死に堪えながら「考えるのをやめない」ことが，本来は聡明な医学生や研修医がしくじらないためにとても重要なことだと思う．

JCOPY 498-02154

ある入院患者が発熱，呼吸困難，湿性咳嗽，酸素飽和度の低下を訴えている．レントゲン写真を撮ると，右の下肺野に新規の浸潤影がある．

診断のワークアップで血液培養，喀痰培養が出されるのはいいとして，しばしば尿培養が出されている．尿培養？？

こういう医師は「発熱ワークアップで，血培，尿培，痰培を出すように」と上級医から指導されているのだろう．そして，上級医の指導を忠実に遂行するのが「優秀な研修医」なのだ．

私はそうは考えない．上級医の言うことを無批判に鵜呑みをしていてはいけない．それでは，「優秀な研修医」にはなれても，「優れた指導医」にはなれない．

今の医学界では，
「なんで，そんなことが必要なんですか」
と質問する輩は「素直じゃない」とか「面倒くさい」と嫌われる．
「はい」
と素直に答えるほうが「かわいい」のだ．
これは，日本の医学教育界の残念な欠陥に基づいている．

日本の医療者の多くは優劣ではなく，好き嫌いで人物を評価する傾向がある．いや，研修医評価に限らず，日本社会の多くの場において，「好悪」と「是非」が混交している．「私が嫌い」が「悪い」に転じるのだ．「私が気に入らなかった映画」が，「この映画はよくない映画だ」に転じてしまうのである．同様に，気に入らない物言いをする研修医は「できが悪い」と断じてしまう．

だから，私は日本の評価システムを一般に信用していない．360°評価だろうがなんだろうが，関係ない．

多くの病院では，
「分かりました」
と上級医の指導に口答え一つせずに一字一句間違えずに速やかに遂行できる能力こそが，多くの病棟で求められている研修医の「能力」だ．しかし，我々は「分かりません．なんで，そんなことが必要なんですか」と問うべきなのだ．分かりもしないのに分かるという素直さよりも，分からないときに分からないと言える，真の知性を尊ぶべきなのだ．

原因の分からない発熱患者であれば，一通りのワークアップを遂行するというのは理解できる．しかし，件の患者はそのプレゼンが「肺炎」を強く示唆している患者である．なぜその患者の尿のワークアップが必要なのだろうか．

こういう患者で，例えば喀痰培養から感受性のよい *Klebsiella*（の何か），尿培養から緑膿菌が検出されたりする．多くの医師は見つけた菌は全部叩きたい衝動に駆られるので，緑膿菌もカバーする広域抗菌薬を用いる．かくしてこの患者のもつ緑膿菌の薬剤耐性化が助長され，将来起きるかもしれない感染症治療に暗い影を落とすことになるのである．

「とはいえ，肺炎に尿路感染が合併している可能性は否定できません」
という反論にあうことがある．反論するのは大いに結構だからジャンジャンやるといい．

しかし，もし「尿路感染が合併している可能性」が否定できないのであれば，「髄膜炎が合併している可能性」だって否定できない．では，髄液検査はなぜやらないのか．**単に臨床推論が**

足らないままに惰性の診療をやっていることを，正当化しているだけではないのか.

　一般に，急性疾患が2つ同時に発生する可能性は低い．換言するならば，「ある2つの独立事象が同時に発生する可能性は，各事象の発生する確率の積」になるわけで，端的に可能性は下がるのである．例えば，発生確率が10%の独立事象が2つ同時に起きる確率は（0.1）^{2}で，1%だ.

　ある日，病棟で看護師に愛の告白をされ，同日別の病棟で別の看護師から愛の告白をされる可能性は極めて低い．もしそういう経験をした人がいたとしたら，毎日のようにあちこちで告白されまくってる，フェロモンがエアロゾル化した極端に性的魅力の高い人でなければ，なにかの悪意を感じてどこかでカメラでも回っていないか用心すべきなのである.

　これが，オッカムの剃刀の正体だ．異なる独立事象が二つ同時に発生する可能性は，一つの事象が二つの現象を起こしている可能性よりもずっと低い．アタリマエのことなのである.

　私たちの回診では「可能性は否定できない」は禁句としている．それは（ほぼ）100%正しい言説だが，それ故にほとんど意味のない言説だ．「550号室の患者さん，実は宇宙人かもしれない」といわれて，この可能性を完全否定する根拠を，あなたは持てるだろうか？

　尿路感染を発症していなくても尿内に菌が存在していることはある．無症候性細菌尿だ．微生物の存在＝感染症の診断とはいえないのだ．尿路感染の診断が「案外」難しい理由の一つは，ここにある.

　急に肺炎を発症した患者が，同時に急に尿路感染を発症する可能性はもちろん否定できない．しかし，否定する必要もない．そんな偶然が重なる可能性は極めて低いのであり，極めて低い可能性に飛びつくのは賢明とは言えない．可能性は「あるなし」で論じれば，もちろんあるに決まっている．「どのくらいあるか」，その「程度」を論ずるのが大事なのである.

　よって，臨床的に肺炎を発症したなと判断した場合の患者であれば，私ならば尿の検査はそもそも行わない．検査はすべて検査技師の労力を要するし，ともに働く医療者に無駄働きをさせるのは本意ではない.

　コメディカルに命令（order）する権利が医師にはある．これを「オーダー order」という．検査をオーダーし，薬を処方する．そういう権利を持つからこそ，その権利の行使には極めて慎重であるべきだ．思慮の足りない医師が無意味な検査を検査技師に強いるのは技師ハラスメント，ギシハラである.

　同様の理由で，カルテに「○○病除外」とか「○○病疑い」と書いてはいけない．「程度の記載」がないからだ．可能性は Yes，No ではなく「どのくらい」の程度が記されるべきである.

　これは私が研修医時代に恩師の喜舎場朝和先生に口を酸っぱくして指導されたことだ．日本臨床感染症界の文字通りの開拓者である.

　英語で言うならば，

Most likely
Probably
Maybe
Possibly
Unlikely

JCOPY 498-02154

といった「程度」を示す単語で表現すべきなのである．「○○病除外」ではなく，「○○病の可能性は極めて低い」とか「○○病の可能性は極めて低いが見逃したときの影響は極めて大きいので除外はすべき」とか，書くのである．

医師は患者に起きたイベントから，most likely diagnosis を考える．これがアセスメントだ．一つに絞りきれなくても構わない．複数の仮説を立て，その「可能性の高さ」の順番に仮説をリストアップすれば良い．

もちろん，医者は，見逃しはしたくない．だから，可能性が低くても除外が必要な疾患もリストアップする．すべてリストアップする．

これを MECE（ミーシー）という．Mutually exclusive and collectively exhaustive の頭文字をとったものだ．つまりは，想起しない疾患は診断できない（可能性が高い）ので，想起すべき疾患はすべてリストアップして見逃しは回避しましょうね，ということだ．

100% 正しい診断はない．100% 間違った誤診もないように．急に村上春樹調になってしまったが，患者の体の中を直接観察できない我々が行う「診断」とは，我々がかなりの確度をもって確信している診断…例えば 99.999% 正しい診断であり，「実は間違っていた」ということはたまにはある．

100% 正しいと確信してしまうと，間違いに気づかない．ここがちょっとしたジレンマだ．発熱，CRP が高い，で「感染症だ」と抗菌薬を出す．熱が下がる．「やはり．抗菌薬が効いたんだ」と一安心．同じ患者がまた発熱．CRP 高い．抗菌薬．熱下がる．この繰り返し．

これはよくみる，「家族性地中海熱（FMF）」の誤診のパターンだ．遺伝子異常が原因の周期性発熱症候群の一つで，名前がイメージするのとは異なり，案外日本でもよく見る．が，よく見逃されている．

CRP 高い→感染症，抗菌薬投与で熱が下がる（本当は，抗菌薬なしでも自然に解熱するのだが）というパターンの繰り返し．「患者に何が起きているのか」を深く考えないままに（アセスメントのないままに）治療というアクションに走ってしまうために起きる誤謬だ．

昔，日本では MRSA 腸炎という疾患が「まん延」していた．術後に発熱，下痢が生じ，便培養をすると MRSA が検出される．バンコマイシン散を内服すると熱が下がり，下痢も止まる．「よかった，よかった」と主治医は満足するわけだ．

しかし，海外でこのような症例がほとんど報告されてこなかったことを奇異に思うべきなのだ．日本の MRSA だけ特別？？

さらに不思議なことに，日本ですら MRSA 腸炎は年々報告数が減ってきている．

往時，日本では「術後に」経口第 3 世代セフェム系抗菌薬を 1 週間程度飲ませる，という習慣が横行していた．経口第 3 世代セフェムは日本でのみ異常に普及してきた抗菌薬だ．*Clostridioides difficile* 疾患，CDI のリスクとなる抗菌薬だ．

C. difficile の difficile とは「難しい」という意味で，特殊培養を用いなければ検出できない．第 3 世代セフェムで腸のあれやこれやの菌は殺され，薬剤耐性菌の MRSA が検出される．バンコマイシンを使えば CDI は治療されるから患者は元気になる．「ほら，MRSA 腸炎だった」という誤解が生じる．現在は，CDI のワークアップも可能になったから，このような勘違いは起きなくなった．

外科医も予防的抗菌薬の使い方が上手になり，昔のように経口抗菌薬をダラダラ使うことは

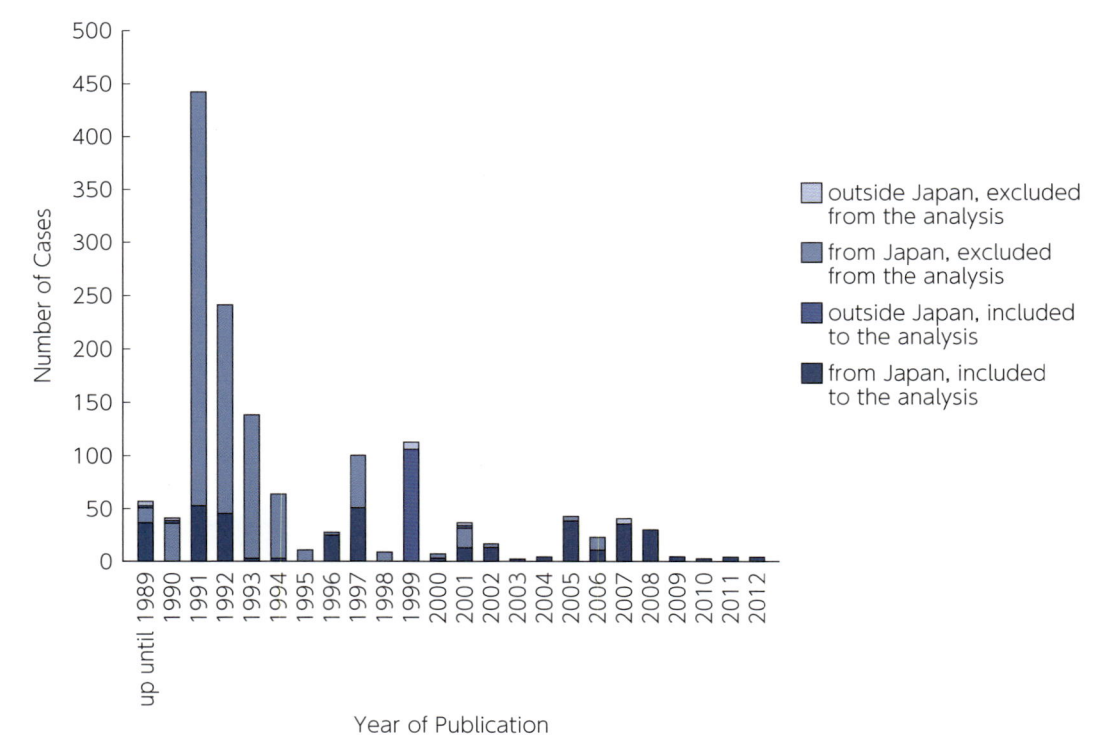

The number of cases presented in published studies by year, both from"studies fulfilling inclusion criteria"and"studies not fulfilling inclusion criteria".

図1 "MRSA腸炎" の報告数年次推移
(Iwata K, et al. BMC Infectious Diseases. 2014; 14:247)

なくなった．MRSA 腸炎が日本でだけ流行し，そしてのちのその日本からも「消えた」のはこういうカラクリだったのだろう．

　100% の診断の確信は，その診断の正しさを担保しない．だから 100% 正しい診断は「ない」と恐れおののいていたほうが健全なのだ．

相手が勝ち誇ったとき，そいつはすでに敗北している

（ジョセフ・ジョースター）

正しい診断がなくても，正しい判断はあり得る

　感染症の多くは急性疾患で，確定診断を待ってから治療，というアクションが取れないことが多い．「この患者さん，なんかがんかもしれないからまずはオペしてみよう」とか「化学療法落としとこう」なんて乱暴な話はない．これに対して，確定診断を待たずに治療を始めることは，感染症においてはしょっちゅうである．

　だからこそ，診断がおろそかになる，という意味でもある．診断しないままに治療を始めちゃうから，「なんか診断なんてしなくていいんじゃね」という印象を持たれかねない．

　もちろん，それは大きな間違いだ．

JCOPY 498-02154

医療において診断は常に重要だ．感染症の場合，確定診断にディレイが生じ，治療が先行的に行われることが多いだけで，その習慣をもって診断不要と決めつけてはいけない．

　研修医のとき，交通外傷で骨盤内の大量出血が疑われる患者のショックに，輸血のポンピングを必死に行ったことがある．ショックの対処のため，大量輸液や輸血は必要だが，もちろんそれでは問題は解決しない．出血源を突き止め，何らかの止血措置を行わねば患者は救命できない．

　感染症の場合，先行的に投与される抗菌薬で患者が偶然治癒してしまうこともままあるから，診断への意欲が弱まってしまうことがある．しかし，そういういい加減な態度を取り続けていると必ずどこかで躓いてしまう．偶然の治癒を期待してばかりいると，必然的に治癒できない症例に一定の頻度で遭遇してしまうのだ．「勝ちに不思議の勝ちあり，負けに不思議の負け無し」とはよく言ったものである．確定診断は「常に」希求するべきだ．

　化学療法などのあとに好中球減少（neutropenia）が起きる．好中球減少時に発生した発熱を発熱性好中球減少（febrile neutropenia: FN）と呼ぶ．

　FN は厳密に言えば診断名とは呼べない．FN は現象であり，「CRP 増加」とか「肺の浸潤影」のようなものだ．問題は，何が FN を起こしているのか，である．ここが診断，アセスメントだ．

　FN の原因はしばしば分からないと言われる．即時的な広域抗菌薬投与も必須である．「だから」診断の努力は不毛である，という印象を与えかねない．

　ある報告によれば，FN の原因たる感染部位の同定ができたのは 55.6%，培養で原因微生物が判明したのが 34.9%，血液培養で原因菌が検出されたのが 17.5% であった．少なからぬ患者においては，FN の原因は分からない．

Bachlitzanaki M, Aletras G, Bachlitzanaki E, et al. Evaluation of Febrile Neutropenia in Hospitalized Patients with Neoplasia Undergoing Chemotherapy. Microorganisms. 2023; 11:2547.

　だからこそ，である．我々は一所懸命，FN の原因精査に全力を尽くすべきなのだ．

　スーパースター級の打者であっても，ヒットが出るのは 3 割ちょっとである．では，件のスターは打席で「10 回中 3 回だけヒットを打ったれ」と思っているであろうか．スーパースターの心の中など，凡人の私が読み取れるわけもないが，凡愚が一所懸命想像するに，彼はおそらく 100%，全ての打席で出塁しようとベストを尽くしているのである．だからこその 3 割バッター，だからこそのスーパースターなのだ．

　我々もすべての患者において，きちんとしたアセスメントのために全力を尽くすべきなのである．その結果，FN においては正確な臓器診断は半数，原因微生物は 3 割ちょっとしか分からなくても，である．「診断なんかどうでもええわ．とりあえず，メロペン，バンコいったれ」な態度であれば，この数字はずっと下がるに決まっているのである．もちろん，このような態度が「スーパースター」を生む可能性は皆無だ．

　まず，目の前の患者に先行的な治療（エンピリック治療，あるいはエンピリカルな治療）が必要かを判断する．判断基準は「今治療しないと患者が死ぬ」かどうかである．患者が死亡してしまわないよう，適切な培養採取の後に広域抗菌薬を投与し，循環や呼吸などのサポート（集

中治療）を行う.

　患者のバイタルサインや意識状態が比較的落ち着いており，即時の治療が必要ない場合は診断プロセスを優先させ，いきなり治療はしない．特に経過が長く，「2 カ月前から熱」みたいな患者では安易な抗菌薬投与は厳に慎むこと.

　そもそも，「2 カ月前から熱」という情報自体が示唆的なのである．通俗的な細菌感染やウイルス感染がこのような長い経過をたどることはない．よって，感染症ではない疾患，例えば自己免疫疾患や悪性疾患などが鑑別に入ってくる．エンピリカルな抗菌薬が好ましくないのは当然だ．それに，発症後 2 カ月も経っているのに慌てて抗菌薬を落としたからといってその患者が数十分後に急変，心停止に至る可能性もほぼないだろう.

　細菌感染症で，まれにこのような「長い経過」をたどることがある．それは解剖学的な理由か，あるいは微生物学的な理由である．前者においては例えば感染性心内膜炎，骨髄炎，膿瘍性疾患などが「長い経過」をたどる代表例だ．後者においては，例えば結核，例えば腸チフス（*Salmonella enterica* serovar Typhi 感染）などが典型例だろう．いずれの場合においても大切なのは確定診断と的確な治療である．慌ててエンピリカルに抗菌薬を落としても，診断が遅れたり，できなくなるだけだ.

　時間情報は，診断において極めて重要だ．したがって発症時間（オンセット）は必ず患者から得ておく必要がある．「患者さんの意識状態が悪くてわかりません」という場合もあるが，そのときでも家族などから可能な限り，情報を得る．「患者さんが覚えていない」ということもあるが，この情報自体が示唆的である．すなわち，オンセットがはっきりしない，緩徐な発症だったことを示唆するわけである．オンセットがはっきりしないときにくも膜下出血の可能性は低いではないか．また，たとえ「はっきりしない」場合でも，うまく詰めていくテクニックはある．「例えば，2 カ月前はどうでしょう」「いや，2 カ月前は元気でした」「では，先月はどうでしたか」といったように，質問を上手に重ねて時間範囲を狭めていくのである.

　急性発症で，診断が確定しない．エンピリックに治療が必要だ．そういう場合もあるだろう．そうだとしても，やはり診断仮説はきちんと立てておくべきだ．「肺炎あるいはカテ感染」といった具合に.

　初診の段階で「正しい診断」ができないことは，感染症診療においては多々ある.

　しかし，上記の判断により「正しく判断」することは可能だ．正しく診断できなくても，正しく判断すること．正しい判断をしておけば，後に正しい診断を得ることも可能となろう.

　そのためには，妥当性の高い診断名を複数想起し，それについて最も合理的な抗菌薬を「エンピリカルに」投与する．後で確定診断がついたときに，方向修正ができるようにするため，抗菌薬投与前の適切な培養検査は必須である.

　例えば，肺炎か，カテーテル関連血流感染か判然としない場合がある．その場合は，血液培養と喀痰検査を行い，エンピリカルに両者を治療する．例えば血液培養からコアグラーゼ陰性ブドウ球菌が 2 セット検出され，喀痰からは異なる菌が検出された場合は，診断名はカテーテル関連血流感染となり，選択される治療はしばしばバンコマイシンである．また，喀痰からグラム陰性菌が検出され，血液培養から同じ菌が検出された場合は，診断名は肺炎および続発する菌血症となろう．この場合は当該菌をターゲットとする，もっとも適切な抗菌薬を選択する.

　後に培養検査で原因微生物が確定し，そして治療すべき診断名がはっきりしたら，抗菌薬を

最適なものに改める．多くの場合，それは広域抗菌薬から狭域抗菌薬への変更を意味する．これを de-escalation という．同時に，診断した感染症に応じて，治療期間を決定する．

De-escalation は一般的には紛争や対立などの緩和を意味する．国際政治などの文脈で用いられる用語だ．感染症においてのみ，抗菌薬の狭域化を意味する．

広域抗菌薬を継続すると，体内の常在菌をムダに殺すことになる．常在菌は体内の恒常性を保つことに寄与しており，その殺戮が健康の毀損を引き起こす．特に腸内細菌は免疫系や中枢神経系の機能と深く関連している．炎症性腸疾患のような自己免疫疾患，高血圧やアテローム性動脈硬化症，各種の悪性疾患，気管支喘息，タイプ 1，タイプ 2 の糖尿病，パーキンソン病やアルツハイマー病，うつ病，慢性腎疾患などが腸内の常在菌の撹乱により引き起こされる．

Hou K, Wu ZX, Chen XY, et al. Microbiota in health and diseases. Signal Transduct Target Ther. 2022; 7:135.

もちろん，*C. difficile* 感染や薬剤耐性菌の誘導なども問題だ．医師は素朴に「広域抗菌薬を使ったほうが患者が安全だ」と信じがちなのだが，事実はこれに反する．

適切な診断検査は，de-escalation という治療戦略を可能にする．診断と治療は連動している．治療に影響を与えない診断行為はないと言ってもよい．

感染症診断の病歴聴取

おそらく，感染症診断において最も重要なのは病歴だ．身体診察や検査も大事だが，病歴こそが最重要であると考える．それは，前述の「時間」という概念を病歴が多分に含んでいるからだろう．

もちろん，感染症に限らず全ての疾患の診断において病歴は重要だ．とはいえ，急性白血病を病歴だけで疑ったり診断するのは極めて困難だ．高血圧や脂質異常も，病歴とは全く無関係に診察や検査で診断されるのが一般的だろう．

もちろん，感染症といえども，病歴「だけ」で診断できるわけではない．当然，病歴上疑った感染症は検査による確認作業が必要になる．

しかし，感染症はコンテンツ・リッチで，原因微生物の数も多く，その微生物が起こす感染症の種類も数多い．それらを全てしらみつぶしに調べていくのは効率的とは言えないし，コストもかかる．検査のし過ぎによる検査偽陽性の問題も大きい（ざっくり言えば，検査の偽陽性の発生数は検査の総数に比例する）．病歴聴取で事前確率の高い感染症を絞り込み，絞り込んだ対象のみ検査するほうが患者ケアに成功する可能性は高い．

病歴は漫然と，型どおりに問うてはならない．自分の中で「なぜ，この質問をするのか．この質問をすることでどういう診断上の（あるいはそれ以外の）前進が見られるのか」を考えながら質問しなければならない．

その質問の答えがさらなる次の質問を促すこともある．「余暇はどのように過ごしていますか」と問うたとき，「野外活動が好きです」という回答を得たのならば，「具体的にはどのような野外ですか？山ですか？海ですか？あるいは他の活動でしょうか」とさらに質問を重ねていかねばならない．こうして，山中の節足動物から感染する疾患，例えばツツガムシ病や日本紅斑熱，SFTS などを診断するヒントが得られることもある．

質問を重ねるときは，自分が納得理解できるまで質問を重ねなければならない．つまりは，「自分は果たしてこの患者さんとこの患者さんの病態を理解しているだろうか」と己に問い続けることが必要になる．多くの医学生や研修医は「自分が何を分かっているか」を分からないままに，適当に質問して，適当な答えに納得してしまう．自分が分かっていないことが，分かっていないのだ．

「自分が分かっていないことが，分かっていない」．つまりは，「無知の知」の問題なのだが，「無知の知」を認識するための最良法は，若干矛盾するようだが，学習によって知識を得ることにある．

Orientia tsutsugamushi, Rickettsia japonica, Borrelia spp, SFTS ウイルス〔それぞれ，ツツガムシ病，日本紅斑熱，ライム病，SFTS（severe fever with thrombocytopenia syndrome）の原因〕が山中などの節足動物（ツツガムシやマダニ）の刺傷で感染するという知識があればこそ，野外活動に関する詳細な情報を得たい，という欲望が湧き出てくるのだ．そのような欲望なしで，またその欲望をドライブする知識なしで，多忙な医者が患者に，根掘り葉掘り丁寧に質問を重ねるわけがない．

患者の主訴から，「これはツツガムシ病ではなかろうか」と想起させるためには，症候学的なツツガムシ病の知識が必須である．よって教科書を読んでの知識がなくてはならぬ．さらに，患者を観察してその症候（例えば，発熱とか皮疹とか）を認識する能力もなければならない．患者からのインプットと教科書からのインプットが逆方向からぶつかり合うことで，「病歴聴取をしようという欲望」がドライブされるのだ．

その知識は百科事典的，博覧強記の「写真で撮ったような」記憶力（photographic memory）である必要はない．曖昧な知識で十分だ．幸いなことに，我々にはインターネットとスマホという強い味方がいる．教科書で得た知識が，時間とともに曖昧な記憶しか残らなくても，「なんか，山の中で虫から伝染る感染症があったような」くらいの知識があれば，あとはスマホで調べればよい．マダニが吸血する時期が病歴と合致するか，目の前の患者の皮疹がライム病のそれ（遊走性紅斑, erythema chronicum migrans: ECM）と合致するか．そんな些細な，重箱の隅をつつくような知識は綺麗サッパリ忘れていてもいいから，あとからスマホで確認する習慣をもち，当該疾患に合致するかを検討すればいいのだ．

完全に蛇足だが，私は米国時代に photographic memory と言おうとして photogenic memory と言ってしまい大恥をかいたことがある．閑話休題．

貪るように教科書（本書含む）を読み，忘れ，患者を目の前にして再びスマホで検索する．多忙な診療や実習のなかでそれをさせるのは「知らない」という自覚と，「知りたい」という欲望である．特に「患者を，患者の体内で起きていることを知りたい」という強い欲望が患者の理解に最重要だ．「自分はまだ患者と病態を十分に理解していない」という自覚があれば，小さな，しかし決定的な矛盾点にも気づきやすくなる．

辻褄が合わないことがあると 納得するまで調べないと気が済まない．

（ドラマ「古畑任三郎」(原作，三谷幸喜）より）

JCOPY 498-02154

他疾患と違い，感染症には（ほとんど）感染経路が存在する．病歴聴取はその感染経路にまつわるものが多い．だからこそ，感染症診療においては病歴聴取の持つウエイトがとても大きいのだ．

高血圧や糖尿病，あるいは白血病や天疱瘡などは，病歴の持つウエイトが比較的小さな疾患だ．神経疾患，特に変性疾患は病歴のもつ（そして身体診察の持つ）ウエイトが比較的大きな疾患だ．病歴聴取が全く無意味な疾患はほぼ皆無だと思うが，そのようなウエイトの濃淡が存在することは知っておいてもよい．

病歴聴取においては，ポテンシャルな感染経路も念頭に置くとよい．

感染経路は飛沫感染，接触感染，空気感染が主だ．接触感染を細分化すると「経口感染」や「性感染」が入るし，節足動物からの刺傷も考える（蚊にさされる，とか）．他にも垂直感染（母子感染）などもある．

呼吸器症状の患者であれば，家庭や職場で同じような咳やくしゃみの方がいないか確認する．呼吸器感染症の多くは飛沫感染するのであり，同時期に同症状の方が複数いれば，診断確度はかなり上がる．この方法が特に有効なのは百日咳だ．*Bordetella pertussis* によるこの感染症は，「クラスの多くの生徒が咳をしている」ような生徒の咳，というストーリーだけでほぼ診断できる（ことも多い）．

逆に，感染経路が存在しなければ当該感染症はほぼ否定できる．例えば，輸入感染症であるマラリアは最近の海外渡航歴がなければ（ほぼ）否定できる．

ここで大事になってくるのが潜伏期間である．感染時期と現在の現象（発病）が関連しているかを考えるとき，潜伏期間を勘定に入れるのがとても重要だ．

渡航医学のところでも書くが，例えばデング熱の潜伏期間は短く，マラリアのそれは長い．重症になりやすい熱帯熱マラリア（*P. falciparum* 感染）だと，1～2週間程度のことが多い．ただし，四日熱マラリア（*P. malariae*）潜伏期間が長くなり，場合によっては数カ月前の渡航歴でもマラリアを否定できないこともある．こういう知識があれば，ある渡航歴を持つ患者の当該症状がマラリアとして矛盾しないかどうかを検討することができる．

感染してからの潜伏期間が異常に長いものもある．これがいわゆる「日和見感染」というもので，感染後，数十年も経ってから患者の免疫抑制に伴い発症に至ったりする．

典型例は結核だ．結核は「いわゆる」日和見感染扱いはされないが，病態としては同じようなものだ．日本の結核患者の多くは高齢者だが，昭和のまだ衛生状態の良くなかった時代の日本で感染し，高齢者になってから発症するケースも多い．

海外の感染症でもこのような「日和見感染」が起きることもある．例えば，ヒストプラズマ症という感染症がある．*Histoplasma capsulatum* という真菌による感染で，感染後時間が経ってから患者の免疫抑制に伴い発症したりする．この場合は通常の「旅行歴」では理解できず，「過去の海外滞在歴」を昔に遡って確認せねばならない．

Ohji G, Kikuchi K, Inoue K, et al. Progressive disseminated histoplasmosis in an immunocompetent patient as an underrecognized imported mycosis in Japan. J Infect Chemother. 2010; 16:443–5.

とはいえ. ここから前述と真逆のことを言うようだが, 医者は患者に何でもかんでも問えばよいというものではない.

性感染症を疑う場合に, 患者の性行動について詳細に聞くわけだが, 特に初対面の医者にアケスケに性に関する諸情報を患者が教えてくれる保証はない. 特に, 個室がなくカーテン越しに話を聞かれてしまうような救急外来, あるいは入院病棟の大部屋では, 性行動についての詳細な病歴聴取は憚られる. その場合は, 性行動に関する情報は中立的に「カッコに入れ」, どのような可能性にでも対応できるようにしておく. 病態がその性感染症を疑わせるのであれば, 病歴情報ゼロであっても検査, 精査の対象とすればよい.

我々感染症屋は患者の理解のために徹底的に病歴聴取をする. 私が初期研修医のときは, 尿路感染の患者の家族歴を懇切丁寧に聞き取るのが苦痛であった. 往時の沖縄では高齢患者に兄弟姉妹が多く, 8人, 9人の兄弟姉妹がいることも珍しくなかった. その何番目が戦死, 何番目はマラリアで死亡, といった病歴を細かく問うていくのでとても時間がかかる. 要するに大腸菌の尿路感染なんだから, 兄弟のだれが戦死したとか, 中学校の時の部活がなんだったとか関係ないじゃん. と若かりし研修医だった私は思ったものだ.

もちろん, 尿路感染のマネジメントにおいて, 兄弟の何番目が戦死したとか, 中学校のときに野球部でピッチャーだったなんて情報は関係ない. しかし, そのくらい丁寧に患者を理解する「心構え」を普段から持っていないと, いざというとき, 特に忙しいときに患者からクリティカルな情報を得る努力を怠ってしまう.

例えば, HIV 感染を新規に診断した患者の場合, 家族構成や職場環境は非常に重要な情報となる. 日本の HIV 感染者は男性とセックスする男性 (men who have sex with men: MSM) が圧倒的に多いのだが, HIV 感染の事実, そして MSM であることについて, どの家族にどのくらい告知すべきかは患者と丁寧に合意を得ていなければならない. どの家族に HIV 感染の事実を伝えてよいか, そして MSM についてはどうか. 家族構成が分かっていなければ, どの家族に何を伝えるかを把握はできない.

職場についても同様だ. 仕事の内容もしっかり理解しておかねば, ほぼ 100% のアドヒアランスを要する HIV の治療薬を選択することもできない. 1日2回の服薬が不可能な業務内容の場合は, 1日1回の内服, 場合によっては2カ月に1回の注射薬を選択することもある. 多くの患者は職場に HIV 感染の事実を伝えてほしくないから, そのための方法論も患者と共有せねばならない. 産業医と連携できる場合, 連携できない場合 (患者が情報共有を承認しなかった場合), それぞれに策が必要になる.

その後の感染予防については, 患者の性行動について詳細を知らねばならない. コンドームの着用の有無, MSM であれば挿入側 (タチ) なのか, 被挿入側 (ウケ) なのか. ここまで患者のプライバシーの奥の奥まで立ち入っていくのは感染症診療ならでは, である.

だからこそ, である. そのような患者のプライバシーの奥の奥にまで手を突っ込む職業上の必要があるからこそ, 我々はその職能や権利を乱用してはならない.「感染症の診療に必要なんだから, このくらいの質問を患者にするのは当たり前だ」なんて思ってはならない. それは, 一般社会においてはずいぶんと失礼で非常識な質問なのだから.「失礼な質問かもしれませんが」

と躊躇いながら，しかし誠実かつ率直に問いをたてることが大事だし，答えが帰ってこない可能性も覚悟しておく必要がある．実際，患者の性的オリエンテーションなど，通院半年とか1年たってから初めて教えてもらえることも珍しくはない．

男性医師が女性患者を診察するときは，特に配慮が必要だ．診察時は当然だが，病歴聴取の段階でも，他の医療者（通常は女性）を診察室に同伴させることが大切である．これをシャペロンという．もちろん，この場合も患者が解答をためらうような質問を強要してはならない．身体診察も全て許可を得て行わねばならない．

感染症診断の診察法

身体診察は手段であり，目的ではない．

もちろん，診察を行うことで培われる患者の安心感みたいな副次的効果はあるかもしれない．手を患部にあてがうことで生じる「手当て」の効果などがそれに相当しよう．が，それは身体診察の本来の目的ではないし，他の方法でも…例えば患者との対話でも…十分に補完できるものだ．

例えば，予防接種の前にひととおりの身体診察を行う医師は多い．が，私はそういうことは時間的に効率が良くないと考えており，原則的に予防接種前の身体診察は行わない．予防接種前に何かを訴えている患者（例えば「喉が痛い」とか）はその限りではないが．心臓の聴診で異常心音が聞こえることはたまにはあろうが，それでそのワクチンの接種の是非が決まることはまずない．

このように，身体診察には「目的」が必要なのだ．なんのために自分はその所見を取りたいのか．その所見がある場合と，ない場合ではどのように臨床判断が変わり，行う検査や治療に影響を及ぼすのか．こういうことを考えながら診察するのが重要だ．診察中はしたがって，頭はフル回転している必要がある．

予防接種の前に無症状の相手に心音を聴取するメリットは殆どない．が，このような無意味な診察をルーティンにしてしまうと，いざというときの心音聴取が雑になることが多い．「不明熱」患者の心音は丁寧に聴取する必要があり，それは当然「感染性心内膜炎（infectious endocarditis: IE）」の存在を念頭に置いているからだが，実に多くの IE 患者で「不明熱」だと認識しているにも関わらず，異常心音が detect できていない．実際，相当一所懸命「聞き取ろう」としないと聞こえない心雑音も多いのだが，普段から通り一遍にポンポンポンと聴診器を当てていると，そういう心雑音は聞き取れない．

だから，私は外来でもベッドサイドでも「自分はこういう所見の有無を確認したい」という明確な意図を持って身体診察を行うことにしている．診察を診療に役立てたいのだ．当然，そこでは「やらなくて良い診察」が多々生じて，そこに省略やショートカットが生じる．もちろん，多くの実地の医師たちが無意識にやっていることだ．足をくじいた患者の心音を一所懸命聴取する医師はいないだろう（syncope でないかぎり）．

医学生や研修医はまだ，何をショートカットできて，何を省略できないのかを知らないだろうから，いきなりそういう身体診察を行ってはならない．頭のてっぺんから足先まで教えられたとおりに診察すべきだ（そうしないと，OSCE 通らないしね）．だが，そういう場合でも必ず

頭はフル回転し，「自分が今やっている診察はこの所見の有無を確認したいからで，それはこれこれこういう診断仮説を確認したいからだ」という「意図」を明確にすべきである．

　そういう意図を明確にし，主体的に診察を重ねていけば，自然と診察技術も向上する．

　ちなみに，私は近年，腹部の聴診を患者に対して行うことがほとんどなくなった．

　腹部聴診を行う最大の目的は腸蠕動音の亢進，または低下を確認するためだが，腸蠕動音を聞かなくても亢進している状態（例えば急性腸炎）の判断は容易に可能だし，逆（例えば，麻痺性イレウス）も同様だ．手元にある「Evidence based physical diagnosis 5th ed（McGee S.Elsevier;2021）」によれば，腸蠕動音には 50 〜 60 分ごとのサイクルがあり，数分かけて聴診しても「ちゃんと聴いたことにはならない」のだそうだ．これじゃ，外来やベッドサイドでルーティンで行う診察手技には採用できない．

　「動脈瘤など，血管の雑音を聞けるから必要」という意見も聞くが前掲書では聴診による腎血管性高血圧の検出感度は 27 〜 56%，腹部大動脈瘤に至っては 11% しかない．身体診察は確定診断というよりはスクリーニングに用いるのが戦略的であり，よって診察手技の感度の高さが重要になる．腹部大動脈瘤の診断は，喫煙歴や年齢性別を勘案した画像検査で見つけるほうが，身体診察に頼るよりもずっと戦略的だと私は思う．

　もちろん，読者諸氏には指導医がいるだろうから，私の真似をして余計な顰蹙を買う必要はない．ただ，繰り返しになるが自分が行っている診察が患者のアセスメントに何をもたらしているかは，考えながら診察し続けてほしい．そういう意味でも前掲の McGee は必読書だ．

感染症診断の検査学

　感染症診断において特に重要な検査は微生物を検出する検査である．これについては後述する．

　微生物を検出する以外に，感染臓器の特定に用いられるのが血液検査や尿検査といった検体を用いた検査と画像検査である．例えば，肺炎の診断には胸部レントゲンや CT が有用である．急性胆管炎の診断には血液検査における肝機能の異常の検知が有用である．

　あるいは，患者の全身状態を把握するために行う検査もある．敗血症では各種の臓器障害が起きており，これが患者の予後に影響する．腎機能の低下や血球減少，血液ガスにおける低酸素血症やアシドーシスの存在の検知などは患者の容態を理解するのに重要だ．

　しかし，このような検査については感染症に限らず患者全般の把握にしばしば用いられるものであり，ことさらに感染症のテキストで詳説する内容ではない（重要ではない，という意味ではない）．よって，ここでは「微生物の検査」を主に説明する．

　が，その前に．画像について．

　CT や MRI，超音波検査など，画像検査は日進月歩である．感染症においてもその存在診断に画像検査は特に有用だ．

　胸部 CT は情報量が多い．多くは呼吸器疾患の診断に用いる．例えば COVID-19 だ．「すりガラス陰影（ground-glass opacity, GGO ジージーオーとよむ）」は COVID-19 に特徴的である．ただし，感度は比較的高めだが，特異度は低く，GGO はしばしば他の疾患によっても発生する．その鑑別は多岐にわたり，ウイルス性肺炎，誤嚥，出血，過敏性肺臓炎，好酸球性肺炎，間質性肺炎，サルコイドーシス，肺水腫，ARDS など多岐にわたる．

Kovács A, Palásti P, Veréb D, et al. The sensitivity and specificity of chest CT in the diagnosis of COVID-19. Eur Radiol. 2021; 31:2819–24.

Cozzi D, Cavigli E, Moroni C, et al. Ground-glass opacity（GGO）: a review of the differential diagnosis in the era of COVID-19. Jpn J Radiol. 2021; 39:721–32.

　パンデミックのときは，胸部 CT で GGO が見られたから「コロナじゃないか」とよく相談を受けたものだが，そうでないことも多かった．患者の病歴を丁寧に聞けば比較的容易に峻別できそうなものだが，パニックの多かったパンデミック初期には特にこの手の GGO 騒ぎがおきた．

　一般に一所見から逆算して診断に至る可能性は低い．隅っこから真ん中に移行するのではなく，患者の全体像というど真ん中を見ながら，隅っこの GGO を解釈するほうが正しい診断に至りやすい．もちろん，パニクらないことがなにより重要で，パニクることによって判断力が上がる人は皆無である．

　COVID-19 についていえば，RT-PCR などでウイルスの存在診断をして，あとは重症度の判定をすれば臨床的な要件は満たされている．COVID-19 の重症度はバイタルサインなどベッドサイドで測定できる．隔離が必要な COVID-19 患者を CT 室まで連れて行くのは悪手である．胸部レントゲンくらいはポータブルでとってもよいが，基本的に COVID-19 に胸部 CT は不要だ．「所見が見える」ことと「その所見を取らねばならない」ことには天と地ほどの差がある．

　肺の空洞性病変もよく見る所見である．代表例が肺結核だが，非結核性抗酸菌（nontuberculous mycobacteria: NTM）感染，アスペルギルスなどの真菌感染，ノカルジア症，アクチノミセス症，肺吸虫，GPA（granulomatosis with polyangiitis）やサルコイドーシスのような非感染症，肺がんのような悪性疾患など鑑別疾患は多種多様だ．GGO を作りやすい，ニューモシスチス肺炎（PCP）も空洞を作ることがある．なにしろ，PneumoCystis というくらいだから．

Parkar AP, Kandiah P. Differential Diagnosis of Cavitary Lung Lesions. J Belg Soc Radiol. 2016; 100:100.

　結核と比べ，NTM の空洞は壁が薄い傾向にあるなど，画像で診断に迫る方法はある．肺化膿症では空気の下に液体の面，air fluid level が見えることが多く，これが鑑別に有用だ．ただ，こうした所見もオーバーラップは多く，完全なる峻別は困難だ．基本的に画像検査は空洞の存在診断まではとても有用で，その後の確定診断には気管支鏡による気管支肺胞洗浄（bronchoalveolar lavage: BAL）や肺生検などによる微生物学的，あるいは病理学的検査が必要だ．

Kahkouee S, Esmi E, Moghadam A, et al. Multidrug resistant tuberculosis versus non-tuberculous mycobacterial infections: a CT-scan challenge. Braz J Infect Dis. 2013; 17:137–42.

　このように，感染症診断における画像診断は，主に位置情報と病態の把握にとても有用である．しかし，確定検査は主に微生物学的になされる．画像で結核と NTM を区別できる，腹部超音波で下痢の原因微生物が分かる，という「匠の技」が論じられることがあるが，多くの場合は科学的な検証が不十分だったり，あるいは我々凡人には再現不可能だ．

もう一点，画像検査で注意を喚起したいことがある．

それは「時間情報の把握」である．

血液検査も画像検査も時間情報を含まない．もちろん，以前に行った検査との比較はできるが，リアルタイムで「今」起きていることを追跡できるのは心臓カテーテル検査のような，限定的な検査だけで，感染症診断に使う画像検査は概ね時間情報を持たない．

例えば，件の肺の GGO が見つかった場合でも，それが今の症状を説明しているのか，あるいは数週間前のイベントが起こしたものなのかは「その」画像は教えてくれない．改善途上にある病変なのか，増悪しそうな病変なのかも分からない．

よって，患者の情報を加味して画像の持つ「意味」を解釈する必要がある．

感染症は「よくなりながら，悪くなる」ことができないので，他のパラメーターが改善しているのに画像だけ増悪することは通常ありえない．その場合は，例えば ARDS や肺胞出血のような「他の現象」が起きているとか，あるいは「数日前に増悪していた」（しかし，現在は改善しつつある）過去の情報を観察している可能性を考慮せねばならない．入院時の肺炎が治療後に「悪くなっている」と相談されることがあるが，その多くは，入院数日で増悪していたであろう肺炎のそのいわば「残像」を見ているのだ．

感染症はよくなりながら，悪くなることができない．非常に重要な言葉なので何度も繰り返したい．各パラメーターの動きに矛盾がある場合は「なぜ矛盾しているのか」を真摯に考えてみる必要がある．

「微生物の検査」は，

微生物の名前の同定
と
微生物への薬の効果の判定

に大別される．微生物の同定は，例えば

「これは条虫（いわゆるサナダムシ）だね」

と見たまんまを判定するというシンプルな方法もあるが（というか，肉眼で見える条虫を「微生物」と呼んでいいのか，というツッコミもあるかもしれないが），こういうのは例外に属する．まずは，

グラム染色のような顕微鏡的同定
そして，
培養検査による同定
さらに，
質量分析や PCR などを用いたモダンな同定

の３種類に分類すれば分かりやすいのではないかと思う．

光学顕微鏡を用いた微生物の同定は非常に古典的な方法だ．そもそも「微生物が存在する」という知識を人類が得ることができたのは，レーウェンフックがレンズを磨いて光学顕微鏡を開発してくれたおかげである．

グラム染色は「そのまんま」では見づらい細菌などを可視化するための方法だ．Gram 染色と書くこともあるが，Gram さんは人名なので本来は gram と小文字にはしないほうがよいのだが，すでに語源も忘れられ，医学論文などでも gram と表記することは多い．

ハンス・クリスチャン・グラムはデンマーク人で，19 世紀にグラム染色を開発した．クリスタルバイオレットで主たる染色（青色）を行い，イオジンで染色液を固定，その後エタノールで脱色する．脱色した部分はピンク色に見える．連鎖球菌のような青い菌はグラム陽性菌，染まらなかったピンク色の菌はグラム陰性菌と区別される．

Tripathi N, Sapra A. Gram Staining. In: StatPearls. Treasure Island（FL）: StatPearls Publishing, 2023. Available at: http://www.ncbi.nlm.nih.gov/books/NBK562156/. Accessed 28 February 2025.

現在では，グラム陰性菌にはサフラニンやフクシンなどで赤く染める（後染色）．

Hucker 法，Bartholomew & Mittwer 法など複数の方法があり，工程もさまざまだ．自分が勤務する，あるいは実習を受けている細菌検査室ではどのようなやり方でグラム染色をしているか，確認するのがよいだろう．

グラム染色では，染まる色によってグラム陽性菌とグラム陰性菌に大別する．さらに，その形状によって球菌と桿菌に大別する．丸いのが球菌，長いのが桿菌だ．

球菌はさらに，ぶどうのようにグチャッとかたまりになったブドウ球菌（*Staphylococci*）と，一列の鎖のように並んでいる連鎖球菌（*Streptococci*）に大別する．

医学生と初期研修医は，

グラム陽性球菌（ブドウ球菌）
グラム陽性球菌（連鎖球菌）
グラム陽性桿菌
グラム陰性桿菌
グラム陰性球菌

の５種類が区別できれば合格だろう．

グラム染色だけでは菌名までは分からない事が多い．グラム陰性桿菌だと，莢膜が特徴的な *Klebsiella*，細い菌である緑膿菌（*Pseudomonas*）などはある程度「あたり」を付けることができるが，それも属名までで，菌名まで正確にグラム染色だけで当てることは困難だ．肺炎球菌とかはグラム染色だけで分かることも多いが，こういうのはむしろ例外に属する．また，無理に当てようとすると診療上支障が出ることがある．

昔，余興がてら，うちの後期研修医たちにブラインドでグラム染色写真の菌名を予測させたことがあったが，外れまくっていた．今後は AI にグラム染色による菌名を予測させ，学習を

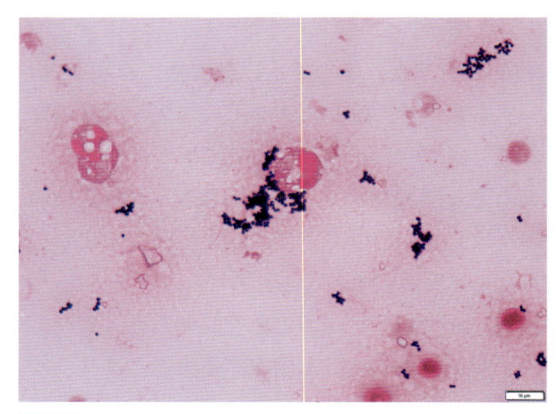

図2 グラム陽性球菌（黄色ブドウ球菌 *S. aureus*）
（提供 神戸大学病院 楠木まり先生 大沼健一郎先生）

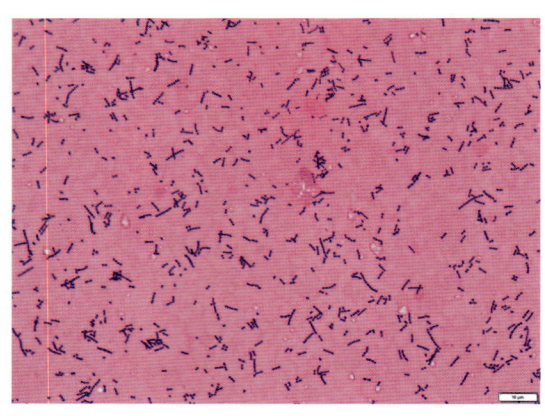

図3 グラム陽性球菌（*Streptococcus dysgalactiae*）

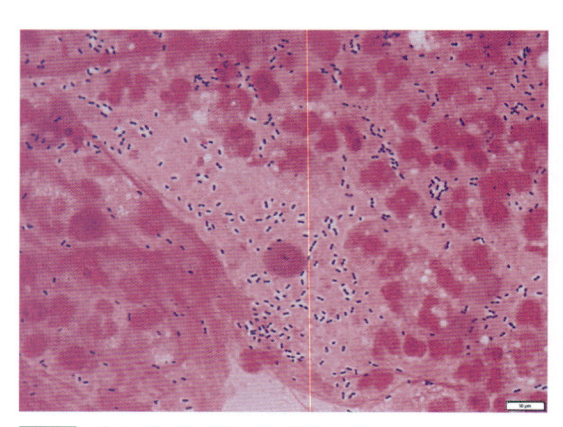

図4 グラム陽性球菌（肺炎球菌 *S. pneumoniae*）

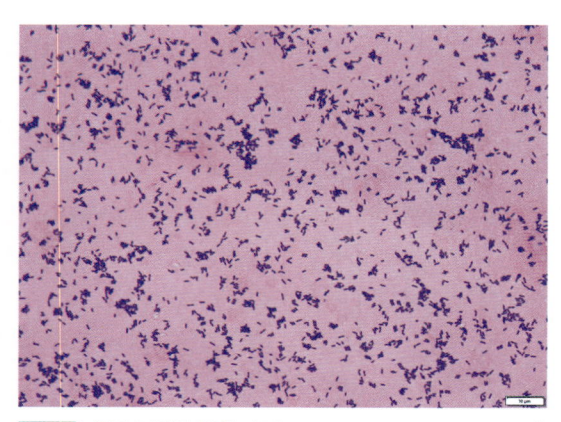

図5 グラム陽性桿菌（*Listeria monocytogenes*）

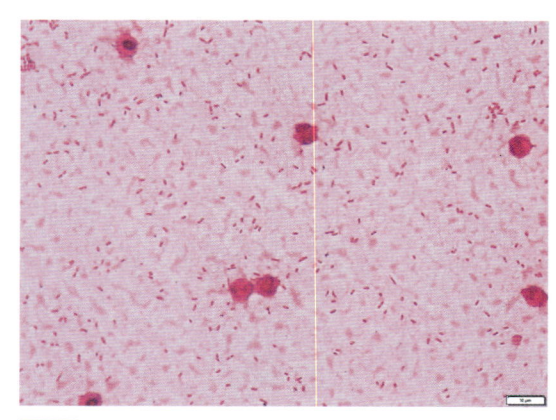

図6 グラム陰性桿菌（大腸菌 *E. coli*）

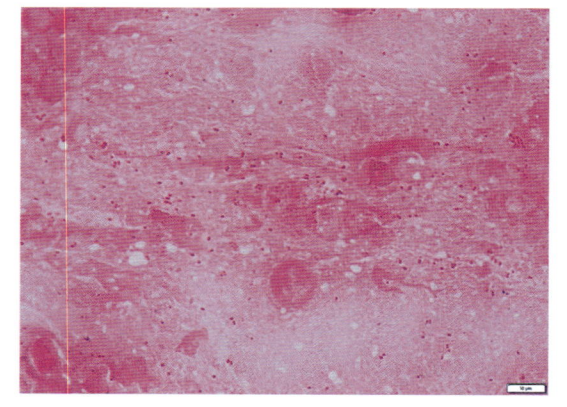

図7 グラム陰性球菌（*Moraxella catarrhalis*）

重ねて役に立つ時代が来るかもしれない（来ないかもしれない）．
　菌名は質量分析などで言い当てればよいのであって，それはグラム染色の「機能」ではないと考えている．では，グラム染色の機能とはなにか．

　グラム染色は喀痰と尿の検査で特に有効だ．その他，膿汁などの評価においても役に立つ．

JCOPY 498-02154

ただし，喀痰検査においてグラム染色の感度は必ずしも高くない．もちろん，正確な菌名も薬剤感受性も予見できない．**グラム染色の欠点をよく理解した上でグラム染色を活用するのが大事だ.**

　グラム染色が特に威力を発揮する場所．それがICU（集中治療室）だ．ハイテク機器が駆使されるICUでオールドファッションドなグラム染色とは面妖な．そう思うかもしれないが，事実である．

　特にパワフルなのはVAPの治療効果判定である．人工呼吸器関連肺炎（ventilator-associated pneumonia: VAP）を治療する際，原因菌は抗菌薬投与前の下気道の検体（喀痰）培養で突き止める．それはいい．

　問題は，治療効果の判定だ．

　VAP治療効果の判定はしばしば難しい．複数の病態が複雑に併存している事が多く，「このパラメーターを見ていれば効果判定できる」という単純な症例が少ない．炎症マーカーはしばしば高止まり，呼吸状態はしばしば低空飛行，昇圧薬はなんか切れない，臓器障害は遷延する…こういう患者は珍しくない．

　そのとき，喀痰のグラム染色を繰り返しフォローすれば「少なくとも今使っている抗菌薬は肺炎の原因菌を殺している」か否かを判定できる．ちゃんと菌が死んでいるのに呼吸状態がイマイチならばARDSや心不全，肺塞栓といった併存疾患を検討できる．ショックの患者であれば，プロポフォールなどによる一過性の血圧低下と敗血症性ショックの区別，副腎不全や出血の併存なども検討できる．CRPが下がりきらないとかなんとかで一喜一憂する必要もなくなる．

　ICU患者の治療効果判定は難しいが，同時に極めて重要だ．効果判定の根拠を間違えて抗菌薬をとっかえひっかえしてさらに混乱は深まるばかり，というケースは散見する．

　喀痰のグラム染色をフォローすれば「あれとこれ」の問題の多くは解決し，すべての問題に「抗菌薬追加，もしくは変更」という混乱を回避するのに有用だ．ここで注意すべきは，同時に喀痰培養をやらないこと．VAP治療中に喀痰培養をフォローすれば，必ず薬剤耐性菌が検出される．検出された菌は殺したくなるのが人情だ．それが感染症の原因であろうとなかろうと．混乱スパイラルの原因となる．**治療のフォローアップとして喀痰培養はやってはいけない.**患者が増悪したり，新たな肺炎が発症したと判断された場合でなければ．再三再四繰り返しているが，検査の根拠は常に臨床判断であるべきだ．

　次に有用なのは古典的な培養検査である．菌名は分かるし，薬剤感受性も分かる．感染症診断において非常に重要な標準的検査だ．

　ただし，培養検査にはいくつかのピットフォールがあるため，これを理解しておくことが重要だ．

　まずはコンタミネーションcontaminationとコロナイゼーションcolonizationの問題を理解したい．前者は汚染，後者は定着と日本語で言う．英語だと似たような響きのある両者だが，その違いをしっかり理解しておくことが大事だ．

　コンタミネーション（コンタミ）とは，「そこにない菌が検出される」現象を指す．典型的には，血液培養で多い．採血は皮膚を介して行われるが，皮膚常在菌を拾ってしまうがゆえに血液培養が陽性になる．コアグラーゼ陰性ブドウ球菌のことが多い．コンタミ問題を払拭するた

めに，血液培養は複数セット採取して「裏を取る」ことが大事なのだ．

コロナイゼーションとは，「そこにあるんだけど，感染症の原因ではない菌」を検出することをいう．**ないのに生えるのがコンタミ，あるのが生えるのがコロナイゼーションだ．**

尿路感染を起こしていない患者でも，尿に菌が定着していることがあり，尿培養でこれが検出される．カンジダとか黄色ブドウ球菌のように「尿路感染を起こしにくい」菌であれば峻別は容易だが，緑膿菌のようにわりとメジャーな尿路感染の原因菌であれば区別は簡単ではないことも多い．尿路感染を疑っていないのに「フルワークアップ」とかいって安易に尿培養を出すからこういうことになる．足せば足すほどいいことが起きる，という「足し算の論理」を多くの医師は素朴に信じているが，幻想に過ぎないことも多い．役に立たないノイズが増えても混乱が増すだけだ．

検体採取の部位も重要だ．皮膚軟部組織感染症の場合，体表をコットンスワブでこすっても常在菌が捕まるだけで，原因菌は分からない．潰瘍の表面をこするのも同じことだ．「菌がいないはず」の深部検体でなければ信用できない．

培養検査はゴールドスタンダードと目されるが，感度は案外，高くない．特に問題となるのは肺炎球菌で，菌が自己融解してしまって生えないことは多い．グラム染色の併用が重要な所以である．

嫌気性菌は通常の容器では検出できないことが多く，嫌気ポーターが必要になる．また，喀痰培養は嫌気培養を行わないため，嫌気性菌は検出されない．誤嚥性肺炎の診断でこの問題は重要になる．グラム染色で Geckler 分類 4 か 5，口腔内常在菌と目される複数菌が見られ，培養は「口腔内常在菌」で返ってきた場合は典型的な誤嚥性肺炎と判断できる．検査は結果をそのまま飲み込むのではなく，interpretation，解釈が重要だ，という一例だ．

「嫌気性菌」という言葉を使ったので，この意味するところについて若干説明しておく．

「嫌気性菌 anaerobes」の使い方は，微生物学と臨床感染症学において若干異なる．本書ではもちろん，後者に基づいて説明する．もちろん，どちらが正しいという話ではない．単に「使い方が異なる」というだけの話である．

微生物学においては，「嫌気性菌」は通性嫌気性菌 facultative anaerobes と偏性嫌気性菌 obligate anaerobes に大別する．どちらも嫌気環境で生存できるが，後者においては「酸素の存在下では生存できない」菌である．臨床感染症学的にはこの偏性嫌気性菌こそが「嫌気性菌」であり，通性嫌気性菌は「嫌気性菌」とは考えない．我々は大腸菌を「嫌気性菌」とは認識しないのだ．

偏性嫌気性菌も，strict, moderate, aerotolerant に分けられる．Strict は 0.5% 未満の酸素環境下でないと生存できない．Moderate は 2〜8% の酸素には耐えられる．Aerotolerant は一定時間の間なら酸素がいても大丈夫だ．もっとも，この分類は臨床現場で役に立つことがほとんどないので，あまり気にしなくてよい．

グラム陽性菌の嫌気性菌は，*Clostridium, Peptostreptococcus* が有名だ．グラム陰性の嫌気性菌としては *Bacteroides, Fusobacterium, Porphyromonas, Prevotella* が有名だ．

薬剤感受性試験は抗菌薬投与下での菌の発育の有無によって確認する．微小液体希釈法，E

JCOPY 498-02154

テスト，ディスク法などが用いられる.

微小液体希釈法は，濃度の異なる抗菌薬の入ったマイクロプレートに一定の菌を入れて，最小発育阻止濃度（minimum inhibitory concentration: MIC）を求める.

E テストやディスク法は固形培地上に抗菌薬の入ったテープやディスクを置き，抗菌薬による菌発育の阻止の広がりをみて当該抗菌薬の効果を判定する.

近年では，*mecA* や *vanA*，KPC といった薬剤耐性を起こす遺伝子そのものを検出する検査もある．*mecA* は MRSA の耐性遺伝子で，*vanA* はバンコマイシン耐性腸球菌（vancomycin-resistant enterococci: VRE）の耐性遺伝子だ．KPC は *Klebsiella pneumoniae* carbapenemase の略で，カルバペネム耐性グラム陰性菌の原因となる.

MIC を測定した際，それが薬剤耐性を意味するのか，感受性を意味するのかを解釈せねばならない．その解釈の閾値をブレイクポイント breakpoint という.

ブレイクポイントは米国系の CLSI と，欧州の EUCAST の 2 カ所が設定している.

CLSI のブレイクポイントは M100 と呼ばれる文書にまとめられ，ネット上で無料で読める．本稿執筆時点では第 32 版が出ている（Ed32）．EUCAST も同様にネット上で読める.

▌ https://clsi.org/all-free-resources/ Accessed 28 February 2025.
▌ https://www.eucast.org/clinical_breakpoints. Accessed 28 February 2025.

かつては日本の抗菌薬と海外での抗菌薬の投与量や投与間隔に隔たりが大きすぎて，こうしたブレイクポイントの活用が困難な時期もあったが，現在ではほとんどの抗菌薬において国内外の使用法の差はなくなっている．日本の検査室の多くは CLSI のブレイクポイントに準拠していることが多い．ただし，バージョンがやや古いことがある．例えば日本の薬剤耐性菌のデータベース，JANIS（厚生労働省院内感染対策サーベイランス事業）の 2022 年の年報は 2012 年の CLSI（M100-S22）の判定基準に従っている．些細な話だが，昔は S22 という表記をしていたが，今は Ed32 となっている.

▌ https://janis.mhlw.go.jp/report/kensa.html
▌ Accessed 28 February 2025.

CLSI と EUCAST ではブレイクポイントに微妙な違いはあるが，実際の臨床現場ではそれほど困ることはないだろう．困ったときは専門家に相談するのが良い.

感受性がある場合は S（susceptible）とカテゴライズされ，耐性があると R（resistant）とされる．S があればその抗菌薬を使用したときに患者が治癒する可能性が高く，R の場合はそうでない可能性が高い．基本的には血中での抗菌薬濃度が当該菌を殺すに十分かどうかが基準となるが，尿路感染においては尿中の抗菌薬濃度などが重要になるため，別扱いにブレイクポイントを設定することもある.

I（intermediate）は医療現場で耐性扱いされることが多いが，これは正しくない．I の場合，多くの感染症においては，十分な抗菌薬の量が投与されていれば治療効果は期待できるのだが，CLSI と EUCAST で I の使い方は若干異なる．**アイの意味を理解するのは時に難しいのだ.** 読者はとにかく，「I は R である」と決めつけるのを止めて，患者の全体像を理解するよう努めてほしい．似たような概念に，投与量依存的に効果が期待される SDD（susceptible dose dependent）という概念もある．

　まあ，あとは煩いことはゴチャゴチャいわず，返ってきた感受性試験に合わせて治療すれば大抵はうまくいくのだが，いくつか注意点があるので，ここは忘れないでほしい．間違えやすい感受性試験の結果は検査室の方で「返さない」と決めている所も多い．

　S と返ってきても使わないほうがよい．
① MRSA には β ラクタム剤は原則，使わない．
②サルモネラには第 1, 2 世代のセファロスポリンは使わない．ただし，ペニシリン系には感受性を残していることも多い．
③ AmpC 脱抑制が懸念されている場合の第 3 世代セファロスポリンは注意して使うこと（使ってはいけない，とは限らない）．具体的には *Enterobacter* とか *Citrobacter, Serratia* などだ．最近は *Enterobacter aerogenes* が *Klebsiella aerogenes* に改名されてしまってかえって分かりづらくなった．キャラ的には *Enterobacter* のままでいいやろっと，あくまで臨床目線の私は憤慨している．
④ ESBL 産生菌が懸念されている場合の第 3 世代セフェムは原則使わない．これは大腸菌（*E. coli*），*Klebsiella pneumoniae, K. oxytoca* などでよく見る．検査室で ESBL を確認するのが一番いいが，臨床現場では第 3 世代セフェムのどれかが耐性で，セフメタゾールが感受性の上記菌では ESBL 産生菌と判断しておくのが妥当なことが多い．

Humphries RM, Abbott AN, Hindler JA. Understanding and Addressing CLSI Breakpoint Revisions: a Primer for Clinical Laboratories. J Clin Microbiol. 2019; 57:10.1128/jcm.00203-19.

　近年は，培養検査のみならず，テクノロジーの進歩に伴う新しい検査法が次々に導入されてきている．

　まずは PCR（ポリメラーゼ連鎖反応）に代表される遺伝子検査だ．新型コロナウイルス感染症パンデミックで，日本の PCR 環境が他国に比べて非常に貧弱なことが露呈した．その反省もあって多くの医療機関で遺伝子検査機器が導入（あるいは寄付）され，多種多様な病原体を遺伝子レベルで調べることができる．昔に比べて迅速性も増しており，インフルエンザや SARS-CoV-2 などは数十分で結果が出るようになった．以前は遺伝子検査はしばしば外注で，しかも検体をプールしてまとめて検査していたので（今もしているが），結果が出るのに 1 週間位かかることが普通だった．
　遺伝子検査は病原体の検出そのものにも役に立つし，HIV や B 型肝炎ウイルスのように治療効果判定にも有効だ．
　培養検査などで原因微生物が同定できないとき，菌特有の遺伝子配列を調べることで菌名を同定することも可能だ．細菌であれば，16S RNA，真菌だとリボソームの ITS 領域や D1/D2 領域などを用いて同定する．
　PCR，RT-PCR，リアルタイム PCR という呼称で混乱する人は多い．そもそも，RT-PCRとリアルタイム PCR が混同されやすい．RT-PCR の RT は reverse transcription，つまり逆転写のことだ．不安定な RNA を逆転写で cDNA にしてから遺伝子増幅を行う．リアルタイム

JCOPY 498-02154

PCR は核酸複製過程をリアルタイムに測定し，遺伝子の定量が可能である．つまり，リアルタイム RT-PCR も存在する．

LAMP 法は，loop-mediated isothermal amplification の略で，PCR が温度の上げ下げを必要とするのに対して，温度変化無しで（isothermal）DNA 増幅をする検査時間が短いのが特徴だ．感染症診断では例えば，*Mycoplasma* 肺炎の診断などに用いられている．

TMA 法とは transcription-mediated amplification のことで，これは RT-PCR のように逆転写酵素を用いて DNA を作り，RNA ポリメラーゼにより RNA を合成させ，遺伝子の増幅を行う．LAMP のように等温での工程が可能である．似たような検査法に TRC 法（transcription reverse-transcription concerted reaction）というものもある．

SDA 法は strand displacement amplification の略で，DNA を増幅する．やはり等温での工程が可能な遺伝子検査だ．

TMA や TRC，SDA は性感染症である淋菌やクラミジア感染の診断に有用だ．PCR よりも感度が高く，口腔内の非病原性ナイセリアとの交差反応を起こしにくい．

以上の核酸増幅検査を総称して NAAT（nucleic acid amplification test），ナートと呼ぶ．呼称が多くてややこしいですね．

多くの病原体の遺伝子を一括して測定するフィルムアレイという検査法もある．呼吸器検体，便，髄液などで用いられる．機関銃的な診断法ではあるが，ウイルス感染を含めこれまで原因のよく分からなかった感染症の病原体を特定するのに活躍する可能性がある．

遺伝子検査は最強かつ無謬だと誤解している人はわりと多いが，他の検査同様ピットフォールは多々存在する．

まず，適切な検体採取は非常に重要だ．例えば性感染症の淋菌やクラミジア感染での PCR．病原体が存在する場所の検体を取らねば検査は偽陰性となり，診断ができない．男性の初尿（尿道中の尿），女性は子宮頸部からの検体が感度が最も高い．また，咽頭検体では PCR を用いると非病原性のナイセリアを淋菌と誤同定することもある．PCR では偽陽性はない，という意見を聞くが必ずしも正しくはない．

結核診断はいつも難しいが，結核菌の PCR は感度が高くないことは知られている．特に胸水，髄液，腹水といった検体では検査偽陰性は多い．喀痰であれば塗抹陽性の場合の PCR の感度は高く，結核除外に役に立つ（この場合は非結核性抗酸菌感染症を考える）．また，治療後の死菌を PCR で拾ってしまうことはよくあるため，治療効果の判定に使ってはならない．この問題は新型コロナウイルス感染でもよく見られ，過去の感染のある患者の活動性のないウイルスの遺伝子を PCR で拾ってしまう「偽陽性」はとても多い．

繰り返すが，検査結果は解釈が重要であり，結果を丸のまま受け止めてはいけない．診断でも治療でも知性をかなぐり捨ててはならない．

遺伝子検査同様，現在の感染症診断で非常にパワフルになっているのが質量分析，MALDI-TOF MS だ．現場では「マルディ」と呼ぶ．Matrix-assisted laser desorption ionization/time-of-flight mass spectrometry という非常に長い名前の頭文字をとったものだ．

長い名前を見たら，デカルトの言葉，「困難は分割せよ」を思い出すとよい．

Matrix assisted. これはマトリックスというイオン化を促進する試薬の助けを借りる，という意味だ．試薬に菌体成分を載せ，ここにレーザーを当てる．試薬と物質は気化される（これが laser desorption）．気化された物質はイオン化 ionization される．これを荷電し，真空内を飛行させる．質量に応じて飛行時間は異なる（time of flight）ので，その質量ごとの物の流れを，既存の菌ごとのデータベースと照合して菌を同定するというわけだ（質量分析，mass spectrometry）．同定にはスコア化が行われ，完全にスペクトルが一致したらスコアは3．スコア2以上であればその菌であるとみなしてよい．2未満の場合は別の菌の誤同定の可能性がある（どんなテクノロジーでも間違えることはある）．

大学病院など大きな病院ではマルディが導入され，菌の同定スピードは格段に早くなった．もっとも，薬剤感受性試験が出ないと完全な de-escalation はできないのだけれど．

抗原検査も新型コロナ以降，人口に膾炙した検査法である．多くの場合は色素を用いたイムノクロマト法を用いている．迅速で簡便なのが売りで，いくつかの病原体を同時に検査することも可能だ．SARS-CoV-2 とインフルエンザ A と B を同時に検査，みたいなこともできる．

PCR などと比べると抗原検査は感度，特異度ともに若干落ちる．

便の検査でも抗原検査は用いられる．*Clostridioides difficle* 感染でのトキシン検査やノロウイルス，ロタウイルスの検査などである．前述のように，最近は，多くの病原体を一括して検査できる遺伝子検査，フィルムアレイが存在するので，抗原検査はあまり用いられなくなるかもしれない．感度，特異度ともに遺伝子検査には劣るからだ．

抗原検査は肺炎診断時の尿中抗原検査としても用いられている．肺炎球菌とレジオネラ（*L. pneumophila*）に対して使用可能な検査だ．

抗体検査は，病原体に対する人体の免疫反応（抗体）を測定する検査だ．この検査はやや，やっかいである．

なぜなら，各病原体の各病態の各フェーズによって，その「抗体のもつ意味」が異なるからである．

例えば，B 型肝炎．HBV 表面抗体は通常，急性感染後の B 型肝炎に対する免疫の成立，を意味している．単純な言い方をすれば「病気の治癒」だ．もっとも，近年は肝細胞の中に HBV はじっと潜んでいることが分かっている．後年，加齢や免疫抑制薬の使用などでこうした肝炎ウイルスが暴れだす（flare up）現象が観察されている．とはいえ，多くの人にとって HBsAb は「治癒の証明」として（厳密ではないにせよ）用いられている．

もうひとつ，HBsAb は HBV ワクチンによる免疫の成立も意味している．これは病歴や HBcAb の測定で区別できる．ワクチンでは HBcAb は産生されないからだ．

しかし，これが HIV となると全く意味が異なる．HIV 抗体陽性は，「HIV のアクティブな感染がある」状態を意味するのだ．

C 型肝炎の場合はさらにやっかいだ．HCV 抗体産生は，「急性 C 型肝炎の治癒」の場合と「慢性 C 型肝炎の診断」の場合があるからだ．多くは後者なのだが，前者も散見する．

同じ「抗体」検査でも，HBV と HIV と HCV では解釈が全く異なるのだ．抗体検査は基本的に各論的に勉強せねばならないことが，ここで分かる．

一般論としては急性感染では IgM が上昇し，また時間をおいて 2 回測定した IgG が 4 倍以上，上昇する．これが一般論だ．

　しかし，長期的な感染でも IgM が上がったまま，という抗体も存在する．例えば，原虫感染症のトキソプラズマ抗体だ．場合によっては感染から 1 年以上 IgM が陽性のままとなる．この知識は重要である．なぜかというと，妊娠中の急性トキソプラズマ感染は胎児の先天奇形，TORCH 症候群の原因になるからだ．安易に「急性感染の診断は IgM で」と測定してしまうと，過去の感染を現在の感染と誤認してしまうリスクがある．

▌ Many A, Koren G. Toxoplasmosis during pregnancy. Can Fam Physician. 2006; 52:29–32.

　というわけで，各感染症の抗体検査は各論的に勉強することが大事で，「過度の一般化」は危険である．

主治医の意向は診断に寄与しない

よく，後期研修医が「主治医は XX だと思ってるんです」と言ってくることがある.

主治医の意向を把握するのはとても大事である. 特に，患者ケアのグランドデザインを把握するためには主治医の意向は不可欠だ. その患者を十全に治療して，元気な状態で退院させたいのか，進行性の疾患があり予後が悪いのでできるだけ早い自宅退院を実現したいのか.

残念ながら主治医自身に意向が明確でない，場合もあるのだけれど，我々コンサルタントは患者と主治医に寄り添い，同じゴールに向かって邁進しなくてはならない. 主治医が緩和ケアを目指しているのに，我々がガンガン侵襲的な処置をしましょう，と進言すればそこにミスマッチが生じる. 患者や主治医の意向は絶対に無視してはならない.

が，同時に. 診断＝アセスメントにおいては，主治医の意向はガン無視しなくてはならない.

主治医が術後の創部感染はない，と思っていても（あるいは願っていても），創部感染はあるか，ないかのどちらかであり，そこに主治医の意向は全く影響しない. 診断は主治医の思いから独立しているのだ. 我々は主治医の意向をガン無視して，

「創部感染だと思います（あるいは思いません）」と自分たちの見立てをカルテに書き，その見立てに基づいて推奨する義務があるのだ.

まじめな研修医は主治医の意向を聞き取りすぎて，

「主治医が創部感染はないと言っています.（だから，創部感染はないってことにしましょうか）」

的なプレゼンをしてくることがある. これは厳に慎まなければならない. 我々の仕事は患者にベストを尽くすことであり，主治医を満足させることではない. 少なくとも一意的には主治医の満足は目的ではない. 結果として満足いただければ嬉しいのだけれど，「主治医の満足」を目的にすれば診断が必ずスポイルされる時がある.

私がニューヨークで感染症フェロー（後期研修医）をしていたとき，ある医師に「敗血症性ショックを見てほしい. 抗菌薬を選んでほしい」と呼ばれたことがある.

あきらかに処置のあとの合併症たる大出血によるショックであり，私は「これは敗血症ではなく，出血性ショックだと考える. よって抗菌薬は必要ない」とカルテに記した.

驚くことに，その主治医は私の書いたカルテのページを破り捨ててしまった. 紙カルテだったのである. しかし，当時の私は技術に凝っており，携帯端末の PalmPilot に折りたたみ式のキーボードを使ってカルテをタイプしていた. これを病棟のプリンターに赤外線でデータを送ってプリントアウトし，カルテにガチャンと入れていたのだ. 当然，もとのデータは私の Palm に残っている. 私はこれを再度プリントアウトし，紙カルテに再度入れ，サインをし，そして指導医にカウンターサインをしてもらった. 私のようなしつこい感染症医を相手に狡い真似をしようとするから，こうなるのだ. 私はこういう，平気で人をだまくらかそうとする小狡い医者は絶対に容赦しない. アメリカでも，日本でも.

「アメリカではカルテ改ざんは絶対訴訟で負けるから，カルテ改ざんをしてはならない，絶対にだめ」と入職事のオリエンテーションで弁護士に教えてもらったものだ. なんでそんなにクドクド注意するのかと思っていたが，カルテ改ざんがしばしば起きているからこその注意だったのだろう.

繰り返すが，医師（コンサルタント）の努めは患者にベストを尽くすことであり，そのために誠実でなければならない. 主治医にハッピーになってもらったほうがいいに決まっているが，それを目的化して主治医の太鼓持ちになることは絶対にやめるべきだ.

Ⅱ 抗菌薬使用の原則

　細かい説明は拙著「抗菌薬の考え方，使い方」シリーズを参照してください．

　抗菌薬は，経口薬，注射薬（多くは経静脈投与の，いわゆる「点滴」薬），その他に分類すると
よい．医学生，研修医は史上に存在する全ての抗菌薬に知悉している必要はない．以下に説
明するのは実務上重要なものである．

　まずは，抗菌薬の投与原則である．入院を要する重症患者では点滴にて治療する．血中濃度
を高めるためである．一般的に，投与量が大きければ大きいほど抗菌薬の効果は高い．ただし，
これも一般的に，投与量が大きいほど抗菌薬の毒性は増すので，大量投与はそのトレードオフ
ということになる．

　患者の腸管からの吸収が期待できない場合も，経口薬ではなく注射薬を用いることが多い．
例えば，肝硬変や低栄養で低アルブミン血症が進行し，腸管浮腫が著明な場合とか，なんらか
の理由で腸管の大部分が切除されてしまい，吸収が期待できない場合などである．

　多くの感染症では患者の容態が改善した場合に，点滴の抗菌薬を経口薬にスイッチすること
ができる．こうすることで早期退院が可能になり，また点滴ルートを確保しなくてよいから看
護上も便利だし，ルート刺入部からの血流感染（いわゆるカテ感染）を防ぐメリットもある．医
療費削減にも貢献するかもしれない．

　点滴で治療を完遂したほうが良いと考えられている感染症もある．菌血症，感染性心内膜炎，
細菌性髄膜炎などだ．これらについても近年は経口薬による治療法を吟味した臨床試験がちら
ほらと出現しているため，場合によっては経口薬による治療を考慮できる場合もあろう．しか
し，本稿執筆時点では経口薬による治療効果は確立したものではなく，こうした治療法は専門
家が患者の個別の事情を勘案した場合にのみ許容される．医学生や研修医は，現段階では真似
しないほうがよい．

　経口薬の場合は，消化管からの吸収率が重要となる．吸収されない抗菌薬は効果を示さない
からだ．

　分子量が大きくて吸収されにくい抗菌薬の代表がバンコマイシンだ．もっとも，この「欠点」
を逆手に取り，バンコマイシンを経口投与することで腸炎を治療することもできる．抗菌薬関
連下痢症の代表格，*Clostridioides difficile* infection（CDI）治療に用いる経口バンコマイシン
が典型だ．

　日本で頻用される第3世代経口セファロスポリンは消化管からの吸収が悪い．よって臨床効
果は十分に期待できない．神戸大学病院ではかねてからこの抗菌薬の問題を啓発し，ついには
採用終了にした経緯がある．商品名でフロモックスとかメイアクトとかいう抗菌薬だ 図1 ．

　投与された薬物がどのように感染部位に到達するのか．その動態をみるのが pharmacokinetics
（薬物動態）である．例えば，フルオロキノロン系抗菌薬のレボフロキサシンは血中濃度と尿中

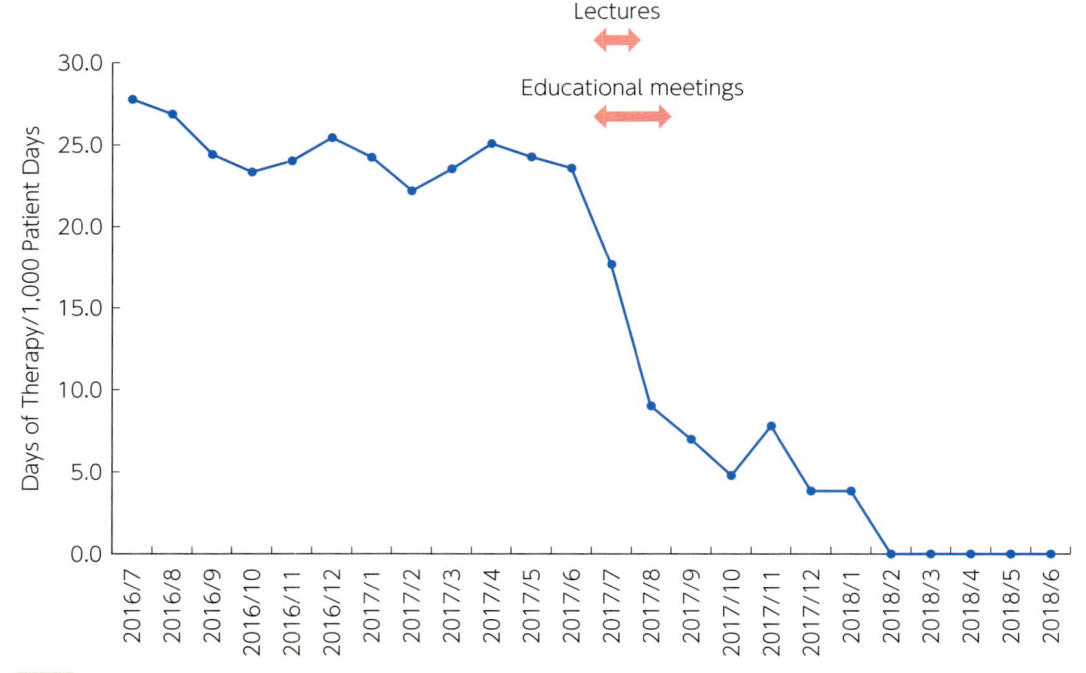

図1 入院患者に用いた経口第3世代セフェム（神戸大学病院）
(Uda A, et al. Infection. 2019; 47:1037–45)

濃度の比が 67 もある．尿の中で非常に高い濃度を示すのだ．

> Brunton L, Chabner BA, Knollman B. Goodman and Gilman's The Pharmacological Basis of Therapeutics, Twelfth Edition（Goodman and Gilman"s the Pharmacological Basis of Therapeutics）. New York:McGraw-Hill Education;2021.

　これだけ聞くと，「じゃ，尿路感染はフルオロキノロンで」となりそうなものだが，話はそう簡単ではない．尿路感染にキノロンを使いすぎたせいで，薬剤耐性菌が増加したこと，キノロン系抗菌薬は意識障害や不整脈，肝機能障害など「案外」副作用が多いことなどがその理由だ．だから，アメリカでもヨーロッパでもキノロン系抗菌薬は尿路感染にはファーストラインの薬として推奨されていない．薬の一部の属性だけを見ていてはダメで，「全体的に，総合的に」勉強しなければならないのだ．

> Tran PT, Antonelli PJ, Hincapie-Castillo JM, et al. Association of US Food and Drug Administration Removal of Indications for Use of Oral Quinolones With Prescribing Trends. JAMA Internal Medicine. 2021; 181:808–16.

> Bonkat G, Cai T, Galeone C, et al. Adherence to European Association of Urology Guidelines and State of the Art of Glycosaminoglycan Therapy for the Management of Urinary Tract Infections: A Narrative Review and Expert Meeting Report. Eur Urol Open Sci. 2022; 44:37–45.

　患者は試験管ではない．患者は健常人でもない．健常人ではペニシリンの髄液内濃度は血中濃度の 0.5 ～ 5% にしか至らない（前掲 Goodman & Gilman）．しかし，髄膜炎患者の髄膜は炎

症を起こしており，よってペニシリンは治療に十分な濃度を患者の髄液内にもたらしている．

　髄液同様，重要なのが眼内濃度だ．目への移行性がよくない抗菌薬は，感染性眼内炎には用いることができない．典型例は真菌の *Candida* が起こす眼内炎だ．*Candida* 血症の合併症としてしばしば眼内炎は起きるが，目への移行性が乏しいキャンディン系の抗真菌薬は使えない．よって，アムホテリシンやアゾールといった，異なる系統の抗真菌薬を用いねばならない．あるいは眼内注射で直接抗真菌薬を局所に投与する場合もある．

　近年，治療期間についても盛んに研究されている．従来は，各疾患に対する治療期間は「専門家によるざっくりな経験論」に依存していた．あるいは，CRP のような炎症マーカーが陰性化するまでという素朴な戦略性に依存していた．これらは科学的妥当性に乏しい方法なため，臨床試験で当該疾患の妥当な治療期間を模索する研究が行われるようになった．そうした研究の成果は Sanford Guide のようなポケットガイドにまとめられている．具体的には Tables & Tools の Duration of Therapy をクリックすれば，治療期間が一望できるようになっている．

　特に Shorter is better という概念が近年はスローガンとして用いられるようになり，「できることならば短い治療期間で」やりたいという思惑のもと，臨床研究が重ねられている．同じ治療効果で，より治療期間が短ければ入院期間や医療費にも有利だし，患者さんも喜ぶ．治療期間問題は「経験論」からエビデンスに昇華しようとしている．

　そのため，従来は 2 週間かそれ以上治療していた尿路感染や菌血症などが，1 週間程度の治療期間で治療終了できるようになってきている．

感染症学も年々進歩し，変化しているのだ．

抗菌薬の薬理学

　本書は臨床のテキストなので，詳しくは薬理学のテキストを参照されたい．臨床現場で特に重要なポイントについてここでは述べる．

最小阻止濃度（minimum inhibitory concentration: MIC）

　エムアイシー，と読む MIC であるが，菌の発育を阻止する最小の濃度を指す．各抗菌薬に対して，個別の菌に対する MIC が測定できる．

　以前は「MIC が小さいほど抗菌力が強い薬」と言われることが多く，今でもネットで探すとそのような記載をしているパワポを目にすることがある．が，これは必ずしも正しい考え方ではない．

　そもそも，抗菌薬の種類によって「MIC の数値のもつ意味」は異なるのである．よって，検出された菌の各抗菌薬に対する MIC を並べて，「あ，この抗菌薬の MIC が一番低いから，これ選んどこ」という，いわゆる「MIC の縦読み」をやってはならない．

　つまるところ，MIC は「試験管の中での抗菌薬の効果」なのである．もちろん，「試験管」とはあくまでもメタファーで，それが血液寒天培地であろうと，ウェルであろうと構わないのだが．問題は「人間（患者）は試験管ではない」ということで．

　かつては，日本の製薬メーカーの抗菌薬の説明会で，このような「MIC が一番低い薬」という宣伝がなされ，そうした抗菌薬がとても使われた時代があった．今も使われているようだ．

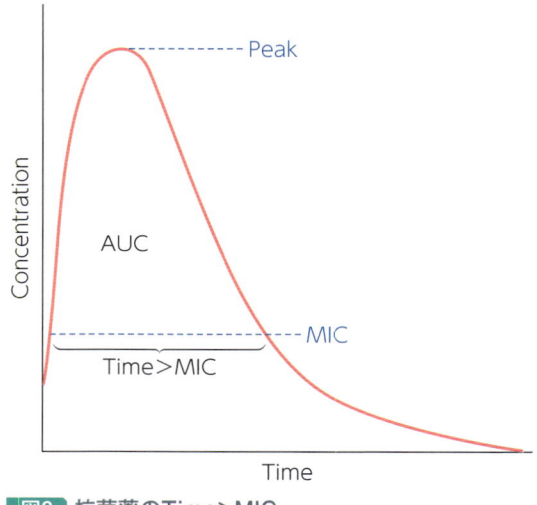

図2 抗菌薬のTime>MIC

MIC は大事な概念だが，MIC「だけで」抗菌薬を評価してはならぬ．それは片手落ちというものだ．

　大事なのは，MIC と他のパラメーターとの関係性だ．時間依存性の抗菌薬と，濃度依存性の抗菌薬に大別される．

　時間依存性の抗菌薬は，その名の通り「時間が大事」な抗菌薬である．具体的には Time > MIC にて評価する 図2 ．タイム・アバーブ・エムアイシー（time above MIC），と読む．

　これは，抗菌薬の血中濃度が MIC を上回っている「時間」が長いほど臨床効果が高い，という概念である

> Eyler RF, Shvets K. Clinical Pharmacology of Antibiotics. Clin J Am Soc Nephrol. 2019; 14:1080–90.

このような人体内での抗菌薬の効果を吟味する概念を薬力学（pharmacodynamics）と呼ぶ．

　これに対し，濃度依存性の抗菌薬は「濃度が大事」な抗菌薬だ．その評価はやはり MIC を応用して行われる．もう一度前掲の 図2 を御覧いただきたい．抗菌薬によっては最大血中濃度（ピーク，Peak）と MIC の対比（ratio）を用いた Peak:MIC を用い，別の抗菌薬では AUC:MIC を用いる．Peak:MIC, AUC:MIC は Peak/MIC, AUC/MIC と表記することもある．

　AUC とは area under the curve の略で「エーユーシー」と読む．薬物血中濃度のグラフ…横軸は時間，縦軸は濃度なのだが，そのカーブの描く図形の面積が AUC である．Peak:MIC や AUC:MIC は抗菌薬の血中濃度に関係したパラメーターであり，MIC に対して濃度が高ければ高いほど，抗菌薬の効果は高い．また，MIC が低いほど抗菌薬の効果が高い．だから，「MIC が低いほどよい」は半分は正しい…のだが，あくまでも抗菌薬の血中濃度との相対的な評価であるから，そこは要注意なのだ．

　Time > MIC が大切な時間依存性抗菌薬の代表例が，ペニシリン，セファロスポリン，カルバペネムといったβラクタム薬だ．では，どのようにして MIC 以上の濃度の抗菌薬を長い時間維持させるか．

JCOPY 498–02154

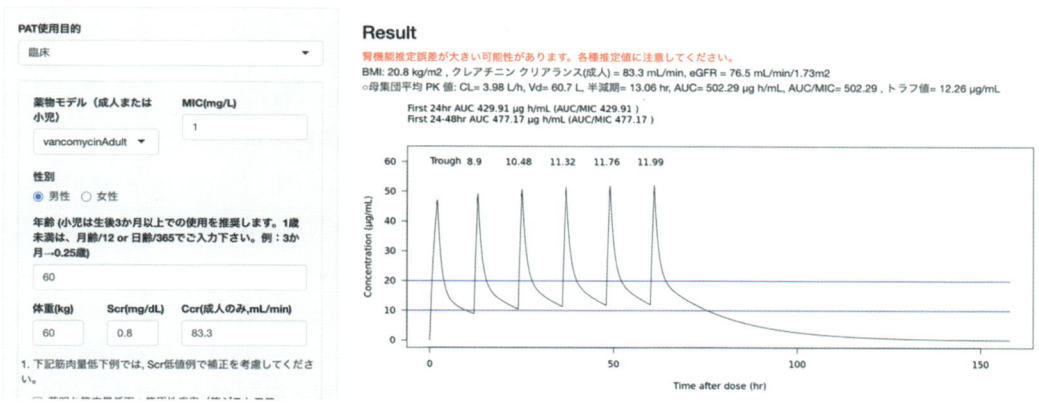

図3 日本化学療法学会のバンコマイシンAUC計算ソフト

　一つには頻回投与である．多くのβラクタム薬は半減期が1時間程度と短い．よって，繰り返し何度も投与しなければ Time ＞ MIC を最大化できない．

　昔は，日本のβラクタム薬は1日2回投与といったあまり科学的ではない投与方法で設計されていたので治療に難渋したが，近年は添付文書もそれほどデタラメなことを書くことは少なくなった．添付文書通りに抗菌薬を用いていればたいていはうまくいくが，特に重症感染症で患者をきちんと救命したい場合は最大投与量，かつ頻回な投与のほうがよい．

　これをさらに進めた，「持続点滴療法」も注目されている．シリンジポンプで持続的に抗菌薬を投与すれば Time ＞ MIC 的にはさらに有利なのである．このほうが点滴バッグを頻回に交換する必要もなく，看護師や患者にとってもありがたい話だろう．

　Sanford Guide では，一定の抗菌薬の持続点滴療法を紹介している．例えば，カルバペネム系のメロペネムだと，腎機能正常な場合は 2g を3時間以上かけて投与し，これを8時間おきに投与するよう記載されている．メロペネムはバッグ内で失活してしまうため，24時間持続点滴には不向きなのだ．他にもセファゾリンなら，30mg/kg を1時間以上かけて投与し，その後 80 ～ 100mg/kg を24時間以上かけて投与する．セフェピムならば 15mg/kg の初期投与の後，6g を24時間以上かけて投与だ．

　詳しくは Sanford Guide（App 版）の Continuous, Prolonged Infusion Dosing の項を参照されたい．本稿執筆時点では，他にアンピシリン / スルバクタム，セフタジジム，ドリペネム，ピペラシリン / タゾバクタムなどについて持続点滴療法のレジメンが紹介されている．

　AUC:MIC が大事な，濃度依存性の抗菌薬の代表は例えばバンコマイシンがあり，バンコマイシンの使用においては AUC の計算が推奨されることが多くなっている．日本化学療法学会が計算ソフト PAT（Practical AUC-guided for vancomycin）をウェブ上で提供している **図3** ．

　https://www.chemotherapy.or.jp/modules/guideline/index.php?content_id ＝ 79#soft（会員限定）

成人および小児で活用できて，性別，年齢，体重，腎機能などを入力すると，ベイズ推計を用いた投与法に応じた AUC:MIC が計算される．ターゲットとするのは，黄色ブドウ球菌菌血症等の場合，成人であれば 24 時間分の AUC（AUC_{24}）は 400 〜 600mg/mL × hr（あるいは μg/L…どちらでもよいのだが）となる．例えば，60 歳男性で体重が 60kg，血中クレアチニン値が 0.8mg/dL であれば，バンコマイシン 1.5g を 12 時間おきに 2 回，その後 1g を 12 時間おきに投与すれば，初期投与から 24 時間ごとの AUC（デフォルトでは MIC を 1mg/L に設定しているので，AUC と AUC:MIC は同値となる．ただし，AUC:MIC は ratio なので単位は消える）が 400 mg /mL × hr 以上と推定できる．

　ちなみに，mg /mL × hr というのは見慣れない単位だと思うが，これはグラフの横軸が時間（hr），縦軸が濃度（mg/mL）なためであり，そのなす面積は縦×横になるのでそうなるのだ．図だと若干分かりにくいが，例えば線形（直線状に）血中濃度が下がる薬物とかだと分かりやすいだろう．

　Sanford Guide にも Vancomycin AUC24 計算機が実装されているが，こちらは入力しなければならないデータが多いので，若干使いにくい．AUC を台形な（trapezoidal）ものとみなして計算する方法だ．

> https://www.sanfordguide.com/vanco_auc/
> Accessed 28 February 2025.

　Pharmacokinetics と pharmacodynamics をあわせて PK/PD と呼ぶ．ピーケーピーディーと読む．いずれも「患者でどうか」を大切にした概念だ．

　抗菌薬は薬物動態学・薬力学的に合理的に投与すべきと考えられている．

　薬物動態学〔pharmacokinetics: PK（ピーケー）〕は，投与された抗菌薬がどのように吸収，分布，代謝されて感染部位に到達するかの学問だ．具体的には経口抗菌薬の消化管からの吸収率があげられよう．

　日本では消化管からの吸収率がよくないのに，*in vitro* での殺菌効果が高いがゆえに広く使われた抗菌薬が多い．昨今の抗菌薬適正使用の啓蒙努力の結果，このような間違った根拠に基づく処方は減りつつあるが，いまだにこの手の失敗は珍しくない．

　例えば，アモキシシリンやセファレキシンといった抗菌薬は消化管からの吸収が 100% 近くあり，経口抗菌薬でも高い臨床効果が期待できる．しかし，「いわゆる」第 3 世代セフェムの経口薬はおおむね消化管からの吸収が良くないため，感染部位での十分な濃度は期待できない．

　それ以外にも，中途半端に広域に過ぎる，その広域さ故に *Clostridioides difficile* 感染（CDI）を起こしやすい，など経口第 3 世代セフェムには欠点が多い．よって私はこの系統の薬を原則用いない．神戸大学病院ではその使用は激減し，後に採用しないこととなった．このことはすでに述べた．

JCOPY 498-02154

臨床医学の教科書はもう不要なのか

　医学論文へのアクセスが劇的に改善したのはインターネット，および PubMed のおかげである．手軽な論文検索，論文閲覧が可能になった 21 世紀初頭，ガツガツ論文読んで勉強するタイプの研修医あたりから，「教科書は時代遅れ．情報が 5 年くらい遅れていることもある．もう，教科書は読む必要はない」と豪語する人がチラホラと出現するようになった．

　しかし，私はこの見解に与しない．

　もちろん，論文検索，論文吟味のメリットや重要性を軽視しているわけではない．インターネットの時代に，テクノロジーを活用することが悪いと思っているわけでもない．なんとならば，文献管理アプリの「Zotero」を使い倒して，活用法の本を書いたくらいである．

> 岩田健太郎．手軽で便利な文献整理 Zotero のすすめ．東京：中外医学社；2024.
> https://amzn.asia/d/cuahrlO

　しかし，論文を気軽に検索，閲覧できるようになったから「教科書はもう不要」というのが短見なのである．

　教科書は時間の吟味を生き延びた，賢者の wisdom がまとめられている．最新情報である論文とは，知性のレイヤーが異なる場所にあるのだ．

　医学生や研修医が患者を担当した場合，まずは当該患者が持っている疾患の項目を，オーセンティックな教科書で勉強することをおすすめしている．疾患の全体像を把握するのに最適だ．同様に，知らない菌や知らない抗菌薬に遭遇した場合でも，まずはちゃんとした教科書を参照するのが望ましい．最近は，こういう場合に「まずはネットで検索」する人が少なくないが，海のものとも山のものともわからない情報を「ネットで拾った」と分かったつもりになってしまうのは，非常に危うい．

　教科書を読むメリットは，まず医学生や研修医が「そもそも疾患について学ぶというのは，どういうことをいうのか」を理解できることにある．そこには疾患のオーバービューがあり，疫学情報があり，臨床症状や徴候，検査値の異常があり，診断法があり，治療法があり，ときに予防法などがまとめられている．「ここまで勉強すれば，とりあえずはよし」というワンセットの知識が得られるのである．

　「ネットで拾った」情報にここまでの網羅性があるかどうかは，運次第である．患者さん向けの情報で専門性を欠く場合もあるし，情報が古かったり間違っていることもある．ネット上の情報は新しいとは限らず，更新されないことがわりとあるのである．最悪な場合は疑似科学や陰謀論に染まった真っ赤なデタラメな場合すらある．

　ちゃんとした教科書では，臨床所見の濃淡が理解できるのもよい．頻出な症状はこれ，めったにない症状はどれ，と頻度の高低の区別がある．特異度の高い，低いもある．確定診断の方法も示されている．

　定番の治療法が示されているのもよい．

　確かに，最新の論文で見出された新規の治療法は載っていない．しかし，新規の治療法が「確

立された標準治療」に昇華するには，やはり時間の審判を経ねばならないのだ．多くの臨床試験の結果は追試で否定される．理想的環境でのランダム化比較試験の結果は，リアルワールドの非理想的環境では絵に描いた餅だったりする．思わぬ副作用が後に発覚することもある．だから，「今週 NEJM に載った」新しい臨床試験の結果がいきなりプラクティスチェンジャーになり，目の前の患者に使うことは極めて稀だ．「他に代替手段がない場合」を除き，新規性の高い治療法に私が飛びつくことがないのは，そのためだ．

　ちゃんとした教科書は知識のフレームワークを作り，それが新規の論文を読むリテラシーをも醸造する．教科書は論文を読むための前提なのだ．だから，教科書を読むことを端折ってはならない．教科書を読まねば，論文の結果における「結果のキモ」にも気づかぬ可能性すらある．

　これだけ口を酸っぱくして教科書の有用性，重要性を説いても，それでも学生や研修医は教科書を読まない．ハリソンのようなちゃんとした教科書を読まない．試験勉強のためのアンチョコ本は読んでも，オーセンティックな教科書は読もうとしない．

　しかし，アンチョコ本は「典型的な患者の典型的な診療」のことしか書いていない．イレギュラーなケースは国家試験では不適切問題になるからだ．しかし，そういうイレギュラーなケースこそが臨床現場では多数派なのだ．平均点が 77 点の試験で，本当に 77 点をとる人はむしろ少数派なのだ．平均点 77 点ということは，40 点だったり，90 点だったりするケースがあるのである．アンチョコはそういうケースをひろいあげない．オーセンティックな教科書は非典型的な症例，正規分布の（正規分布していれば，だが）両端にもきちんと目配せが効いているのである．

　試験勉強のための「タイパ」としてアンチョコ本を活用することを私は否定しないが，生身の患者を扱う道具としては，これを断固として否定したいのはそのためだ．

AIの時代に英語力は不要か

　オーセンティックな教科書を読むには知性だけでなく，体力というか，胆力も必要とする．ほとんどのオーセンティックな教科書は英語でできているから，英語力は必須である．

　とはいえ，文学作品を読むような超高等レベルの英語力は必要ない．医学書には一つの文章にダブルミーニングをつけたり，伏線をはったり，行間を読ませたりすることはない．

　アガサ・クリスティやエラリー・クイーンの非常に質の高いミステリーを邦訳で読むと，「ああ，これを原書で読んだら本当はもっと面白いんだろうな」と思うのだが，私の英語力では，実は原書で読んでもその面白さはアプリシエイトできない．短編の比較的シンプルなミステリーであれば十分に楽しめるのだが．例えばクリスティの「五匹の子豚」はミステリー史上に輝く超傑作だが，日本語で読むとその凄さの3割位は削り取られているように思う．かといって英語力のない読者が原書に挑んでも，さらに魅力は理解できない．

　ハリソンやセシルも最初は敷居が高いが，読み慣れてくるとむしろ定型的でシンプルな描写ばかりなのに拍子抜けするはずだ．それはそうで，医学書に読者の解釈が複数存在しうる，多義性などがあってはたまったものではないからだ．誰が読んでも感染性心内膜炎の診断法は同じであり，治療法も同じである．多義性が生じたとすれば単に読み手の読解力が足りないだけなのである．

　日本語であれ，英語であれ，長い文章を読み慣れていない人は，まずは短い文章を読み，これを少しずつ伸ばしていくのがよい．泳げない人が少しずつ距離を伸ばしていくように．最初は1文読めれば十分だ．これを1パラグラフまで伸ばし，1ページに伸ばし，1セクションに伸ばしていく．最初はすぐに苦しくなったはずの読書が，だんだん心地よく，苦痛なく，息継ぎせずに読めるようになってくるはずだ．

　今は電子的な翻訳技術が進歩しているから，英語力など必要ないと感じている人もいるかも知れない．確かに，以前に比べると機械の翻訳の質は飛躍的に向上した．Google Chromeなどを使えば，ネット上の論文は瞬時に日本語に転じるし，その内容も概ね間違っていない．AIによる翻訳能力はかつてないほど，高い．私も現在，翻訳をするときはまずはDeepLに下訳をさせて，本文と突き合わせて推敲するスタイルを取っている．こちらのほうが入力の手間が省けて圧倒的に速く訳せるからだ．

　とはいえ，やはり機械の翻訳は間違えることもある．その間違いを察知するためにも英語力は必要なのだ．英語力があれば，違和感のある日本語訳は「これ，誤訳じゃないかな」と簡単に見出すことができる．医学生がこれをしないので，AIに翻訳させたそのまんまの，意味不明なレポートを提出してくることがある．

　英語のテキストを英語のままで読む利点は多々ある．一つには，英語の文章を検索する労を惜しまなくなる．いくらネットで翻訳可能であっても，多くの医学生や医者は翻訳すら「面倒くさい」と思うようになる．よって日本語の文献しか探さなくなる．この時点で，すでに世界から背を向け，狭い世界に閉じこもってしまう．

　ネット上で使われている情報は，特に自然科学領域の質の高い情報は，ほとんど英語でできている．そういう世界から隔絶され，我流に走り，「うちの医局ではこうなってる」と井の中の蛙になってしまっている医者，医者集団は多い．あるレベルの英語力を維持していないと，英語の情報にアクセスする気力すら失われ，そうやってどんどん情報弱者に堕ちてしまうのである．

スポーツの世界であれ，音楽の世界であれ，トレーニングを怠った人物が高いレベルを維持できるなんて幻想はありえない．世界のスーパートップレベルの人ですら…人だからこそ…他人よりも厳しいトレーニングを続けて質の維持,向上に努めている．いわんや,日本国内で毎年 9,000 人以上が合格できて資格を得る「凡人集団」の医者であれば，なおのことだ．かつての栄光にすがって努力を怠っていれば，中学生レベルの英語力すら維持できないのである．

英語力があれば，英語の情報にアクセスできる．アクセスできれば，そのメリットにも気づき，さらにアクセスを惜しまなくなる．好循環だ．英語力がないと，英語情報へのアクセスすら面倒くさい．キーワードを英語に直すだけでも一苦労だ．アクセスが面倒くさいから，アクセスしない．アクセスしないから，ますます英語力は落ちる．悪循環だ．

過去の栄光など，糞の役にも立たない．というか，世界規模で見たら，そんなものは栄光ですらない．下らないプライドにすがっている隙があったら，今の自分を伸ばす努力と工夫をするべきだ．

多くの社会では「今の自分」しか評価の基準がないのである．「子どものときは神童と呼ばれてました」では，プロの世界で活躍どころか，試合に出ることすらできないのだ．医療・医学の世界も（実は）同様である．学歴の「歴」は過去のものという意味だ．過去の栄光は現在の自分を測る基準にはならないのだ．なるべきではないのだ．

JCOPY 498-02154

合理的な処方，合利的な処方

　抗菌薬の選択は常に合理的でなければならない．診断のところで紹介したライプニッツ的に言うのならば，目の前の患者のもつ感染症に対してベストの抗菌薬を選択すべきだ．ベストな A という抗菌薬を選ぶということは，それに劣る B や C や D や E を選ばない，ということだ．

　肺炎球菌による細菌性髄膜炎にはセフトリアキソン（あるいはセフォタキシム）とバンコマイシンを投与し，感受性試験の結果を受けて可能であれば de-escalation をする．これがもっとも合理的な選択であり，よって Sanford Guide などにもこのように記載されている．

　しかし，日本ではメロペネムなどのカルバペネム系抗菌薬を使うことがある．そのように記されている文書もある．肺炎球菌の数％はカルバペネム耐性菌であるから，これは合理的な選択とは言えない．よって，肺炎球菌による髄膜炎のエンピリカルな治療にメロペネムは使うべきではない．

　また，「肺炎球菌が原因」と分かっているのにアンピシリンやアシクロビルを併用するプラクティスも見る．アンピシリンはリステリアをカバーするために併用するのであり，肺炎球菌が原因と分かっているのならば余剰である．アシクロビルはヘルペス脳炎が除外できないときに使うので，これも不要だ．「ヘルペス脳炎の合併の可能性は否定できない」などという詭弁もどきを耳にするが，まれな急性疾患である肺炎球菌による細菌性髄膜炎と，やはりまれな急性疾患であるヘルペス脳炎が同時に発生するのは不合理である．ここでも「合理」は大事であり，合理的に考えればアンピシリンやアシクロビルは不要なのだ．

　感染症診療に限らず，日本の診療現場ではロジックとかエビデンスとか，合理という根拠で検査や治療が選ばれないことが多い．代わりに根拠となるのはボスのでかい声とか，「みんながそうしている」という習慣や同調圧力だったりする．

　こういう根拠で診療しているとどんどん頭が悪くなっていくので，絶対にやめた方が良い．なんでもそうだが，使わない能力は劣化するのである．医学生，医者だから頭が良いに決まっていると油断していると，あっという間に頭は悪くなる．高校生の時にあんなに高得点を取っていたのに，日本の大多数の医者や医学生の英語力が絶望的に低く，中学生英語レベルのディスカッションもろくにできないのを見ればすぐに分かる．

　合理的でない抗菌薬の選択はよくみる．そして，むしろ「合理」ではなく「合利」だったりする．
　「主治医がメロペンを使いたいと言っているんです．感染症ではないんですが」
　「患者が易感染性だということで，もう少し抗菌薬を使いたいとのことで．感染症は治癒してるんですが」
　この手のコメントは非常に多い．主治医の感情に阿る感染症医である．

　主治医の気持ちに配慮するのはよい．しかし，大事なのは的確な判断であり，合理的な診断，合理的な治療だ．我々の意見が通らないのは仕方がない．しかし，意見が通らないからと言って，当方の見解そのものを捻じ曲げてはいけない．診断においては「主治医の意向」を取り入れてはいけない，と述べた．治療においては，主治医の意向は尊重されるべきだが，だからといって妥当性の低い治療を許容してよいわけではない．

　だから，カルテには感染症医の見解…想定している診断やなされるべき治療は明記する．それが主治医のそれと合致しなかったとしても「見解の相違」ということで仕方がないのだ．もちろん，異なる見解が存在することそのものは否定してはいけない．見解の相違の存在そのものを否

定するのも非合理かつ幼稚な行為である.

私はあなたの意見には反対だが，それを主張する権利は命がけで守る

と言ったのはヴォルテールだとか，そうではないとか議論があるが，誰が言ったかは本質的な問題ではない．この言説自体はいつだって傾聴に値するのだ.

JCOPY 498-02154

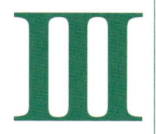

III 抗菌薬各論

1. βラクタム薬

　細菌の細胞壁でペプチドグリカン合成を阻害するのがβラクタム薬だ．構造式にβラクタム環があるため，こう呼ばれる．ペニシリン，セファロスポリン，カルバペネムに大別される．

　βラクタム環の構造は以下の通り 図1 ．

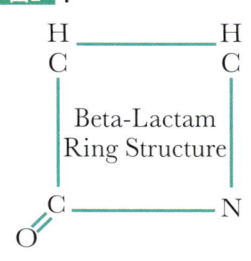

HC ——— HC

Beta-Lactam
Ring Structure

C ——— N
O

図1 βラクタム環
（Saini A, et al. Adv Biol Chem. 2012; 2:323–34）

　βラクタム薬は時間依存性の抗菌薬であり，T＞MIC の確保が重要となる．よって，頻回投与か，持続注射がより戦略的な投与法だ．近年は 3 時間以上かける持続注射がアウトカムを改善させるという臨床研究が発表されるようになっている．

> Karaba SM, Cosgrove SE, Lee JH, et al. Extended-Infusion β-Lactam Therapy, Mortality, and Subsequent Antibiotic Resistance Among Hospitalized Adults With Gram-Negative Bloodstream Infections. JAMA Network Open. 2024; 7:e2418234.

ペニシリン

　ペニシリンは，1928 年にアレクサンダー・フレミングが発見した「最古の抗菌薬」の一つだ．基本的な抗菌薬である．現在でも活用されているスグレモノだ．四角形のβラクタム環の隣に，五角形のチアゾリジン環がある．

①注射薬

（1）ペニシリン G

　連鎖球菌などによる重症感染症に用いる．例えば感染性心内膜炎だ．海外ではペニシリン G ナトリウムもあるが，日本で用いられているのはペニシリン G カリウムだ．よって，腎機能低

下があったり，高カリウム血症リスクが高い患者には使いにくい．

　感染性心内膜炎では腎機能正常の成人なら，400万単位を1日6回，1日量にして2,400万単位投与する．100万単位中にカリウムが1.53mEq入っているため，2,400万単位だと37mEq近くの投与になる．

　ちなみに，純粋な1mgのペニシリンGカリウムは1,595単位に相当する．400万単位が2.5g程度という解釈となる．

　なぜ，重さではなく「単位」のような面倒くさい呼称にするかと言うと，昔は純度の高いペニシリン製剤がなく，製品によって同じ抗菌薬量でも重さが異なったためだそうだ．そういう歴史的な経緯もあって，現在も単位（Unit）を使うのである（生成AIのPerplexityに尋ねたらそう答えてきた．ただし，根拠とする引用文献はWikipediaだった）．

Penicillin. Wikipedia. 2024; Available at: https://en.wikipedia.org/w/index.php?title = Penicillin&oldid = 1222533700. Accessed 28 February 2025.

　静脈注射にて投与するペニシリンGを用いる理由として他に多いのは，A群溶連菌の重症感染，特に壊死性筋膜炎を含む壊死性軟部組織感染症（necrotizing soft tissue infections: NSTIs）だ．B群溶連菌（*S. agalactiae*）など他のベータ溶血する連鎖球菌も基本的にはペニシリン感受性があり，本剤が第1選択薬となる．生命に関わる重症感染症であり，最大投与量で頻回に投与する．

　さらに，髄膜炎菌（*Neisseria meningitidis*）感染症．日本では比較的稀だが，皆無ではない．この菌は基本的にペニシリンGに感受性があり，第1選択薬だ．

　そして，神経梅毒．この場合も経静脈的にペニシリンGを大量投与するのが標準治療だ．また，感受性のある肺炎球菌による肺炎や髄膜炎もペニシリンGで治療可能である（肺炎と髄膜炎では感受性を決定するブレイクポイントが異なることには要注意である）．

　ペニシリンの副作用で最も問題となるのがアレルギーである．ただし，「ペニシリン・アレルギー」と称する患者のなかで真にアレルギーを持つものは10%程度とも言われる．副作用が生じたときの正確な病歴聴取で，アレルギーの有無を吟味しなければならない．他のβラクタム薬との交差反応は10%程度とされる．

　ペニシリン・アレルギーの確定診断には皮膚検査（プリックテストあるいは皮内テスト）が有用だが，日本では皮膚検査用の試薬がないため，そこが問題となる．ペニシリンそのものを用いた皮膚検査になるため，検査自体がアナフィラキシーを誘引しかねないからだ．特異的IgEを測定する血液検査は有用性が低い．

βラクタム系抗菌薬アレルギー（Q&A形式でみる）. KANSEN JOURNAL. Available at: http://www.theidaten.jp/wp_new/20200504-82/. Accessed 28 February 2025.

　βラクタム・アレルギーの交差反応は共通する側鎖などからリスクを判断できる．最近はチャートもできている　図2　．例えば，ペニシリンとアンピシリンは交差反応のリスクが高いからペニシリンアレルギーのある患者にアンピシリンは使わない方が良い．しかし，セファゾリンとは側鎖が似ていないため，使用リスクは小さい．これを見ると，ペニシリン・アレルギーでは第3世代，第4世代セフェム，カルバペネム，モノバクタムはリスクは小さい．また，第

The risk of penicillin-cephalosporin cross-reactivity is lower than previously reported and predicted by (dis)similar β-lactam side chains.
The NM β-lactam cross-reactivity side chain chart is a guide and should be used with the NM β-lactam Allergy Risk Assessment and Clinical Pathway for Outpatients or Non-Critically Ill Inpatients when assessing the decision to drug challenge with a β-lactam.
Recommendations are based on published literature written by content experts that have considered similarities in structures, in vitro or skin test-based patterns of cross-reactivity, challenge results, and clinical evidence, where available.
Clarification of drug allergy history, clinical reasoning, and shared decision making with the patient, when applicable, is advised when assessing the decision to drug challenge with a β-lactam.

Legend:
- ✕ = AVOID　Cross reaction known or identical R1 or R2 side chain
- △ = CAUTION　Cross reaction less likely or selective. Similar R1 ring or branch
- □ = SUGGEST　Cross-reaction least likely. Dissimilar R1 or R2 side chain

Rows (drugs):
PENICILLINS: Penicillin; Nafcillin/Oxacillin, Dicloxacillin; Amoxicillin (po); Ampicillin; Piperacillin
1ST GEN CEPHALOSPORINS: Cefadroxil (po); Cephalexin (po); Cefazolin
2ND GEN CEPHALOSPORINS: Cefaclor (po); Cefoxitin; Cefprozil (po); Cefuroxime (po)
3RD GEN CEPHALOSPORINS: Cefdinir (po); Cefixime (po); Cefotaxime; Cefpodoxime; Ceftazidime; Ceftriaxone
4TH GEN CEPHALOSPORINS: Cefepime
ADVANCED CEPHALOSPORINS: Ceftaroline; Ceftolozane; Cefiderocol
CARBAPENEMS: Ertapenem, Meropenem, Imipenem
MONOBACTAMS: Aztreonam

Columns (drugs):
PENICILLINS: Penicillin; Naf/Oxacillin, Dicloxacillin; Amoxicillin; Ampicillin; Piperacillin
1ST GEN CEPHALOSPORINS: Cefadroxil; Cephalexin; Cefazolin
2ND GEN CEPHALOSPORINS: Cefaclor; Cefoxitin; Cefprozil; Cefuroxime
3RD GEN CEPHALOSPORINS: Cefdinir; Cefixime; Cefotaxime; Cefpodoxime; Ceftazidime; Ceftriaxone
4TH GEN: Cefepime
ADVANCED CEPHALOSPORINS: Ceftaroline; Ceftolozane; Cefiderocol
CARB: Erta/Imipenem, Meropenem
MONO: Aztreonam

図2 Northwestern Medicine In-patient and Out-patient β-Lactam Cross-reactivity Chart for Drug Challenges
(Khan DA, et al. Drug allergy: A 2022 practice parameter update. J Allergy Clin Immunol. 2022;150: 1333-93. / Zagursky RJ, et al. Cross-reactivity in β-lactam Allergy. J Allergy Clin Immunol Pract. 2018;6:72-81. / Romano A, et al. Cross-Reactivity and Tolerability of Cephalosporins in Patients with IgE-Mediated. / Hypersensitivity to Penicillins. J Allergy Clin Immunol Pract. 2018;6:1662-72. Romano A. Immediate cephalosporin hypersensitivity: Allergy evaluation, skin testing, and cross. / reactivity with other beta-lactams. Uptodate. August 2023. Created 9.2019. Updated 5.2024)

3世代セフェムのアレルギーがある場合は第4世代セフェムのリスクは高く、第1世代セフェムのリスクは小さい。

側鎖で注意すべきはセフタジジム・アレルギーだ。セフィデロコル、アストレオナムで側鎖が共有されるためリスクが高い。

ペニシリン経口薬も日本にはある。ベンジルペニシリンベンザチン水和物の顆粒製剤だが、perplexityで調べた限り、そのバイオアベイラビリティは不明である。よってオアベイラビリティがあると分かっているアモキシシリンのアドバンテージのほうが大きいので、現在ではもっぱらこちらの方を用いる。

（2）ベンジルペニシリンベンザチン水和物筋注製剤

使い道に乏しい顆粒製剤と異なり，ベンジルペニシリンベンザチン水和物の筋注製剤は非常に優れた製品だ．もっぱら梅毒の治療に用いる．一期，二期，あるいは早期潜伏梅毒では単回使用，後期潜伏梅毒では週1回の3回投与する．日本には長年，この梅毒治療の標準薬が存在しなかったが，2022年に再び販売されることとなった．臀部などの筋肉内に注射するが，溶解性が低いペニシリンは注射部位から緩徐に放出され，加水分解されてペニシリンGになる．よって長い間（1週間程度）の血中濃度が保たれる．

ときに，このベンザチン（benzathine）とはなにか．Perplexityで調べると，これは安定剤（stabilizer）なのだそうだ．化学式で言えば，N1, N2-Dibenzylethane-1,2-diamineである．これが筋肉内からのペニシリンの徐放を可能にしているという．

ちなみに，このPerplexityさんの説明では，ベンザチンベンジルペニシリンは梅毒の標準治療薬である，日本を除けば，と説明されていた（笑）．日本の学会ガイドラインでは未だに翻訳は梅毒治療のファーストチョイスになっていない．奇異なことである．

日本性感染症学会．Significance: Benzathine benzylpenicillin has been a standard treatment for syphilis worldwide, except in Japan where it has been more recently investigated. Available at: https://jssti.jp/news_syphilis-medical_guide.html. Accessed 28 February 2025.

図3 N1, N2-Dibenzylethane-1,2-diamine

（3）アンピシリン

ペニシリンGに比べよりグラム陰性菌に安定性があるアミノペニシリンであるアンピシリンだが，グラム陰性菌をことさらにターゲットにすることは現在では稀有だ．アンピシリン耐性グラム陰性菌があまりに多く，他にベターな抗菌薬も多々存在するからだ．基本的には，ペニシリンGが血管痛や電解質異常で使いにくいときに，代替薬として選ばれやすい．経口薬も存在するが，後述するアモキシシリンのほうがずっとよいので，経口アンピシリンをわざわざ使う必然性はない．

また，アンピシリンが特に第1選択となりやすい菌もある．腸球菌（*E. faecalis*）と，リステリア（*Listeria monocytogenes*）だ．感受性のあるインフルエンザ菌（*Haemophilus influenzae*）もアンピシリンで治療可能だ．

アミノペニシリンの副作用も多くはペニシリンGの副作用と同じで，アレルギーが問題となる．特にR1部位の側鎖が同じセファレキシン，セファクロルなどと交差反応を起こしやすい．また，アミノペニシリンはEBウイルスの感染，伝染性単核球症時に用いると皮疹を起こし

JCOPY 498-02154

やすい．発熱患者に安易に抗菌薬を用いるリスクの一つである．もっとも，このリスクは他の抗菌薬と大差ないという見解も近年はある．

Zhang R, Mao Z, Xu C, et al. Association between Antibiotic Exposure and the Risk of Rash in Children with Infectious Mononucleosis: a Multicenter, Retrospective Cohort Study. Antimicrobial Agents and Chemotherapy. 2023; 67:e00249-23.

②経口薬

（1）アモキシシリン

アンピシリンに水酸基（OH）が追加されたのがアモキシシリンで，そのためにバイオアベイラビリティが極めてよくなった．蛇足だが，欧州では注射薬のアモキシシリンも存在する．体内でアンピシリンに変換されるが，臨床的意義はよく分からない．

そんなわけで，アモキシシリンは経口薬のペニシリン製剤としてはファーストチョイスになる．例えば小児の肺炎などにはよい選択だ．

小児の肺炎の場合，最大の原因はウイルスである．細菌性肺炎は少数派で，マイコプラズマや肺炎球菌がその場合は原因となる．後者はペニシリンに感受性があることが多いため，これが選択されるのだ．βラクタム薬はマイコプラズマには効果がないため，この菌の感染を疑ったときはテトラサイクリン系など異なる系統の抗菌薬を要する．

Jain S, Williams DJ, Arnold SR, et al. Community-Acquired Pneumonia Requiring Hospitalization among U.S. Children. N Engl J Med. 2015; 372:835–45.

（2）アンピシリン・スルバクタム，アモキシシリン・クラブラン酸

βラクタマーゼ阻害薬配合ペニシリン（β-lactam β-lactamase inhibitor: BLBLIs）である．前者が注射薬，後者が経口薬と認識すればよい．理由はすでに述べた．アモキシシリンのバイオアベイラビリティの良さゆえだ．

ピペラシリン・タゾバクタムもβラクタマーゼ阻害薬配合ペニシリンだが，使い方がかなり異なるので後述する．

βラクタマーゼ阻害薬のクラブラン酸，あるいはスルバクタムが配合されたことで，活性が広域となった．特に *Bacteroides* など腹腔内の嫌気性菌へのカバーがあることで，腹膜炎や胆管炎など腹腔内の複数菌感染に好んで用いられる．また，*Pateurella, Capnocytophaga* など動物の口腔内にいる菌にも活性があるため，猫咬傷，犬咬傷など，多種多様な動物咬傷に対しては，アモキシシリン・クラブラン酸がファーストチョイスになっている．日本のオーグメンチン錠はクラブラン酸の配合比が高くて高用量が使えないため，オーグメンチン錠を1錠に，アモキシシリン250mgカプセルを2カプセル加えて，いわゆる「オグサワ」にしてから1日2〜3回内服する．小児用の「クラバモックス」は配合比が適切なのでそのまま使用すればよい．

余談だが，私が初期研修医になったときは，Sanford Guide には猫咬傷と犬咬傷くらいしか解説がなかったように思う．しかし，私の手元にあるスマホのアプリ版 Sanford には多種多様な動物咬傷の原因菌と抗菌薬が解説されていて，本当に驚かされる．「Syndrome」→「Wounds, Bites, Burns」に行くと見ることができるのだが，ワニ（Alligator），クマ（Bear），コモドドラゴン（Komodo dragon），白鳥（Swan），タスマニアンデビル（Tasmanian devil）とかあって，まったく驚きだ．まあ，大抵はアモキシシリン・クラブラン酸を選ぶのだが（笑）．

　ツイッターでよくコモドドラゴンが動物をあっというまに丸呑みにしている動画を見るのだけれど，あんな恐ろしい動物に噛まれて生きて帰ることができるのだろうか．予防的抗菌薬がどのくらい意味があるのだろう．

　スルバクタム自体に *Acinetobacter* に対する活性があるため，同菌の感染症ではアンピシリン・スルバクタムがファーストチョイスになる．海外の教科書を読むとかなりの高用量で使うよう書かれている．これはスルバクタムの量を最大化するためだ．

JCOPY 498-02154

「正しさ」と屋根瓦と自学の話

　「アンピシリンって4時間おき投与と，6時間おき投与のどっちが正しいんですか」と質問されたことがある．「どちらも正しいです」とSanford Guideを見せながらお答えしたが，もう一つ腑に落ちていないような表情をしていた．

　聞くところによると，小学校で4×6という式を書くと正解の問題で，6×4と書くと間違いにされる場合があるという．日本の学校教育においては設定された正解以外は間違い，という教え方をしていることが割と多い．その象徴的な事例である．

　βラクタム薬は一般的に治療効果が示される血中濃度と，毒性を示す血中濃度の差が大きい．よって，アミノグリコシドやグリコペプチドのように，血中濃度を測定し，TDM (therapeutic drug monitoring) をやってガチガチに厳密に投与方法を決定する必要はない．少しゆるいのだ．アンピシリンは4時間おきでも6時間おきでもどちらでも構わない．1g投与でも2g投与でもよい．ただし，瀕死の重症患者では最大量を頻回に投与するから2g 4時間おきになりやすい．安定している患者であれば6時間おきになりやすい．看護師さんが点滴バッグを取り替える回数を減らすことができるから，という実利があるからだ．そういう根拠のゆらぎこそあるが，「これが正解，あれが不正解」というほど厳密なものではない．

　が，学校教育で「正しさ」をガチガチに教わってきた医者はこういう「どちらでもよい」という言い方が苦手で嫌いなことが多い．医者の多くはそういう日本型学校教育システムの申し子であり，成功者だからだ．しかし，そのような硬直的な思考のフレームワークから脱し，「どちらでもよい」ことを「どちらでもよい」と言える思考の柔軟さを身につける必要がある．そこを徹底することによって，「どちらでもよくないこと」は何なのか，自然に抽出できるようになる．

　日本の医療の「正しさ」は習慣と集団，あるいは形式がもたらすことが多い．「うちの医局ではこうなってる」「昔からこうなってる」が「正しさ」の根拠となり，そこには科学やロジックがない．

　例えば，昔はアンピシリンは「12時間おきに投与」が「正しい」投与の方法だった．半減期が短い，時間依存性の抗菌薬であるアンピシリンを，腎機能正常な患者に12時間おきに投与するのは明らかに「間違い」である（持続投与でないならば）．しかし，それが長年「正しい」とされてきた．それは「添付文書にそう書いてあるから」だし，「教授がそう言っているから」だし，「みんながそうやっているから」なのだ．ただし，ここでいう「みんな」は医局というタコツボ内の話であり，井の中の蛙は井戸の外の世界を，特に国外の世界を見ていない．私は長くアンピシリンの頻回投与を提唱していたが，「みんなはそうやっていない．先生の言ってることは理屈では正しいのかもしれないけれど」「特に困っていない」という根拠にもならない根拠で反論されたものだ．

　さて，「屋根瓦式」という教育手法がある．こういう呼称は日本独特のものだと思うけれど，その実態は海外からの輸入品だ．指導医が若手を直接指導するのではなく，学生を1年目の研修医が，1年目の研修医を2年目の研修医が，2年目の研修医を3年目の後期研修医が，というように「屋根瓦」のように教え伝えていく方法だ．アメリカの研修医教育システムは基本的にこの「屋根瓦」である．そういう呼び方はしないけれど．

　屋根瓦方式の最大のメリットは多くの人に「教育する」という営為をさせることにある．教えることが，最大の学びだからだ．

　教わる立場における屋根瓦のメリットは「本人が必要と認識していないことを近い立場にいる

人物から指摘してもらえる」ところにあると思う.

「必要と認識していないこと」を学ぶのは難しい. そもそも, 学ばなければならないというインセンティブが生じていない. それを近い立場にある年長者に指摘してもらう学びの価値は大きい.

救急外来で手術が必要な患者を診ているとき, 「こういう患者は絶食にしておけよ」とか「アスピリンとか抗凝固薬は中止しておかねば」とか「輸血できるように事前に検査しとけよ」といったアドバイスは重要だ. 経験値の低い1年目の研修医は, 患者の診療で頭がいっぱいだから, そういう「気の利いたこと」は思いつかない. 2年目の研修医は, 自分が1年目のときに教わったから, あるいは自分が気づかずに怒られた経験があるから, 「1年目の研修医は気づかないよな」と認知している. これが高齢な指導者クラスになると, そんな認識は「常識過ぎて」研修医に教えることを怠ったりするのである.

救急外来や病棟での正しい振る舞い方を学ぶのに, 屋根瓦方式はとても重要だ. その一方で, 「抗菌薬の"正しい"投与法」みたいなトピックになると, 屋根瓦方式が裏目に出てしまうこともある. そのとき, 2年目の研修医は「自分の経験に基づいて」1年目に教えてしまうからだ. 「自分は2g 4時間おきと教わった. だからお前もそうしろ」というわけだ. そのとき, 6時間おき投与は「正しくない」投与と誤認されかねない.

だから, こういうのは素直に教科書を読んだ方が良い. Sanford Guide を読めば正解が書いてある. 昔は, 質の高い感染症の教科書を日本語で読むことが不可能だったが, 今は質の高い和書はたくさんある. 本書もその一つであることを目指して一所懸命, 書いている.

「正しさ」には吟味が必要だ. 何を根拠に「正しい」というのか, その根拠まで詰めてほしいと思う.

そうそう, 正しさの根拠として「ガイドラインに書いてある」というものがあるが, ガイドラインに書いてあるだけではダメだ. どう書いてあるか, が大事である.

Some experts do とか, We suggest と書いてある場合, それはガイドラインで「推奨」されているわけではない. これは非常に弱い書き方だ. だから, 「ガイドラインに書いてあった」(からこれが正しい)と主張する類のものではない. この手の「ガイドラインに書いてある」論法はときどき見かけるが, 必ず現物のガイドラインを一緒に読んで「どのように書いてあるか」を確認することにしている.

日本のガイドラインは信用できないものが多い. 一つは, 作成委員が基礎医学の研究成果で臨床講座の教授になったオールドタイプで, EBM などの臨床医学的概念や原則を十分に理解していないせいである. もう一つは利益相反(COI). 製薬会社と懇ろになって, 太鼓持ちのようになった委員が作成している事例が少なくないからだ.

COI は単に金銭の授受があった, なかったの問題だけではない. 企業のセールスマンと一緒に飯を食い, 人間関係を培って, 彼らの接待で情が生じるのである. 一度, ある高額な抗菌薬を某感染症に推奨する教授がいて, 「その薬は妥当性がないと思いますよ」と申し上げたとき, 「でもこういう薬を使ってあげないと製薬企業が気の毒だ」と言っていて絶句したことがある.

製薬企業も立派な医療の一員である. 企業の維持や成長をないがしろにしろとは少しも思わない. しかし, だからといって患者への有効性や安全性を無視して企業に配慮しろというのは暴論だ. プロがこんな方法論でガイドラインを作成してはならない.

JCOPY 498-02154

（3）ブドウ球菌に効果があるペニシリン

クロキサシリン，ナフシリン，オキサシリンなどがこれに相当するが，日本では使用されていない．アンピシリン・クロキサシリン配合錠など，例外的な存在しかない．

（4）緑膿菌に効果があるペニシリン

ピペラシリンと，ピペラシリン・タゾバクタムがこれに相当する．アメリカなどではピペラシリンは販売中止になっているそうだが，もったいない話である．緑膿菌以外の菌を殺したくないときは，βラクタマーゼ阻害薬であるタゾバクタムは必要ないからだ．こういう「雑さ」，細やかさの欠如がアメリカ医療の欠点の一つである．

ピペラシリンはウレイドペニシリンである．ウレイド（ureido）とはアシルウレアのことで，尿素の水素原子を RCO で置換したものだ．ピペラシリンは *Klebsiella, Enterobacter, Serratia* などいろいろなグラム陰性菌に効果があるが，なんといっても緑膿菌（*Pseudomonas aeruginosa*）に効果を持つのが特徴である．さらに広域にしたものが，βラクタマーゼ阻害薬のタゾバクタムを加えた，ピペラシリン・タゾバクタム，いわゆるピプタゾである．

ときに，臨床現場で迷うのは「メロペネム（メロペン®）か，ピプタゾか」ではなかろうか．素朴な方法としては，メロペネムは届け出，許可が必要な病院が多く，面倒くさいのでピプタゾ．患者の容態がよくないとき，よくならないときはメロペン，といった，割と雑な使い分けが多いようだ．

有名なものでは，MERINO study で優劣が分かれた ESBL 産生菌がある．この場合はメロペネムのほうがピプタゾよりも効果が高い．しかし，そもそも日本で見つかる ESBL 産生菌だとセフメタゾールが第1選択になりやすいし，そもそも CTX などに代表される日本の ESBL が，海外の MERINO の結果をアプライできる菌なのかは不明なままだ．私個人は，ことさらに ESBL を考えてメロペネムを使うことはない．

> Harris PNA, Tambyah PA, Lye DC, et al. Effect of Piperacillin-Tazobactam vs Meropenem on 30-Day Mortality for Patients With E coli or Klebsiella pneumoniae Bloodstream Infection and Ceftriaxone Resistance: A Randomized Clinical Trial. JAMA. 2018; 320:984–994.

この話には続きがあり，後に発表されたメタ分析ではピプタゾとメロペネムには差が見られなかった．よくある話である．この話は EBM のところでも別に説明する（p.81）．

> Gatti M, Cojutti PG, Pea F. Piperacillin-tazobactam vs. carbapenems for treating hospitalized patients with ESBL-producing *Enterobacterales* bloodstream infections: a systematic review and meta-analysis. J Glob Antimicrob Resist. 2024; Available at: https://www.sciencedirect.com/science/article/pii/S2213716524001541. Accessed 28 February 2025.

AmpC 産生菌，特に *Enterobacter, Citrobacter, Serratia* などにはメロペネムは安定した活性を持つが，ピプタゾはしばしばそうではない．とはいえ，この場合もセフェピムを使えばいいわけで，ことさらにメロペネムを使う根拠としては弱い．

アシネトバクターにはカルバペネムの方が良い，という海外の知見もあるが，日本のアシネトバクターはほぼほぼアンピシリン・スルバクタムに感受性があるため，これも根拠としては弱い．あと，これは調べて分かったことだが，*Listeria* にはピプタゾよりもメロペネムのほうが活性が高いらしいが，アンピシリンを使えばいいので，これも使用の根拠にはならない．

というわけで，日本の診療現場ではとりたててメロペネムをピプタゾに優先させて使用する根拠は乏しい．もちろん，生命危機が差し迫っている敗血症性ショックのときなどは，私もメロペネムを用いて，あとで de-escalation を目指すことは多いが，そうでないときはことさらにメロペネムに固執する根拠は乏しい．

一方，ピプタゾを使っていて熱が下がらない，あるいは CRP が下がりにくい（ただし患者は比較的落ちついている），みたいな理由でメロペネムに変えるプラクティスをよく観察するが，どの場合は下策である．その多くはソースコントロールの不良や，あるいはまったく両抗菌薬とは関係ない感染症，あるいはそもそも感染症でないことが多い．

「ピプタゾからメロペネム」が良策である可能性は非常に低い．

2. βラクタマーゼ阻害薬

最も古いβラクタマーゼ阻害薬はクラブラン酸 図4 で，次いで出てきたのがスルバクタム 図5 やタゾバクタム 図6 だ．

これらは全て，非可逆的にクラス A のβラクタマーゼを阻害する．すなわち，TEM や SHV，CTM-X といった ESBL を阻止するのがクラブラン酸で，検査室での ESBL の判定にもクラブラン酸を用いている．しかし，実際の患者に対する効果は予測し難いため，治療薬として用いられることはない．菌量による inoculum effect，新たな耐性の獲得などが治療失敗の原因として説明されている．

クラブラン酸は Ambler 分類のクラス C（AmpC などのセファロスポリナーゼ）やクラス D（OXA）のβラクタマーゼには作用が弱い．そして，クラス B（メタロβラクタマーゼ）には作用がない．

スルバクタムはアシネトバクターに活性があるが，一般的にタゾバクタムのほうがβラクタマーゼ阻害作用が大きい．タゾバクタムは，従来ピペラシリンと配合されて使用されてきたが，近年はセフトロザンとも配合されている．

タゾバクタムは，スルバクタムやクラブラン酸と異なり，ESBL，AmpC（の少なくとも一部）に使用可能だ．ただし，ESBL への効果については議論が続いている．この話はすでにした．

ピペラシリン・タゾバクタムは嫌気性菌をカバーするが，セフトロザン・タゾバクタムの嫌気カバーは限定的だ．腹腔内感染にはメトロニダゾールとの併用が必要だ．

最近承認されたセフタジジム・アビバクタム．これは Ambler のクラス A と C，およびクラス D のいくつかのβラクタマーゼを阻害する．クラブラン酸，スルバクタム，タゾバクタムはβラクタム環をもつが，アビバクタムは持たない 図7 ．ESBL，AmpC，KPC（*Klebsiella pneumoniae* carbapenemases），クラス D のオキサシリナーゼ・カルバペネマーゼの一分に効

JCOPY 498-02154

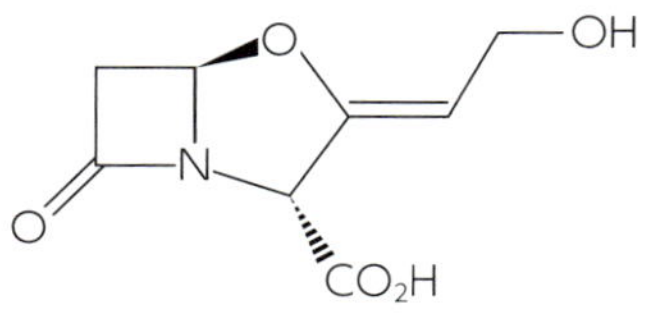

図4 クラブラン酸

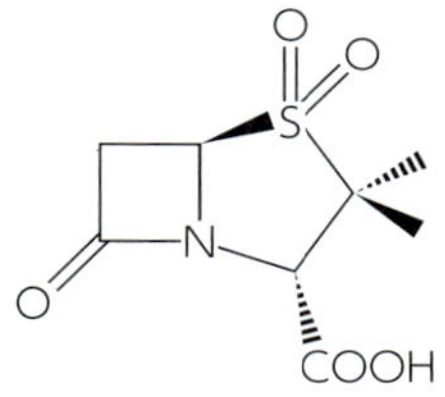

図5 スルバクタム

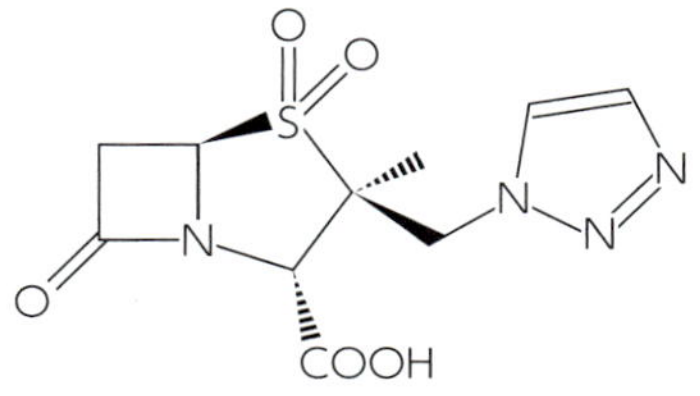

図6 タゾバクタム

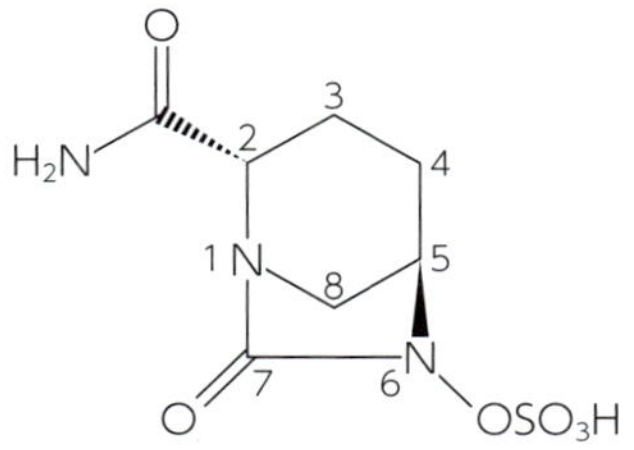

図7 アビバクタム

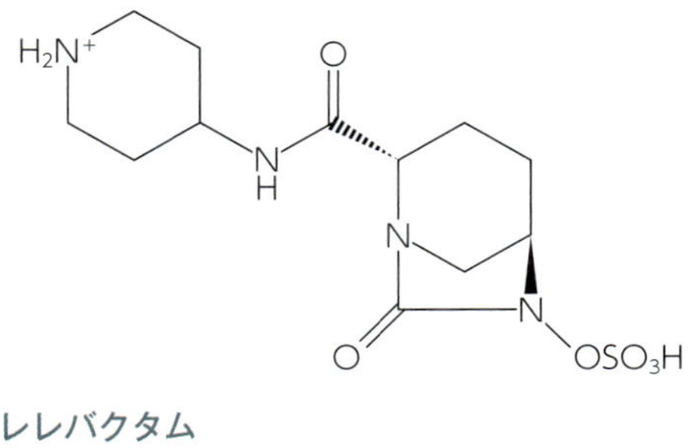

図8 レレバクタム

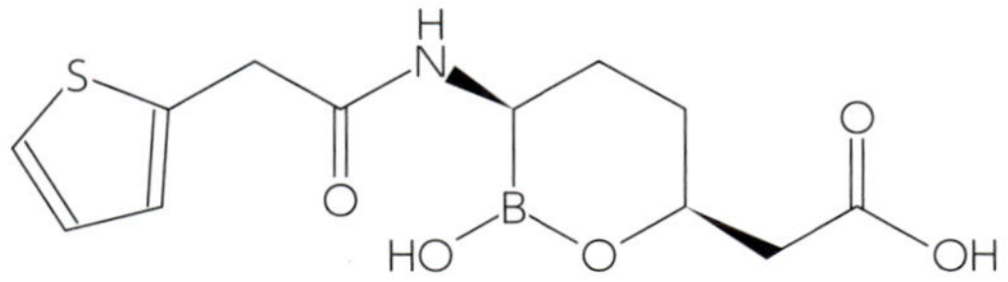

図9 バボルバクタム

果がある．ただし，クラス B のメタロβラクタマーゼには効果がない．嫌気性菌には効果が期待できないため，セフトロザン・タゾバクタム同様，腹腔内感染などではメトロニダゾールなど嫌気カバーを追加する必要がある．

同様に，ESBL，AmpC，および KPC に効果が期待できるのがレレバクタム 図8 だ．イミペネム・シラスタチンと配合されている．やはりメタロβラクタマーゼは阻害しない．ただし，こちらはイミペネム・シラスタチンと併用するため，嫌気性菌カバーの追加は必要ない．

バボルバクタム 図9 はメロペネムと配合して使われる．これも Ambler クラス A と C に効果があるが，クラス B と D にはない．よって，ESBL や AmpC には効果があるが，これはもともとメロペネムなら問題ない．よって，メタロβラクタマーゼを作らないカルバペネム耐性腸内細菌（CRE），あるいはクラス A の KPC 産生株などが使用の目標となる．

Tooke CL, Hinchliffe P, Bragginton EC, et al. β-Lactamases and β-Lactamase Inhibitors in the 21st Century. J Mol Biol. 2019; 431:3472–500.

Docquier J-D, Mangani S. An update on β-lactamase inhibitor discovery and development. Drug Resistance Updates. 2018; 36:13–29.

Zhanel GG, Lawson CD, Adam H, et al. Ceftazidime-Avibactam: a Novel Cephalosporin/β-lactamase Inhibitor Combination. Drugs. 2013; 73:159–77.

デュルロバクタム

スルバクタム・デュルロバクタムとして用いる．デュルロバクタム 図10 は広域セリンβラクタマーゼ阻害薬だ．もっぱら CRAB 感染に対して用いる．

Papp-Wallace KM, McLeod SM, Miller AA. Durlobactam, a Broad-Spectrum Serine β-lactamase Inhibitor, Restores Sulbactam Activity Against Acinetobacter Species. Clin Infect Dis. 2023; 76:S194–S201.

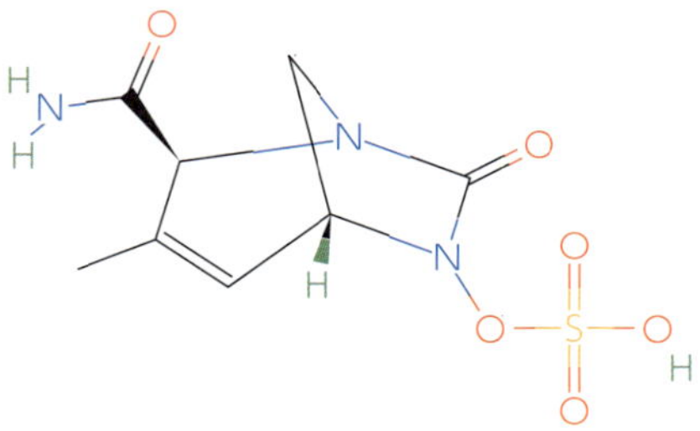

図10 デュルロバクタム

3. セフェム系抗菌薬

セフェム（セファロスポリン）は，伝統的に第1世代，第2世代，第3世代，第4世代，そして第5世代に分類される．ただし，これは開発時期で区切っているだけなので，抗菌薬の性質や役割による分類としては瑕疵がある．第2世代といっても，セフォチアムとセファマイシ

JCOPY 498-02154

ンのセフメタゾールは全然別の抗菌薬だ．また，セファクロルのように，第1世代に分類されたり，第2世代に分類されるような微妙な抗菌薬も存在する．余談だが，携帯電話の4Gとか5Gとかいうのも G＝generation による分類で，特に電気工学的な定義が存在するわけではないらしい．

とはいえ，この「世代」による分類は非常に普及しているし，便利な部分があるのも事実なので，本書でも世代を説明に加味して解説する．

A. セファゾリン

第1世代のセファロスポリン注射薬である．非常に汎用性が高い．手術時の予防投与や，各種感染症の治療まで幅広く活用することができる．

基本的には黄色ブドウ球菌でメチシリン感受性株（methicillin-susceptible *Staphylococcus aureus*: MSSA）に用いる抗菌薬だ．連鎖球菌にも活性があるので，原因菌が判明していない皮膚軟部組織感染症（skin and soft tissue infection: SSTI）の治療薬としてもよく用いられている．ただし，連鎖球菌はペニシリンに感受性を残していることがほとんどなので，原因菌が判明している場合はセファゾリンではなく，ペニシリンを用いて治療する．黄色ブドウ球菌でもペニシリン感受性がある場合はセファゾリンではなくペニシリンを用いる．案外，黄色ブドウ球菌の多くはペニシリン感受性菌だ．

中枢神経への移行性が乏しいため，髄膜炎や脳膿瘍には使えないと一般的には言われている．が，異論も存在する．とはいえ，現段階では臨床データに乏しいため，私は中枢神経感染症にあえてセファゾリンを使用することはない．また，脳室に直接投与するとけいれんのリスクがあるため推奨されない．

時間依存性の抗菌薬で，半減期は2時間と短い．通常は1〜2gを8時間おきに点滴投与する．持続点滴のレジメンもあるが，あえて使う必要に駆られるケースは多くない．

セファゾリンは多くのβラクタム薬と側鎖を共有せず，アレルギーの交差反応は少ない（前述p.50参照）．そういう点でも本薬は非常に優等生だ．

古い抗菌薬のためジェネリックもあり，薬価は非常に安い．そのため，製品の品質保持や安定供給面で弱点がある．古い薬に適正な価格をつけてこなかった厚生労働省の失敗である．

Antosz K, Battle S, Chang J, et al. Cefazolin in the treatment of central nervous system infections: A narrative review and recommendation. Pharmacotherapy. J. 2023; 43:85–95.

B. セファレキシン

第1世代セフェムの経口薬である．スペクトラムとしては，セファゾリンの経口版という理解の仕方をしてもよい．ただし，副作用のアレルギー反応については両者は大きく異なる．セファレキシン 図11 はアンピシリンやセファクロルと側鎖を共有しており，交差反応を起こしやすい．交差反応がほとんど起きないセファゾリンとの大きな違いである．

セファレキシンはアモキシシリン同様，狭域スペクトラムで，かつバイオアベイラビリティが非常によい．感受性のよい黄色ブドウ球菌に効果が高いことから，蜂窩織炎などの皮膚軟部組織感染症（SSTI）によく用いられる．セファゾリンからの経口スイッチの定番がセファレキ

シンだ.

　他にも大腸菌，*Klebsiella, Proteus mirabilis* などに感受性があることが多い．あと，腐性ブドウ球菌（*S. saprophyticus*）による尿路感染にも用いることができる．

　セファレキシンも経口抗菌薬としては超優等生なのだが，不当なまでの安価で使われているために品質管理や流通の確保が困難である．本来，値段とは品物の価値に準じてつけねばならないのである．

　抗菌薬の薬価問題は深刻で，速やかに是正がなされるべきだ．

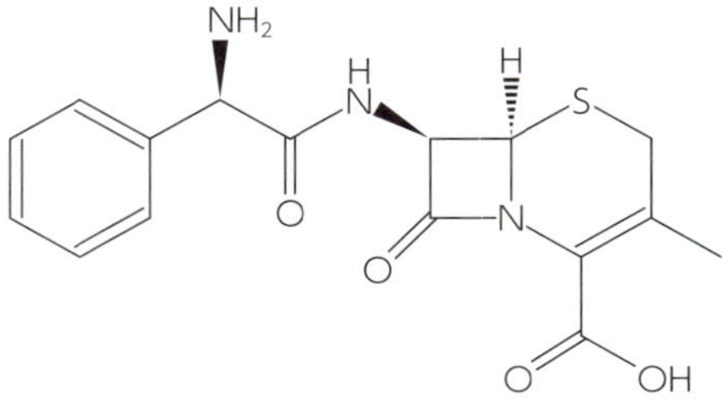

図11 セファレキシン

C. セファクロル

　日本ではなぜか第1世代に分類されるセファクロルだが，海外では第2世代に分類される．*S. pyogenes, S. pneumoniae, H. influenzae, Moraxella* などに活性がある．呼吸器感染症や中耳炎などに使われることが多い．バイオアベイラビリティはよくて，93%.

　まれに血清病や多形滲出性紅斑が起きることがある．アンピシリンやセファレキシンと交差反応を起こす．

　「第1世代」としてはセファレキシンのほうが安全で使いやすいので，こちらを優先する．連鎖球菌にもペニシリン系の抗菌薬を優先して使うので，セファクロルの使い道は少ない．

D. セフメタゾール

　日本では ESBL 産生菌に対する治療薬として重宝する第2世代のセファロスポリン，セファマイシンである．海外では用いられていないことが多い．日本以外では中国，台湾で用いられているらしい．

　逆に ESBL を疑わないときは，アンピシリン・スルバクタムを使うほうが抗菌薬適正使用上は合理的である．なぜか腹部の手術の予防的抗菌薬にアンピシリン・スルバクタムよりもセフメタゾール 図12 を推奨する文献を見ることがあるが，戦略性を欠いていると思う．

E. セフトリアキソン

　注射薬の第3世代セフェムの代表格．市中肺炎，尿路感染など多種多様な感染症に使うことができる．

　半減期が8時間と長いのが特徴で，1日1回投与も可能．細菌性髄膜炎のときは12時間おきに投与する．

JCOPY 498-02154

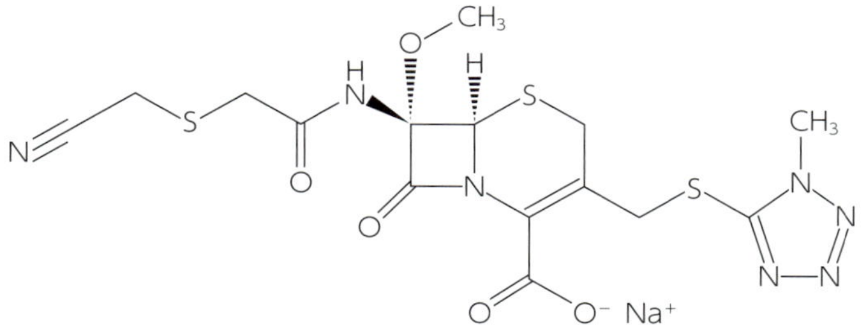

図12 セフメタゾール

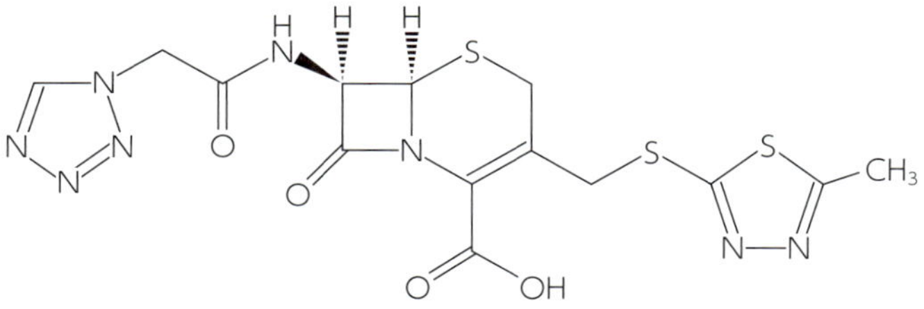

図13 セファゾリン

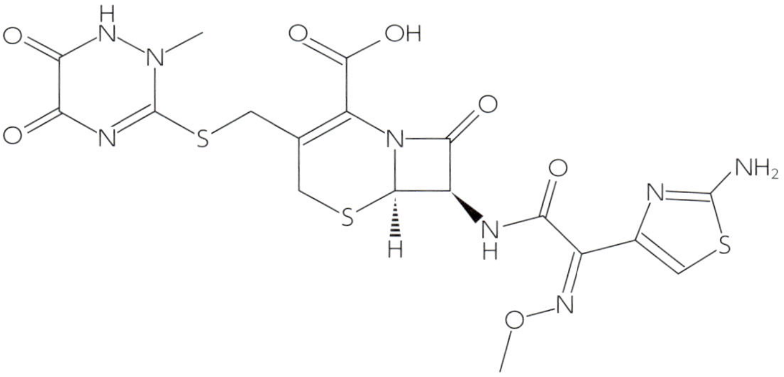

図14 セフトリアキソン

ターゲットとしやすいのは，*S. pneumoniae* など，黄色ブドウ球菌（MSSA）にも活性があるが，セファゾリン 図13 で OK なのでセフトリアキソンを使うとしたら，中枢神経系感染症に限る．セフトリアキソン 図14 も持続点滴の方法があるが，普段は使わない．

肝臓から排泄されるので，腎機能が悪い患者でも投与量を調節する必要がない．一方，セフトリアキソンで胆石，胆泥，胆嚢炎などが発生する副作用が起きることがある．その場合は同系統のセフォタキシムにスイッチする（後述）．

他に，血小板減少やアレルギー反応が起きることもある．他のセフェムとの交差反応は多い．

ランソプラゾールなどのプロトンポンプ阻害薬（PPI）と併用すると QT 延長症候群が起きることがあり，心停止や死亡が増す．PPI とセフトリアキソンは併用しない方が良い．

ライム病の原因となる *B. burgdorferi* やレプトスピラ，梅毒トレポネーマなどのらせん菌に活性があり，しばしば用いられる．

AmpC 産生菌でも，条件を満たせば用いることができる（AmpC の項，p.158 参照）．淋菌感染においても第 1 選択となることが多い．近年は海外でセフトリアキソン耐性の淋菌も散見さ

れる．日本で見つかる淋菌はセフトリアキソンはほぼ感受性がある．海外では筋注製剤を1回投与だが，日本には静注製剤しかなく，治療機関に定見はない．性感染症学会は1〜7日治療,としているがエビデンスは明確でない．

Yasuda M, Takahashi S, Miyazaki J, et al. The third nationwide surveillance of antimicrobial susceptibility against Neisseria gonorrhoeae from male urethritis in Japan, 2016–2017. J Infect Chemother. 2023; 29:1011–6.

Golparian D, Vestberg N, Södersten W, et al. Multidrug-resistant Neisseria gonorrhoeae isolate SE690: mosaic penA-60.001 gene causing ceftriaxone resistance internationally has spread to the more antimicrobial-susceptible genomic lineage, Sweden, September 2022. Euro Surveill. 2023; 28:2300125.

https://www.kansensho.or.jp/uploads/files/guidelines/guideline_JAID-JSC2018_maleurethritis1805.pdf. Accessed 28 February 2025.

F. セフォタキシム

腎排泄性のセフトリアキソン，という理解でよい．使い方はほぼ同じ．ただし，1日複数回投与が必要なので，セフトリアキソンのほうが優先的に用いられる．

G. セフタジジム

第3世代のセファロスポリンだが，緑膿菌に対する活性があり，グラム陽性菌には活性が乏しいので，他の第3世代セフェムとはキャラが大きく異なる．よって，それらとは別枠で理解する．

緑膿菌に活性があるのが売りなので，緑膿菌感染が分かっているときに積極的に本薬を用いる．逆に，緑膿菌が関与していない感染症で本薬を使うのは合理的ではない．

モノバクタムのアズトレオナムと側鎖を共有するため，アレルギー反応で交差反応を示す．

持続点滴投与のプロトコルも存在する．

βラクタマーゼ阻害薬アビバクタムとの配合剤もあり，日本でも承認されている．ESBLやAmpCに安定性があるが，この目的で本剤を使うのは合理的ではない．KPC産生菌やOXA型βラクタマーゼ産生菌などに用いる（薬剤耐性菌の項，p.158参照）．嫌気性菌に活性がないので，他のβラクタマーゼ阻害薬と異なり，腹腔内感染などではメトロニダゾールなどを併用せねばならない．

H. セフェピム

第4世代のセファロスポリンで，緑膿菌活性のあるセフトリアキソン，あるいはセファゾリンのような覚え方をしてもよいだろう．昔は1足す3は4，みたいな覚え方もあった（第1世代＋第3世代は第4世代）．

セフェピムの特徴としては，AmpCβラクタマーゼで分解されないことで，この産生菌に対してもっとも信頼できる抗菌薬である．ESBL産生菌にもある程度効果はあるが，これに対してはセフメタゾールがあるため，わざわざ用いる必然性がない．

JCOPY 498-02154

神経毒性があり，「脳症」の原因となる．毒性は濃度依存性で，腎機能低下のある患者に多い．

I. セフトロザン

セフトロザンは第1〜第5世代のセファロスポリンのいずれにも属さないセファロスポリンで，βラクタマーゼ阻害薬のタゾバクタムと配合されている．緑膿菌への活性が高まっているのが特徴だ．多くの ESBL，特に日本に多い CTX-M に活性が高いのが特徴だ．一方，KPC には活性がなく，ほとんどの CRE に効果がない．嫌気性菌にも活性が乏しいため，腹腔内感染ではメトロニダゾールとの併用が必要だ．腸球菌やブドウ球菌への活性も乏しい．日本では ESBL にはセフメタゾールが使えるため，セフトロザン・タゾバクタムをこの目的で使うことはまずない．

カルバペネム耐性緑膿菌で，セフトロザン・タゾバクタム感受性が残されているときに選択されることが多く，薬剤耐性菌の多い ICU などで使われる印象がある．

J. セフィデロコル

2023年に承認された新しい薬である．成人のカルバペネム耐性グラム陰性菌感染症に適応がある．米国では2019年，欧州では2020年にすでに承認されている抗菌薬だ．

シデロフォア側鎖を持つβラクタム薬である．シデロフォアとは，3価鉄とキレート能力を持つ低分子化合物の総称だ．細菌は生存に鉄を必要とするのである．細菌はシデロフォアと鉄の複合体を特異的に認識し，能動輸送によって菌内に鉄を取り込む．この取り込み能力を利用してセフィデロコルは菌内に入るのだ．また，構造上は幅広い抗菌活性とβラクタマーゼに対する安定性があり，かつペニシリン結合蛋白（PBP3）への親和性の高さや，菌内での高濃度が得られるといった複数の特徴を持つ．よって，多剤耐性菌をターゲットとした薬剤となる．カルバペネム耐性腸内細菌科（CRE），カルバペネム耐性緑膿菌，カルバペネム耐性アシネトバクター（CRAB），*Stenotrophomonas maltophilia* などさまざまな多剤耐性菌に効果がある．イミペネム・シラスタチン・レレバクタムなど最近の新しいβラクタマーゼ阻害薬配合剤でも効かない菌でも，セフィデロコルは感受性を残していることが多い．ただし，NDM 型βラクタマーゼ産生菌などでは MIC が高く，薬剤耐性の懸念がある．メタロβラクタマーゼ産生緑膿菌などの感染症に効果を示す可能性があるが，実際の臨床的な使い方にはまだ定見がない．

セフィデロコルの薬剤感受性試験は培地内の鉄濃度が低い，特殊な培地を用いることが必要だ．CLSI や EUCAST のブレイクポイントも設定されている．

塩野義製薬創薬疾患研究所感染症領域シニアフェローの山野佳則「セフィデロコルの創薬」によると，このシデロフォア構造を持つ抗菌薬開発は1980年代に盛んに行われていたのだそうだ．しかし，トライしては失敗しの繰り返しで実用化できない．そうこうしているうちにカルバペネム系抗菌薬がどんどん開発され，シデロフォアβラクタム薬の存在は忘却された．2000年以降，薬剤耐性菌の増加により「賞味期限が短くなった」抗菌薬開発の旨味が減り，多くの企業がこの領域から撤退した．そんな中で忘れられていたシデロフォアβラクタム薬の開発が再度行われ，セフィデロコルの開発につながったのだという．

> ┃ 山野佳則．セフィデロコルの創薬．J-IDEO．2024; 8: 466-9.
> ┃ 西村翔．基礎から臨床につなぐ薬剤耐性菌のハナシ　誰も教えてくれないセフィデロコルの使

いドコロ．J-IDEO．2024. 8: 446-65.

ここで紹介しなかったセファロスポリンは，基本的に臨床現場で使う場所がない．

4. Me too drugs の考え方

側鎖がちょっと違う，といった「既存の薬とほとんど違いのない新薬」を me too drug と呼ぶ，とアメリカで教えてもらったことがある．基本的には使う必要のない薬だ．

こういう me too drug は薬の説明会とかで，「感染臓器移行性が改善している」とか，「より MIC が低い」といった，*in vitro* な属性で宣伝されることが多い．特に日本で開発，販売される新しい抗菌薬はこのような説明がなされることが多い．

こういう紹介をされたときは，私は必ず PubMed の Clinical queries を使って，当該抗菌薬がどのような臨床試験の検証を受け，どの程度のエビデンスがあるかを確認することにしている 図15．PubMed は「pubmed」で検索すれば簡単に行き着くことができる．真ん中下あたりにあるのが Clinical queries で，ここをクリックして，当該抗菌薬名を（一般名で）書き込み，filter で therapy, scope で broad を選択すれば，すぐ分かる．

すると，そうした「MIC がより低い」みたいな宣伝がなされている抗菌薬が，シングルアーム，オープンラベルの臨床試験（複数の患者さんに使ってみました）が一つだけしかない，なんてことも多いのだ．これではその抗菌薬が「本当に役に立つのか」は分からない．

日本の医療現場は一種の「新薬信仰」があり，「新しい薬ほどよい薬」という根拠の乏しい信憑が一種のエートスになっている．非常に良くない傾向だ．大切なのは信憑ではなく，根拠である．

もちろん，そのようなエートスを醸し出すのは，「新薬ほど高くてよく売れる」という仕組みを最大活用したい製薬メーカーである．企業が利益を最大化したいと願うのは当然だから，それ自体を非難するつもりはない．

問題は，それにホイホイと乗っかってしまう医者の方である．あとは，時間が経過すると勝手に薬価を下げるものだと「決めつけてしまう」厚生労働省や中央社会保健医療協議会（中医協）である．アモキシシリンやセファレキシンといった非常に古くて，しかし極めて優れた抗菌薬が二束三文の廉価でしか販売できない．当然，品質管理にコストを掛けることもできず，ジェネリック・メーカーの製造工程上のエラーが構造的に起きやすくなる．エラーのために供給が途絶え，臨床現場が困窮する．悪いのはジェネリック・メーカーではない．そういう「構造」を作った厚生労働省である．繰り返すが，悪いのは厚労省だ．

さらに，製薬メーカーと懇ろになって，そういう効くんだか効かないんだか分からない抗菌薬を「推して」施設で採用，使用を促す教授クラス，部長クラスの罪も大きい．抗菌薬は専門性の有無とは無関係にほとんどすべての診療科で使用するから，あちこちの診療科からそのような怪しげな承認申請が薬事委員会に届くのである．

実際は逆である．属性がほとんど変わりない me too drugs を検討するなら，より古い薬を使うほうがずっと科学的，合理的である．おまけに（良くも悪くも）安価である．今年発売されたばかりの抗菌薬 A と，20 年前に発売された抗菌薬 B．同じクラスに属するもので，対象とな

JCOPY 498-02154

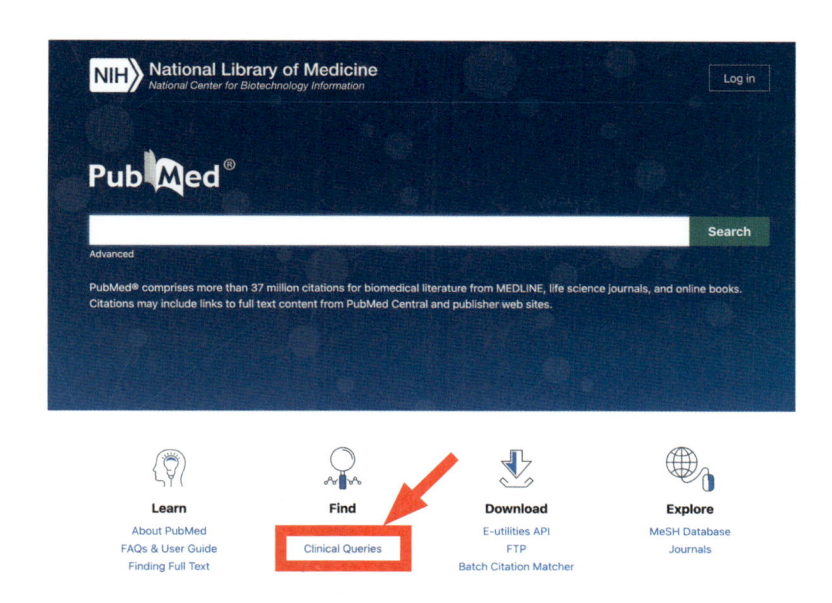

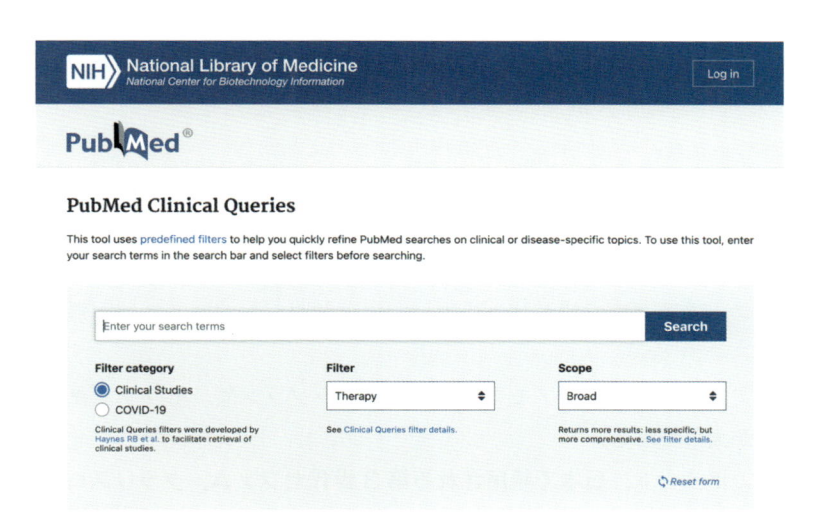

図15 pubmed

る微生物は同じ．Aのほうが MIC が低くなっており，肺への移行性が改善している．ただし，Bも肺炎には効果がある．

　この場合，使用すべき抗菌薬は（もし使用するのであれば，だが）Bのほうなのだ．Bのほうが安価だ，というのも理由の一つだが，理由はそれだけではない．20年間という**歴史の検証に耐えた**Bは，市販後調査で起こり得る副作用も十分に理解されているし，薬物相互作用についても情報が多い．臨床試験も複数行われている可能性が高く，いわゆる「エビデンス」がある．しかし，Aのほうは市販後日が浅く，Ⅲ相試験までに見つからなかったまれな副作用は未検証なままだ．**副作用が起きること自体が怖いのではない．どんな副作用が存在するのか分からない状況が怖いのである**．薬物相互作用や妊婦への安全性，授乳時の安全性なども，市販後時間が経ってから判明することは珍しくない．

つまり，こと me too drug に関する限り，古い薬のほうが新しい薬よりも絶対的に価値が高いのだ．しかし，市場の評価は真逆となる．これが問題の本質だ．

5. AWaRe 分類の考え方

2019 年に世界保健機関（WHO）が提唱した，抗菌薬の分類である 図16．「アウェア」と呼ぶが，ついつい「アワレ」と読んでしまう．

Access, watch, reserve に分類する．Access は基本的な抗菌薬で耐性化リスクが小さく，使うのなら即使うよう促されているものだ．Watch は耐性化の懸念があるため，必要性を十分吟味せねばならない「待て」の抗菌薬だ．Reserve はめったに使う必要はない，吟味に吟味を重ねたすえの「奥の手」という立ち位置だ．

この AWaRe と Access が日本でにわかに注目されたのは，2024 年からこの分類が抗菌薬適正使用耐性加算に活用されるようになったからだ．直近 6 カ月の外来で使用する抗菌薬のうち Access 抗菌薬の使用比が 60% 以上，というのが加算要件のひとつになったのだ．使用実績を薬剤耐性（AMR）対策システムの J-SIPHE, Japan Surveillance for Infection Prevention and Healthcare Epidemiology, ジェーセイフと読む）に提出し，認証を受ける．

> https://j-siphe.ncgm.go.jp/ Accessed 28 February 2025

まあ，この AWaRe の分類の妥当性や科学性には疑問の余地もないわけではないが，確かに外来で適切な抗菌薬処方を続けていれば，自然と Access が 60% 以上にはなるであろう，とは思う．もっとも，本稿執筆時点ではエッセンシャルな Access 抗菌薬であるセファレキシンやアモキシシリン・クラブラン酸が諸々の事情で出荷制限がかかり，活用困難な状況に陥ってはいるのだが．

外来では，アモキシシリン，アモキシシリン・クラブラン酸，セファレキシンをいかに適切に使用するかが大事である．

そして最大のポイント．**日本で頻用される第 3 世代セフェム，クラリスロマイシン，キノロンの使用を控えれば Access の使用頻度は自然に上がる**．無論，外来でカルバペネム・ペネム系の抗菌薬を頻用するのは論外だ（私は使ったことがない）．

デイサージャリーを提供しているところであれば，術中抗菌薬のセファゾリンも活用できる．アンピシリンを外来で使用する必要はほとんどない．ベンザチン・ペニシリンは専ら梅毒の治療に用いる．アミノグリコシドを外来で用いる機会はほとんどないだろう．ニトロフラントイン，スペクチノマイシンも同様だ．あとは，PCP 予防や尿路感染に ST 合剤を上手に使うのも大事だろう．尿路感染のキノロンを ST に切り替えれば，Access の使用比率は自然に上がる．

あと，大事なのはドキシサイクリンだ．なぜか日本ではテトラサイクリン系でミノサイクリンを頻用し，ドキシサイクリンが使われない傾向にある．マイコプラズマなどの異型肺炎などを外来で治療するなら，年齢が許すのであればドキシサイクリンを活用したい．あとはにきび（尋常性ざ瘡）である．抗菌薬ではドキシサイクリンが世界的にはファーストチョイスである．日本の保険診療でも 2018 年から認められるようになった．

JCOPY 498-02154

Access

- アモキシシリン
- アモキシシリン・クラブラン酸
- アンピシリン
- ベンザチンベンジルペニシリン
- ベンジルペニシリン
- セファレキシン
- セファゾリン
- クロラムフェニコール
- クリンダマイシン
- ドキシサイクリン
- ゲンタマイシン
- アミカシン
- メトロニダゾール
- ニトロフラントイン
- フェノキシメチルペニシリン
- プロカインベンジルペニシリン
- スペクチノマイシン
- スルファメトキサゾール・
  トリメトプリム

Watch

- アジスロマイシン
- セフィキシム
- セフトリアキソン
- シプロフロキサシン
- クラリスロマイシン
- ピペラシリン・タゾバクタム
- メロペネム
- バンコマイシン

- キノロン系
- フルオロキノロン系
- 第3世代セファロスポリン系
- マクロライド系
- グリコペプチド系
- 抗緑膿菌薬ペニシリンと
  ベータラクタマーゼ阻害薬の合剤
- カルバペネム系
- ペネム系

Reserve

- アズトレオナム
- 第4世代セファロスポリン系
- 第5世代セファロスポリン系
- ダプトマイシン
- 静注ホスホマイシン
- オキサゾリジノン系
- ポリミキシン系
- チゲサイクリン

図16 AWaRe分類

日本皮膚科学会　尋常性痤瘡・酒皶治療ガイドライン 2023. Available at: https://www.jstage.jst.go.jp/article/dermatol/133/3/133_407/_article/-char/ja Accessed 28 February 2025

　ミノサイクリンは市中獲得型の MRSA に効果があり，点滴薬もあるため外来での使用はリザーブしておきたい．ここを変えれば，Access 使用率も上がるはずだ．

　Access の使用頻度を上げること自体を目的化することは利点欠点があるように思うが，このシステムをうまく利用し，適切な抗菌薬使用を組織ぐるみでできる「仕掛け」を作ることはできるだろう．病院長など幹部たちや，抗菌薬適正使用に反対するいわゆる「抵抗勢力」にも説得力のある道具とは言える．

　ちなみに，J-SAPHE によると，2023 年 10 月から 2024 年 3 月までの半年間，外来で使われた Access 抗菌薬の割合は平均約 29%，中央値で 24.6%，上位 30% に入る施設の比率で 31.3% であった．

　同時期の神戸大学病院の Access 抗菌薬使用比率は 58.3%，これは上位 2.4% に入る．後に，この数字は 60% を超えた．

　大学病院でも，やればできるのである．

日馬由貴．WHO が推奨する 新しい抗菌薬適正使用の基準 ――AWaRe 分類．KANSEN JOURNAL. Available at: http://www.theidaten.jp/wp_new/20190906-74/ Accessed 28 February 2025

6. カルバペネム

　1 のところが硫黄（S）ではなく，カーボン（C，炭素）がついているのが特徴のカルバペネム **図17**．一部例外はあるが，グラム陽性菌，グラム陰性菌，嫌気性菌にも活性がある．緑膿菌にも活性がある．MRSA や *E. faecium* などには効果がないため，血液培養でグラム陽性菌

が生えました，というときに慌ててカルバペネムを使うのは得策とは言えない．

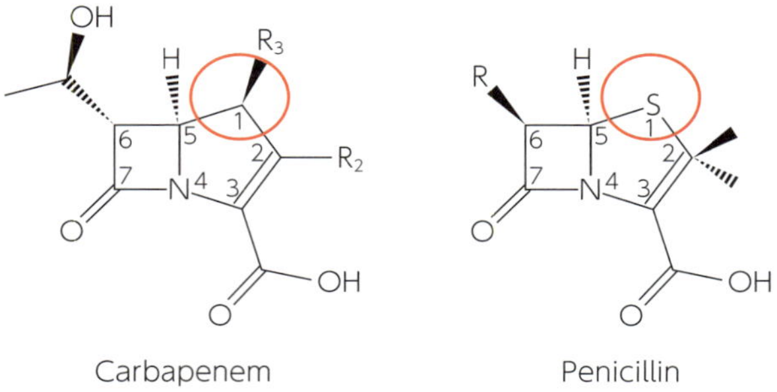

図17 カルバペネム，ペニシリン

A. イミペネム・シラスタチン

　後述するメロペネムが使いやすいので，イミペネム・シラスタチンを使用する機会はめっきり減った．が，時々使用を必要とする．基本的に，カルバペネムはこの2剤があれば十分で，日本で承認されている他のカルバペネムを使用する意義は非常に小さい．

　シラスタチンはイミペネム 図18 が腎臓のデヒドロペプチダーゼで分解されるのを防ぐために配合している．

　アレルギーではペニシリンとの交差反応が1割程度の患者に起きる．

　本剤を積極的に使うのは，*Nocardia* 感染症と非結核性抗酸菌感染の一部である．超広域抗菌薬なので，他にも殺せる菌は多々あるが，別の抗菌薬を使うほうが理にかなっているので使わぬ方が良い．

　よって，感染症の専門家が扱うべき抗菌薬で，非専門家が用いる必要はない．

　けいれんの副作用がよく知られている．

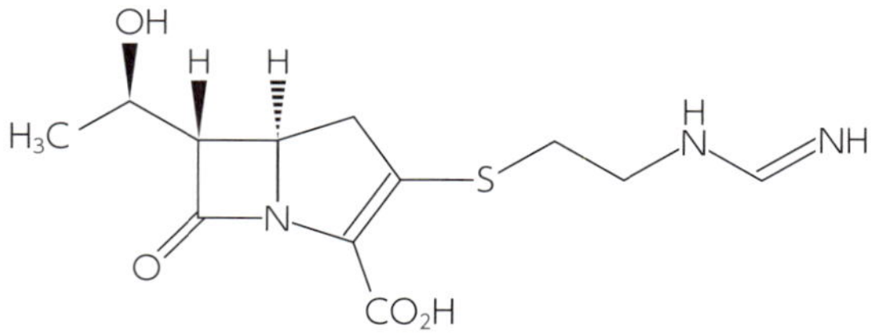

図18 イミペネム

B. メロペネム 図19

　カルバペネム系抗菌薬のファーストチョイスである．感染症専門医でなければ，これ一つの使い方を覚えておけばよい．

　ESBL 産生菌，AmpC 産生菌にも安定した効果を示す．患者が致死的な状況にある場合でESBL 産生菌が原因の場合はカルバペネムを選択し，患者が安定してからセフメタゾールにde-escalation するのも合理的な戦略である．

JCOPY 498-02154

けいれんのリスクはイミペネムよりも少ないと言われている（Sanford Guide による）．ペニシリンとの交差反応は1割程度である．

持続点滴により，高い効果を期待できる場合がある．2g を3時間以上かけて頸静脈投与，これを8時間おき（1日3回）行う，などである．

重症の複数菌感染，例えば二次性腹膜炎とか，壊死性筋膜炎などのファーストチョイスに用いる．逆に尿路感染や市中肺炎，重症度の低い蜂窩織炎などに本剤を使う必然性は乏しい．カテーテル関連血流感染（catheter-related bloodstream infection: CRBSI）の多くはβラクタム耐性のブドウ球菌が原因だから，メロペネムの投与（のみ）は治療失敗の原因ともなりうる．あとは，レジオネラ肺炎などで本剤を使って失敗するパターンも観察する．

メロペネムを多用していると *Candida* などの真菌感染や，*Stenotrophomonas* のようなメロペネム耐性菌による感染を惹起しやすい．*Stenotrophomonas* 感染が多発する病棟は抗菌薬使用がうまくいっていないことが多い．

類鼻疽（*B. pseudomallei* 感染，melioidosis），特に重症の類鼻疽の第1選択薬である．

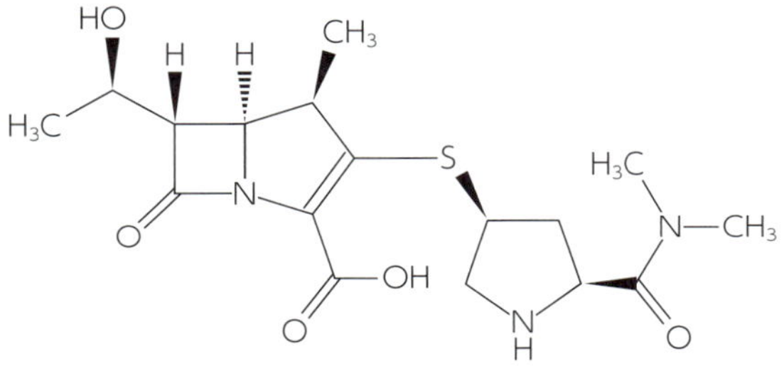

図19 メロペネム

C. イミペネム・シラスタチン・レレバクタム

本剤はカルバペネムとβラクタマーゼ配合剤だが，通俗的なカルバペネム系抗菌薬とは使い方が異なる．その用法については別項に記した（p.52 参照）．

7. モノバクタム

アズトレオナム

βラクタムに若干構造が似ているモノバクタムは，唯一，アズトレオナム **図20** が現場で用いられている．緑膿菌に効果がある抗菌薬の一種だが，薬剤耐性菌が多くてこの目的に用いることは近年少なくなった．2022 年の神戸大学病院のアンチバイオグラムでは，アズトレオナムの緑膿菌に対する感受性はわずか 76% であった．

グラム陽性菌や嫌気性菌には効果がなく，スペクトラム的にはアミノグリコシドによく似ている．

側鎖がセフタジジムと同一なため，交差反応が起こり得る．

アズトレオナムは現在，メタロβラクタマーゼ産生菌に対する併用療法の片棒として注目されている．メタロβラクタマーゼに安定だからだ．ただし，他のβラクタマーゼによって不活化

されるため，併用療法となる．セフタジジム・アビバクタムなどと併用する（別項に述べる）．こちらの使い方のためにアズトレオナムを温存すべきとも言える．

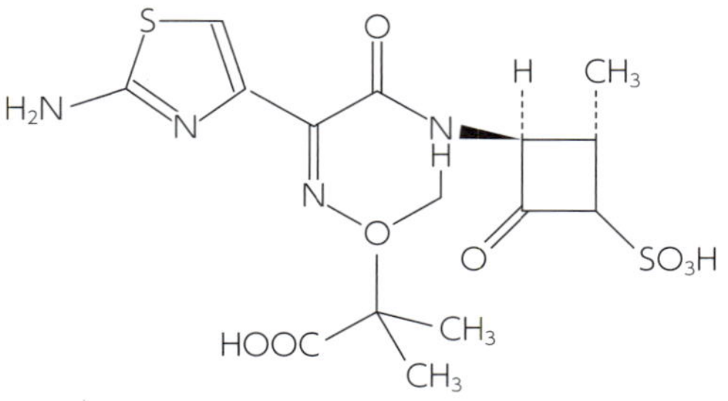

図20 アズトレオナム

8. マクロライド系抗菌薬

マクロサイクリック・ラクトン・リングをもつマクロライド系抗菌薬は，リボゾーム RNA に結合してタンパク合成を阻害する抗菌薬だ．実質的にはアジスロマイシンだけ覚えておけばよい．クラリスロマイシンの使い方は非常に限定的で，他のマクロライドは，少なくとも感染症診療には使用する意味はない（点眼薬など局所に用いるものは除く）．副作用としては QT 延長症候群が有名だ．

A. アジスロマイシン

マクロライド系で一般診療に使うとすれば一択，アジスロマイシン 図21 である．マイコプラズマ，クラミドフィラ，レジオネラといったいわゆる「異型肺炎」，クラミジアなどの性感染症あたりがコモンな使い方だろう．ただし，マイコプラズマについては耐性菌も多いため，テトラサイクリン系のほうが優先的に用いられる．

百日咳の原因となる *Bordetella pertussis* 感染にもアジスロマイシンが第1選択となろう．ただし，発症3週以内に使うのが大事で，それ以降では，妊婦や基礎疾患のある一部の患者にしか有効でない．

他にも，猫ひっかき病の原因となる *Bartonella henselae* 感染にも第1選択薬だ．*Leptospira* 感染にもアジスロマイシンは第1選択薬だ．ただし，重症例ではセフトリアキソンなどのβラクタム薬を用いる．

Campylobacter jejuni は急性腸炎の原因になるが，通常は抗菌薬は必要ない．ただし，重症で抗菌薬治療を必要とする場合はアジスロマイシンのようなマクロライドを選択する．

淋菌の多くはマクロライド感受性があるが，日本では2割程度が耐性菌なので，ファーストチョイスは前掲のセフトリアキソンとなる．

Yasuda M, Takahashi S, Miyazaki J, et al. The third nationwide surveillance of antimicrobial susceptibility against Neisseria gonorrhoeae from male urethritis in Japan, 2016–2017. J Infect Chemother 2023; 29:1011–6.

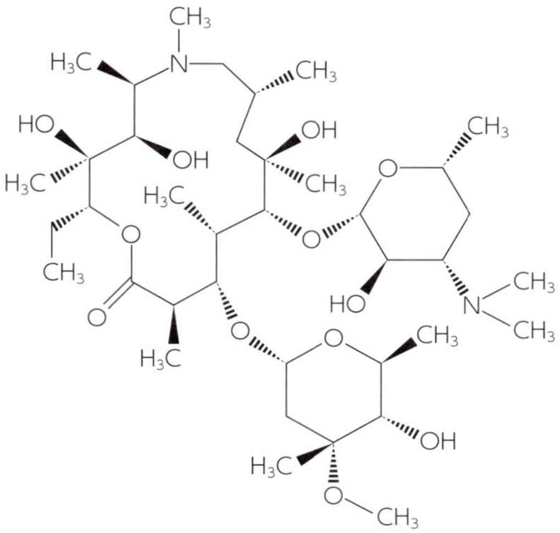

図21 アジスロマイシン

　ペニシリンなどβラクタム薬にアレルギーがあるとき，代替案としてアジスロマイシンを用いることもある．

B. クラリスロマイシン

　副作用や相互作用のために，本来ならば選択すべきでない抗菌薬だ．なぜか，日本では「風邪」などに乱用されている．もっとも誤用の多い抗菌薬の一つと言ってよい．

　クラリスロマイシンがアジスロマイシンに優先されて用いられるのは *H. pylori* 除菌のときのみ．これだけだ．昔は非定型抗酸菌（MAC, *M. avium* complex）感染にもよく使われていたが，こちらについてもアジスロマイシンのほうがベターなことが多い．ごく一部の抗酸菌でクラリスロマイシンが優先されることはあるが，マニアックでまれな感染症なので専門家に任せてよい領域だと思う．

　クラリスロマイシンの問題点は，薬剤相互作用である．特にスタチンとの併用による横紋筋融解症のリスクは有名だ．他にもコルヒチンとの併用によるコルヒチン独生や血球減少などもある．サイクロスポリンやタクロリムスとも相互作用があるから移植患者や自己免疫疾患のある患者にも用いにくい．

　繰り返す．一般的には，クラリスロマイシンはピロリ菌除菌以外には用いるべきではない．

9. テトラサイクリン系抗菌薬

　4つのベンゼン環が並んでおり，よって「テトラ（4）サイクリン」である．マクロライド同様，リボゾーム RNA に結合してタンパク結合を阻害する **図22**．

　テトラサイクリン系抗菌薬の特徴は，カバーする菌の幅が非常に広いことにある．特に，グラム染色で分類できないリケッチアや *Tropheryma*（Whipple 病の原因）などマイナーな菌に効果がある．不明熱で原因が分からないときは，「とりあえずテトラサイクリン系落としとけ」という誘惑にかられてしまうのはそのためだ（それが正しい，とは言っていない）．

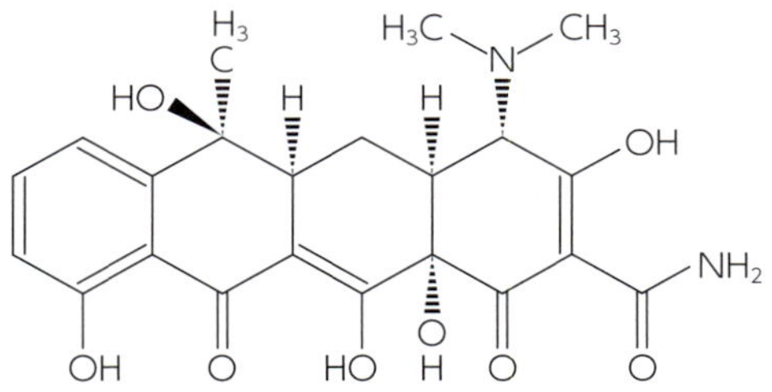

図22 テトラサイクリン

テトラサイクリン系で効果が期待できる微生物（主なもの）

・多くのグラム陽性球菌

・多くのグラム陰性桿菌

・いわゆる非定型菌（マイコプラズマ，クラミドフィラ，レジオネラ，クラミジア）

・リケッチア

・*Borrelia, T. pallidum* などのスピロヘータ（梅毒，ライム病，回帰熱など）

・*Anaplasma, Ehrlichia*

・抗酸菌（*M. fortuitum* など）

・*Bartonella* 感染（猫ひっかき病，塹壕熱など）

・*Brucella* 感染

・*H. pylori* 感染

・*Coxiella burnetii* 感染（Q 熱）

・*Cutibacterium* 感染（にきびなど）

・*Actinomyces* 感染

・*Burkholderia mallei*（鼻疽），*B. pseudomallei*（類鼻疽）

・*Campylobacter fetus* 感染

・フィラリア感染

・*Entamoeba histolytica, Giardia, Leishmania* など（ただし，ファーストチョイスではない）

・マラリア（予防にも）

・ペスト

・*Nocardia* 感染

・*Tropheryma* 感染（Whipple 病）

・鼠毒（*Spirillum minus, Streptobacillus moniliformis*）

　マクロライドとかぶる菌が多いが，テトラサイクリン系は薬物相互作用が非常に少ないのが特徴で，こちらのほうが一般的に使いやすい．

　ただし，特徴的な副作用はある．消化器症状，光過敏性，めまい，そして小児の歯の黄染が有名だ．妊婦，授乳者，8 歳未満の小児には原則禁忌である．

　テトラサイクリン系は大きく，ドキシサイクリンとミノサイクリンに大別される．両者を「どのように」使い分けるかが，ミソである．

　簡単に言えば，「ドキシサイクリンが使用可能な場合はドキシサイクリンを優先すべき」である．これはミノサイクリンが多くの MRSA に効果があるため，この薬効を重視し，スペアし

JCOPY 498-02154

ておきたいからだ．ただし，日本にはドキシサイクリン注射薬がないため，点滴治療が必要な患者はミノサイクリンを使わざるを得ない．近年は日本で「足りてない」抗菌薬は減ってきたが，ドキシサイクリン注射薬は数少ない「足りない」抗菌薬の一つだ．

　AWaRe でも，ドキシサイクリンは Access だから，下世話な病院収益という観点からもドキシサイクリン＞ミノサイクリンにしたほうが有利だ（p.60）．

Cunha BA. Minocycline, often forgotten but preferred to trimethoprim–sulfamethoxazole or doxycycline for the treatment of community-acquired meticillin-resistant *Staphylococcus aureus* skin and soft-tissue infections. Int J Antimicrob Agents. 2013; 42:497–9.

10. トリメトプリム・スルファメトキサゾール（ST 合剤）

　ST 合剤で知られる 2 つの抗菌薬の合剤だ．細菌などの葉酸合成系の阻害作用をもつ．テトラサイクリン系も広範囲な活用法があったが，こちらも負けず劣らずの効果を持つ 図23 ．

　多くのグラム陽性菌，グラム陰性菌に効果がある．MRSA にも活性があり，神戸大学病院のアンチバイオグラムでは 100% の感受性であった．グラム陰性菌についても，ESBL や AmpC 産生であっても効果があることが多い．緑膿菌には効果がないが，*Stenotrophomonas maltophilia* や *Acinetobacter baumanni complex* には効果がある．また，*Nocardia* や *Toxoplasma,Pneumocystis* にも効果がある．イソスポラ，サイクロスポラにも効果がある．ニューモシスチス肺炎（PCP）の予防第 1 選択薬でもある．

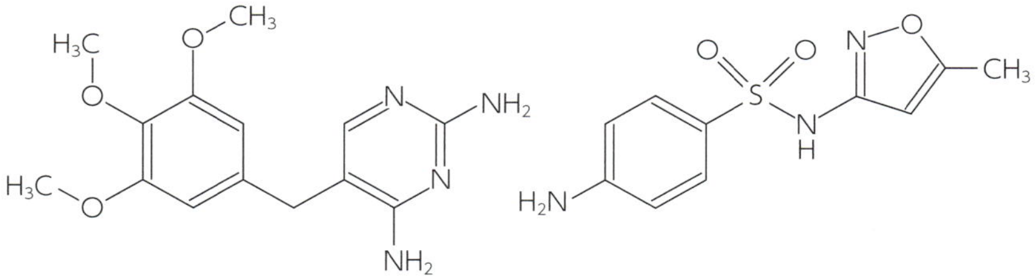

図23 トリメトプリム・スルファメトキサゾール（ST合剤）

　腸球菌には感受性を持つことがあるが，この菌による尿路感染には使わないほうが良いとされる．*In vitro* では効果があっても，尿中の葉酸存在下では ST 合剤が不活化されるためと言われる．もっとも，その他の菌による尿路感染には ST 合剤は非常に有効だ．

　副作用は多種多様だ．高カリウム血症や低ナトリウム血症，腎機能障害，血球減少，皮疹がよく見られる副作用だ．G6PD 欠損による溶血性貧血も問題となる．日本人では 0.1% 程度の有病率だが，近年は海外からの移住者，渡航者なども少なくないため，要注意だ．

　古い FDA 分類では妊婦に対するカテゴリーは C，「危険性を否定できない」とある．一方，「バクタ®」などの添付文書では妊婦あるいは妊娠可能性のある女性では「禁忌」となっている．新生児にも禁忌である．妊娠第一期では児の神経管欠損の原因になりうるとされる．また，妊娠最終月でも児の核黄疸のリスクが増すので避けたほうが良いとされる．ただし，UpToDate では，投与のリスクと利益を勘案し，必要なら葉酸を投与しながら使用するとある．

ただし，血中クレアチニン増加は，クレアチニンの排泄障害であることも多いので，わずかなクレアチニン増加で投与を中止する必要はない．

皮疹に対しては脱感作のプロトコルがある．ペニシリンの脱感作と異なり，アナフィラキシー対応ではないので，外来で安全に施行できる（ペニシリンの脱感作は ICU でやるべきとされる）．

血球減少に対応するのは難しく，基本的に投与中止を余儀なくされる．

一方，高カリウム血症への対応は比較的容易で，ケイキサレートなど，カリウムを下げる治療を併用すればよい．

薬剤相互作用も多いので，確認は必要．

表1 ST合剤投与量

	ST 合剤投与量（g）	
	朝	夕
1	0.005	0.01
2	0.02	0.04
3	0.1	0.2
4	0.4	0.8
5	1	1

（国立国際医療研究センターのサイトで紹介されているプロトコル　https://www.acc.ncgm.go.jp/medics/treatment/handbook/part1/3-03.html. Accessed 28 February 2025）

11. メトロニダゾール

ニトロイミダゾールに属する抗菌薬で，「ほぼ」嫌気性菌オンリーをターゲットとする．例外として *Entamoeba histolytica* や *Trichomonas* などの原虫感染症にも使用する **図24**．βラクタマーゼを産生しやすい *Bacteroides* にも効果が期待できる．ピロリ菌除菌のサルベージにも使われることがある（ファーストチョイスではない）．

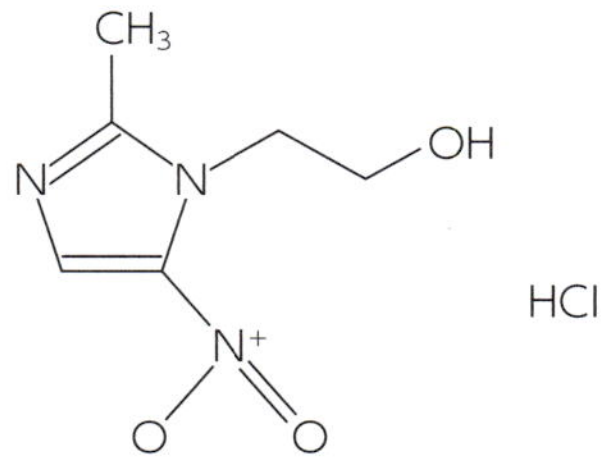

図24 メトロニダゾール

腹腔内感染症など複数菌の感染時にも併用する．典型的な例としては嫌気性菌カバーが乏しいセフトロザン・タゾバクタムなどとの併用だ．

CDI へのファーストチョイスだったが，現在は軽症例にしか推奨されていない．中等症，重症患者では経口バンコマイシンが優先される．

JCOPY 498-02154

高齢者で脳症など中枢神経系副作用を起こしやすい．通常は可逆性で中止により改善するが，そうでないこともある．

Hobbs K, Stern-Nezer S, Buckwalter MS, et al. Metronidazole-induced encephalopathy: not always a reversible situation. Neurocrit Care. 2015; 22:429–36.

アルコールと併用すると嫌酒薬様の反応がある．が，近年は「そうでもない」というデータが増えている．

Feldman R, Jaszczenski R. Can Metronidazole Cause a Disulfiram-Like Reaction? A Case-Control Study Propensity Matched by Age, Sex, and Ethanol Concentration. WMJ. 2023; 122: 171–7.

舌に黒カビが生えるような病変が生じることがある．

Niiyama Y, Hase R. Black hairy tongue caused by metronidazole. Braz J Infect Dis. 2021; 25. Available at: http://www.bjid.org.br/en-black-hairy-tongue-caused-by-articulo-S1413867021001021. Accessed 28 February 2025.

12. フルオロキノロン

マクロライド，経口第3世代セフェムと同じく，乱用されがちな抗菌薬だ．グラム陽性菌，グラム陰性菌の多くに効果があり，マイコプラズマなど非定型菌にも効果がある．また，嫌気性菌に効果がある場合もある．なんといっても緑膿菌に効果がある（ほぼ）唯一の経口抗菌薬である．1日1回投与ができる（ことが多い），バイオアベイラビリティがよいといった長所が多い一方，不整脈や中枢神経障害，高齢者の腱断裂，CDI，大動脈瘤といった深刻な副作用があるため，欧米では第1選択肢として用いないよう警告している．薬物相互作用も多い．マグネシウム製剤などと併用するとキレート作用で吸収が悪くなるのも要注意だ．

抗結核作用があるため，結核を除外できない呼吸器感染症では用いるべきではない．

DNAジャイレースとトポイソメラーゼ阻害薬である．

私が臨床現場で用いるキノロンはもっぱらレボフロキサシンで，次いでシプロフロキサシンだ．モキシフロキサシンの使用はめったにないが，本薬特有の使用法があるので後述する．その他のキノロンは，臨床データに乏しいうえに取り立てて上述の薬に勝る「臨床的な」利益は乏しいので用いていない．

図25 レボフロキサシン

レボフロキサシン 図25 は「いわゆる」レスピラトリーキノロンの走りだが，呼吸器感染症でキノロンを選ばなければならないシチュエーションは少ないため，この目的で使うことは多くない.

ICU などで *Stenotrophomonas maltophilia* 感染を疑い，かつ ST 合剤が使えないときなどに本剤を選択することがある.

よくあるのが，ピペラシリン・タゾバクタムを使用している患者の発熱や呼吸状態の増悪で，こういうときにしばしばメロペネムに変えられているのだが，そのメリットは小さい．この話はすでにした．むしろピペラシリン・タゾバクタムを継続しつつレボフロキサシンを足したほうがより合理的だ．場合によってはメロペネムに変えつつレボフロキサシンを足す，という方法もあるが，あとで培養が返ってきて「メロペン®にしといてよかったー」と思うことは稀有だ.

前述のように，結核に対してセカンドラインの薬として用いることができる.

シプロフロキサシンのレボフロキサシンに対するメリットは，緑膿菌に対する活性が高いことにある．よって，緑膿菌感染と分かっている場合に，経口薬が必要な場合，例えば長期サプレッションが必要な人工血管感染などに本薬が選択される．バイオテロでの炭疽菌曝露後予防などのマニアックな使い方もある.

薬剤耐性と副作用の問題から，キノロンは「尿路感染にファーストチョイスで用いるべきではない」.

モキシフロキサシンの特徴は3つ．緑膿菌カバーがないこと．尿路への移行が悪く尿路感染には使えないこと，そして嫌気性菌をカバーすることである．結核菌にも活性はあるが，リファンピンと併用するとモキシフロキサシンの血中濃度は下がる．この目的で使用する場合は専門家に相談した方が良い.

私がモキシフロキサシンを使うケースとしては，進行がん患者の腹腔内感染でソースコントロールが困難あるいは不可能，根治よりも自宅退院を早めて患者の QOL を改善したいときだ．例えば，胆管がんで閉塞性胆管炎，さらに肝膿瘍，ただしドレナージは不可能な患者……などである．1日1回投与が可能なモキシフロキサシンを選択することが多い.

ただし，モキシフロキサシンは低血糖を起こしやすいのでそこは要注意だ.

13. 抗 MRSA 薬

A. バンコマイシン

抗 MRSA 薬の代表格がバンコマイシン 図26 だ．基本的には注射薬として用いる．CDI の治療においてのみ，経口投与する．これは分子量の大きなバンコマイシンが腸管から吸収されないことを逆手に取り，腸内の *C. difficile* を殺すためだ.

腸球菌（*E. faecium*）など，さまざまなグラム陽性菌に効果が高いため，こうした菌の起こす感染症治療によく用いる．結果，カテーテル関連血流感染や心内膜炎，ペースメーカー感染などの治療薬として用いられやすい．メチシリン耐性コアグラーゼ陰性菌（MRSE など），*Corynebacterium* の菌血症などでもバンコマイシンが選択されやすい.

比較的毒性が強く，血中濃度の測定が必要である．これは TDM のところで説明した（p.47

JCOPY 498-02154

参照).

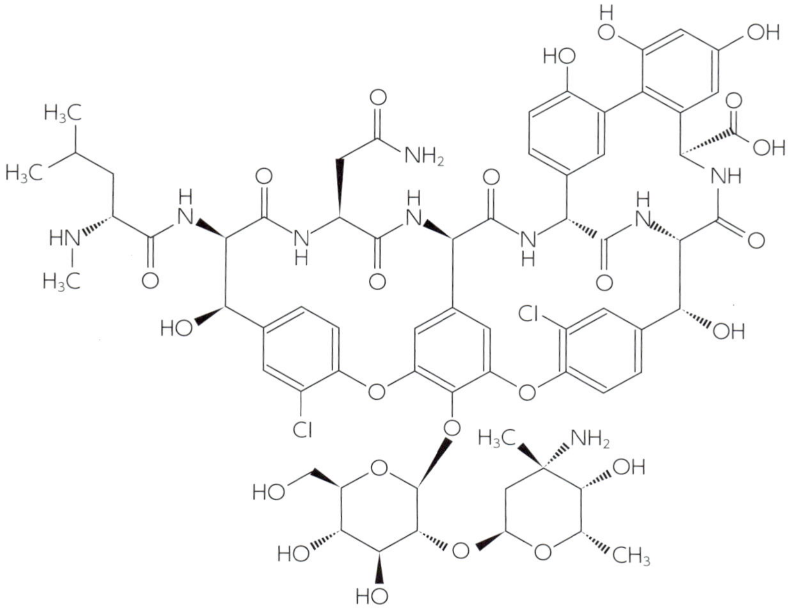

図26 バンコマイシン

　副作用としては腎障害や，急速投与時の皮疹がある．レッドマン症候群と呼称していたがポリコレ的にレッドパーソンと呼べ，などとも言われたりする．が，臨床現場で使っているところを見たことはない．「バンコマイシンで皮疹」がもっぱら用いられる．

B. テイコプラニン

　バンコマイシン同様，グリコペプチドだ．副作用はバンコマイシンよりも少ないと言われる．それでもバンコマイシンより使われないのは，TDM が外注になっている施設が日本に多いことや，米国で承認されていないために臨床面でのエビデンスが質や量の面でバンコマイシンに劣っているためであろう．

　バンコマイシンで腎機能障害や皮疹などが発生した場合でもテイコプラニンを用いることがある．約2割でテイコプラニンでも副作用が出るため，使用には注意が必要だが，他に選択肢がないときは残りの「8割強」に期待することもある．バンコマイシンとテイコプラニン両者に副作用が出やすいのは過敏反応だ．

Kim BK, Kim JH, Sohn KH, et al. Incidence of teicoplanin adverse drug reactions among patients with vancomycin-associated adverse drug reactions and its risk factors. Korean J Intern Med. 2020; 35:714–22.

C. ダプトマイシン

　リポペプチドである．バンコマイシンが副作用などで使用できないとき，しづらいときに選択されやすい第二の抗 MRSA 薬．バンコマイシンに優先されることがないのは，優越性を示すエビデンスが十分でないためだ．値段も高い．もっぱら注射薬として用いる．

基本的にはバンコマイシンと同様のスペクトラムをもつ．副作用としては CK 上昇や好酸球性肺臓炎が有名だ．スタチンとの併用で CK 上昇のリスクが高まる可能性がある．

肺のサーファクタントで不活化されるため，肺炎には用いない．肺血管への菌血症からの塞栓（septic emboli）に使えるかどうかは，理論的には議論できるところだが，実臨床では気持ち悪いのでよほど他に選択肢がないとき以外は用いない．

中枢神経への移行も悪く，髄膜炎や心内膜炎後の中枢神経への塞栓，膿瘍などには用いない．骨への移行も悪いため，理論的には骨髄炎にも選択しにくいが，実際の症例では効果があったとするものもある．おそらくはソースコントロールの問題なのかもしれない．

Corynebacterium striatum に用いるとすぐに耐性を獲得するので使うべきではない．

Ikegaki S, Ohji G, Ebisawa KF, et al. Emergence of Daptomycin Nonsusceptibility and Treatment Failure in Patients With Corynebacterium striatum Bacteremia. Open Forum Infect Dis 2024; 11:ofae610. https://academic.oup.com/ofid/article/11/11/ofae610/7816873?login=true. Accessed 28 February 2025.

14. オキサゾリジノン系

A. リネゾリド

抗 MRSA 薬としては 3 番手か．オキサゾリジノン系の抗菌薬だ．経口薬と注射薬があるが，経口薬もバイオアベイラビリティが非常によく，注射薬並みの効果が期待できる．

MRSA や VRE など数々の耐性グラム陽性菌に効果がある．

末梢神経障害や血球減少が起きやすい．特に長期使用では起きやすいのが問題だ．

結核菌などの抗酸菌やノカルジアなどにも効果があるが，上述の理由で使いにくい．

B. テジゾリド

同じくオキサゾリジノン系抗菌薬で，経口薬と注射薬がある．1 日 1 回投与が可能で，リネゾリドよりも副作用がでにくいのが最大の特徴だ．ただし，臨床データは十分ではなく，リネゾリドよりも優先して使用する根拠はない．我々は上述のノカルジアなど，長期投与が必要な場合に本薬を用いている．

Ruiz P, Causse M, Vaquero M, et al. In Vitro Activity of Tedizolid against Mycobacterium tuberculosis. Antimicrob Agents Chemother. 2019; 63:e01939-18.

Chomei Y, Nishimura S, Iwata K. Long-term use of tedizolid for pulmonary nocardiosis. J Infect Chemother. 2022; 28:1172–6.

15. アミノグリコシド

ここ数十年で，臨床現場におけるアミノグリコシドの序列は大きく下がった．腎毒性と耳毒

JCOPY 498-02154

性のあるアミノグリコシドは原則注射薬であり（例外あり），TDM も必要で端的に「使いにくい」薬である．黄色ブドウ球菌の感染性心内膜炎などには理論的な根拠からゲンタマイシンが併用されたりしてきたが，これも近年は多くの場合で「不要」となっている．

それでも，アミノグリコシドでないとできないこともある．学んでおくべき抗菌薬だ．

アミノグリコシドは緑膿菌を含むグラム陰性菌に効果があることが特徴だ．加えて，抗酸菌にも効果を持つものもある．

原則，嫌気性菌には効果がない．グラム陽性菌に対しては併用療法や局所療法においてのみ効果がある．

pH の低い酸性環境下では活性が下がる．よって膿瘍には使うべきではない．

尿細管壊死，腎毒性がある．耳毒性があり，難聴やめまいなどの原因ともなる．腎毒性は可逆的だが，耳毒性は不可逆的と言われる．

整形外科系の手術でスペーサーとして用いるセメントに配合されることがあるが，その臨床的な効果ははっきりしない．これが血流に入って腎や耳毒性の原因になることが時にある．

関西などでは，アミノグリコシドを整形外科系感染症に「還流」する CLAP（continuous local antibiotic perfusion）という治療が流行しているが，そのエビデンスの質は高くない．

A. ゲンタマイシン

米国心臓学会（AHA）は，連鎖球菌の人工弁による感染性心内膜炎（IE）の治療において，小児ではゲンタマイシン 図27 の併用を推奨している．成人では「オプション」である．

腸球菌（*E. faecalis*）などによる IE では，ゲンタマイシンの併用が記載されているが，現在ではアンピシリンに併用する薬はセフトリアキソンのほうがより好んで用いられることが多い．

黄色ブドウ球菌による人工弁の IE ではセファゾリンとリファンピンに加え，ゲンタマイシンが併用される．

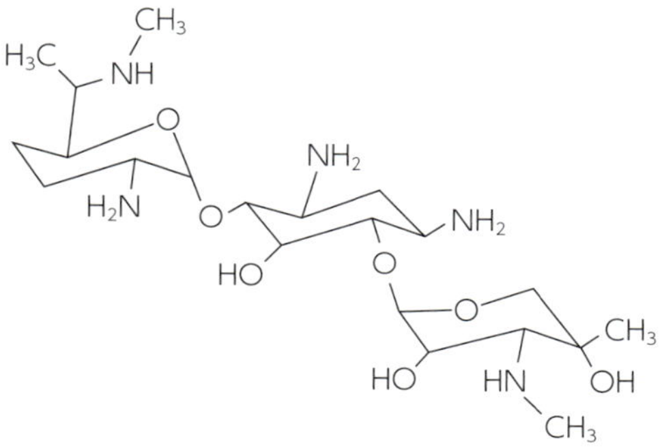

図27 ゲンタマイシン

生体弁の IE では，感受性が悪い場合において，連鎖球菌でのゲンタマイシン併用は推奨される．*E. faecium* の IE でもバンコマイシンにゲンタマイシンの併用が推奨されるが，腎毒性が強いために実際に使うのは難しいことも多い．前述のように，黄色ブドウ球菌に対しては用いない．

他にゲンタマイシンを使うとすれば，*Bartonella* の IE や野兎病，ペストなどだろうか．あとは局所の皮膚感染などに軟膏を用いる選択肢はあるが，そもそも局所の全身症状を欠く感染

症は抗菌薬治療が不要なことも多い.

B. トブラマイシン

　緑膿菌に活性が高いのが特徴だ. 多剤耐性菌による尿路感染などにはよい選択肢となる. 囊胞性線維症（*cystic fibrosis*）患者に対する緑膿菌肺感染に対して，吸入薬を用いることができるが，*cystic fibrosis* 自体が日本ではまれだ. 以前は耐性緑膿菌の肺炎に苦し紛れに吸入トブラマイシンを用いていたが，最近は新規の耐性菌用抗菌薬が増えたので，この使用法を試みることはなくなった 図28 .

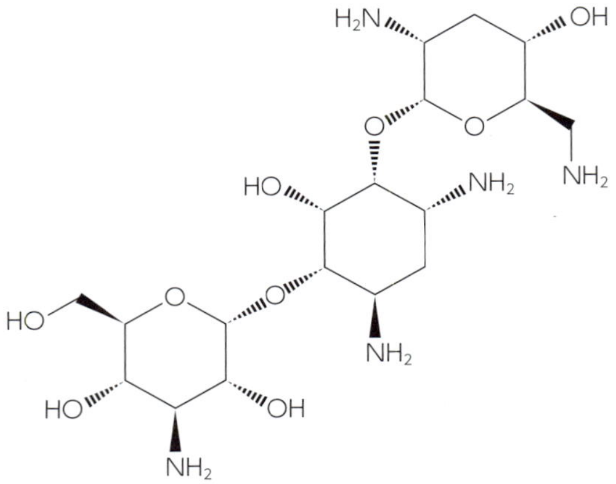

図28 トブラマイシン

C. アミカシン 図29

　MAC など非結核性抗酸菌感染症に効果があるのが特徴で，この目的で用いることは多い. 吸入療法も選択肢になるが，専用のネブライザーを使用せねばならない，薬価が高いなど，条件が厳しいので用いたことはない.

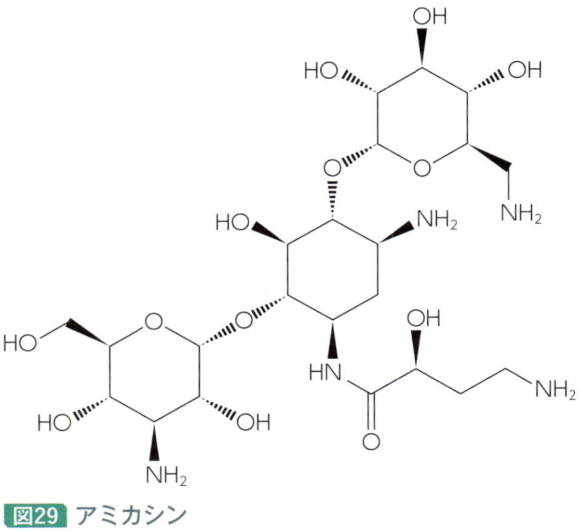

図29 アミカシン

JCOPY 498-02154

日経メディカル. 肺 MAC 症の新薬アリケイス，処方時の注意点は. Available at: https://medical.nikkeibp.co.jp/leaf/mem/pub/blog/kurahara/202201/573169.html. Accessed 28 February 2025.

MAC 以外では，他の非結核性抗酸菌感染症やノカルジア症などにも選択的に用いる.

D. ストレプトマイシン

結核の治療薬である. とはいえ，ファーストラインではなくセカンドラインだ. あとはブルセラ症，ペスト，野兎病といった，感染症のプロでもそうそうお目にかからないマニアックなものに使う.

16. リンコマイシン系

クリンダマイシン

この抗菌薬もめっきり使わなくなった. CDI などのリスクも高いし，代替薬も多い. グラム陽性菌，嫌気性菌をカバーするので，誤嚥性肺炎などには使えるが，アンピシリン・スルバクタムのほうが使いやすい. 腹腔内感染にはメトロニダゾールのほうがベター. *Bacteroides* ではクリンダマイシン耐性が多い.

壊死性軟部組織感染症には毒素産生を抑えるためにメインのβラクタム薬に併用して血圧などが安定するまで用いる. ペニシリン・アレルギーのある患者の抜歯などの予防抗菌薬にも使える.

例えばニューモシスチス肺炎でクリンダマイシン・ピリメタミンといった併用療法を行うこともあるが，他にもよい治療オプションがあるのでほとんど使わない.

17. グリシルサイクリン系

チゲサイクリン 図30

グリシルサイクリン系で，構造的にはミノサイクリンに似るが臨床的「キャラ」は全く異なる. 別扱いにした方が良い.

図30 チゲサイクリン

以前は薬剤耐性菌に対する最後の砦，みたいに言われて広告にも強そうな虎のイラストがついていた（商品名が「タイガシル®」なので）．耐性 Acinetobacter や MRSA にも活性がある．が，他にベターな薬が増えたので選択することはなくなった．

緑膿菌には活性がない．

他の抗菌薬に比べて死亡リスクが高いため，FDA では推奨しない旨警告文が出ている．複数のメタ分析でもチゲサイクリンは他の抗菌薬より劣性を示すことが多い．もはや虎の威を借る狐状態である．

Research C for DE and. FDA Drug Safety Communication: FDA warns of increased risk of death with IV antibacterial Tygacil（tigecycline）and approves new Boxed Warning. FDA 2019; Available at: https://www.fda.gov/drugs/drug-safety-and-availability/fda-drug-safety-communication-fda-warns-increased-risk-death-iv-antibacterial-tygacil-tigecycline. Accessed 28 February 2025.

高用量で，他の抗菌薬と併用するとよいのでは，という意見もあるが実証するエビデンスは乏しい．

18. ポリペプチド系

コリスチン

ポリミキシンに属する抗菌薬だ．かつては多剤耐性菌に対する最後の砦的存在だったが，ベターな抗菌薬が出てきたのと腎毒性が強いことからもはや用いることはない．

19. リファマイシン

リファキシミン 図31

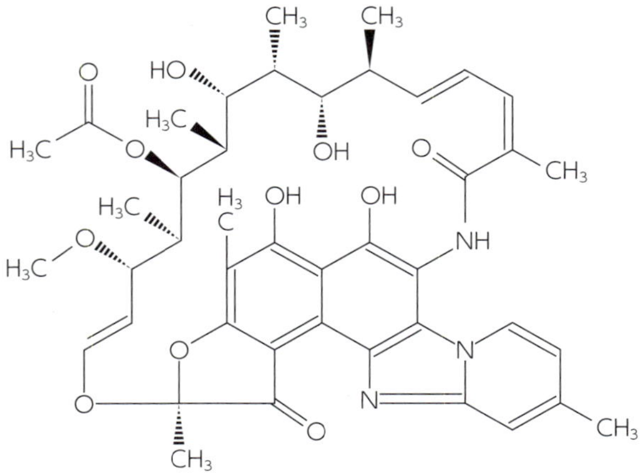

図31 リファキシミン

リファマイシンなのだが，使い方は全くリファンピン（抗結核薬）とは異なる．海外では CDI や旅行者下痢症など，さまざまに応用されているが，日本では肝性脳症に対する適応しかないので抗菌薬扱いにはなっていない．消化管からは吸収されないので，リファンピンのような薬物相互作用を気にする必要はない．

20. マクロライド系 CDI 治療

フィダキソマイシン 図32

CDI 治療に用いられるマクロサイクリックな抗菌薬だ．再発性，難治性の CDI に用いられる．

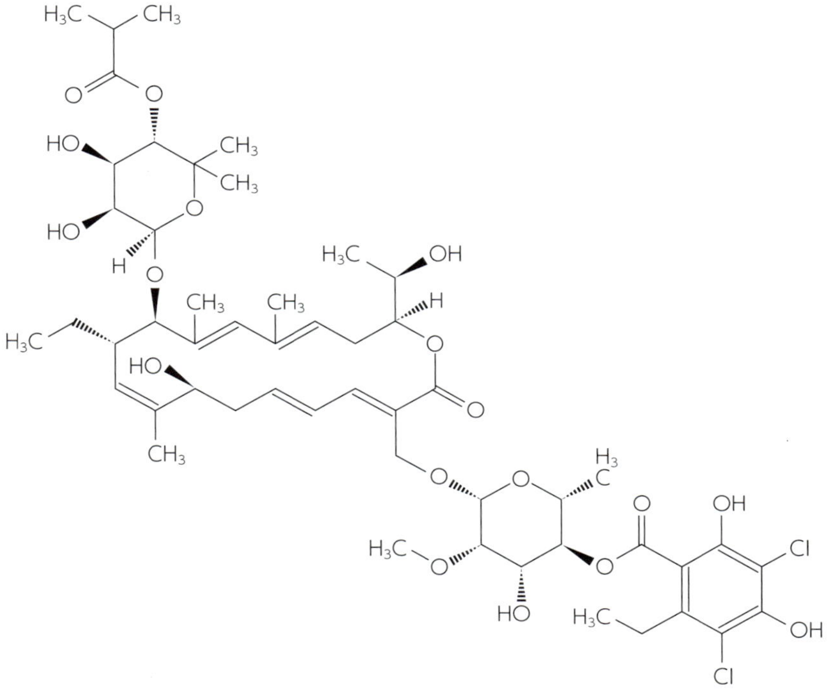

図32 フィダキソマイシン

21. 抗結核薬

A. リファンピン

なぜか日本ではリファンピシンというが，どちらでもよい．抗結核薬のなかでもイソニアジドとともに最重要な存在である．

空腹時，朝食前に飲むのが正しいが，嘔気がでて飲めない患者も多い．食後でも分割してでも「飲めるほうがマシ」と飲んでもらっている．

副作用としては肝障害や血球減少があるが，頻度はイソニアジドより低い．尿など体液がオ

レンジになるので，患者にあらかじめ伝えておく．

　潜在性結核（latent tuberculosis infection: LTBI）ではリファンピン 4 カ月治療のほうが，イソニアジド 9 カ月よりも患者の完遂率が高く，重大な副作用発生率が低く，そもそも日本の結核菌では耐性菌も少ない．

Iwata K, Morishita N, Nishiwaki M, et al. Use of Rifampin Compared with Isoniazid for the Treatment of Latent Tuberculosis Infection in Japan: A Bayesian Inference with Markov Chain Monte Carlo Method. Intern Med. 2020; 59:2687–91.

　海外ではリファンピンのほうがイソニアジドよりも推奨度が高く，私も LTBI には基本的にリファンピンを使っている．厚生労働省は「INH が使用できない場合，又は INH の副作用が予想される場合には，RFP 単独療法を 4 カ月間行う」とある．
　私は，副作用発生頻度の高いイソニアジドについては全例「副作用が予想され」てしまうので，基本的にリファンピンを使うのだ．これが「事前確率」の正しい使い方である．保健所は文句を言うのは止めてほしい．

https://www.mhlw.go.jp/content/000844766.pdf
Accessed 28 February 2025.

B. イソニアジド

　リファンピンに次いで重要なキーとなる抗結核薬だ．末梢神経障害の副作用があるため，それを防ぐためにビタミン B_6 を併用することが多い．肝機能障害も比較的起こしやすい．
　イソニアジド耐性結核菌は日本では 4% 強，リファンピン耐性は 0.3% である．副作用もイソニアジドのほうが多いため，LTBI の治療はリファンピンを優先すべきだという話はすでにした．

Mizukoshi F, Kobayashi N, Kirikae F, et al. Molecular Epidemiology of Drug-Resistant Mycobacterium Tuberculosis in Japan. mSphere. 6:e00978-20.

C. ピラジナミド

　抗結核薬のファーストラインの薬で，感受性のある結核であれば最初の 2 カ月これを併用する．ただし，副作用は多い．尿酸値の増加，痛風発作，関節痛，関節炎がよく見る副作用だ．肝障害も起こしやすい．結核治療中に肝障害が起きたら最初にストップさせるのがこのピラジナミド．その場合は治療期間を 6 → 9 カ月に延長する．
　妊婦に使用してよいかどうかは議論があるところだ．

D. エタンブトール

　ファーストラインの第 4 の薬．最初の 2 カ月間，ピラジナミド同様に用いることが多い．
　視神経炎が問題である．比較的短期間使用の結核ではまだよいが，長期治療を要する非結核性抗酸菌感染で問題になることがある．視神経炎は可逆的と言われているが，改善しなかった例も経験している．非可逆性になるまでは可逆的である，というべきで，眼科による定期的な

JCOPY 498-02154

フォローと視神経炎発症時の速やかなエタンブトールの中止が肝心である．色覚異常が最初に見られる視神経異常なので，北京の診療所で眼科医へのアクセスが難しかったときは，自分で赤緑の色覚検査をしていた（眼科医へのアクセスがあれば，自分で無理するべきではないと思う）．

22. 抗真菌薬

全身投与の抗真菌薬は，アゾール，キャンディン，ポリエンの3種類であると理解したらよい．「例外事項」については追って述べる．真菌は真核細胞で，細菌よりも人間の細胞に近づいていることもあり，抗菌薬に比べると，安全で有効な抗真菌薬のレパートリーは多くない．

A. アゾール系

真菌細胞膜のエルゴステロール産生を抑える．

①フルコナゾール

最もよく使われる抗真菌薬だ．メインターゲットはカンジダで，特に *C. albicans* によく用いる．*C. krusei* や *C. glabrata* には効果が期待できない．他にもクリプトコッカスなどにも使っている．アスペルギルスなど糸状菌には基本的に効果がない．

経口薬と注射薬（日本ではホスフルコナゾールというプロドラッグ）がある．

CYP を介した薬物相互作用に要注意である．

副作用は比較的少ない．

②イトラコナゾール

比較的使いにくいアゾールだ．注射薬もあったが販売中止になり，経口薬が基本である．さまざまな真菌に活性があるが，他にもベターな薬があるために，使用を促す臨床的なシチュエーションがほとんどない．抗菌薬は菌を殺せばよいわけではない，の好例である．ヒストプラズマ症などの二形性真菌感染の軽症例で使えるかもしれない．

カンジダのような酵母菌，アスペルギルスなどの糸状菌にも活性があるが，ベターな薬があるので基本的には選択しない．爪白癬の選択薬だが，これとて第1選択薬はテルビナフィンだ．

経口薬はカプセルと液剤の2種類がある．液剤は空腹時に内服する．カプセルは食事とともに内服する．また，酸性環境下で吸収が良くなるので，炭酸飲料といっしょに内服せよとされる．なぜかコーラがよく言及される（理由は知らない）．薬物相互作用も多い．

③ボリコナゾール

アスペルギルス感染治療のファーストチョイスである．

経口薬と注射薬があり，経口薬のバイオアベイラビリティもよい．この薬の誕生で，イトラコナゾールのレゾンデートルは大きく失われたといってよい．

フサリウム，スケドスポリウム，*C. glabrata*，*C. krusei* などにも活性はある．接合菌（ムコール）には効果がない．いずれにせよ，アムホテリシン B やキャンディンのほうが使いやすい

のでこちらを優先することも多い.

　腎機能低下時には注射薬は用いてはならない. 注射薬に入っているスルフォブチルエーテルβシクロデキストリンが蓄積する可能性があるからだ.

　霧視や色覚異常などの眼の副作用が比較的多い. 移植患者での肺がんのリスクや, 長期使用での骨周囲炎のリスクが知られている.

④ポサコナゾール

　注射薬と経口薬がある. バイオアベイラビリティは5割程度だ.

　接合菌（ムコール）に効果があるのが特徴だ. カンジダやアスペルギルスにも活性はあり, 広域である. 他方, 新しい薬であるがゆえに臨床データには乏しく, 他の薬を凌駕するエビデンスも多くないため, これがファーストチョイス, という使い方もあまり存在しない. 造血幹細胞移植（hematopoietic stem cell transplantation: HSCT）患者の真菌感染症予防に用いることはできるが, ファーストチョイスと言えるかどうかは微妙である. 2024年8月30日に読んだUpToDateでは「多くのエキスパートはボリコナゾールを選ぶ」くらいのソフトな言及をしていた（Wingard. Prophylaxis of invasive fungal infections in adult hematopoietic cell transplant recipients）.

　どの抗真菌薬を用いても, リスクと利益のトレードオフの関係になる. スペクトラムを広げれば耐性菌リスクは増し, スペクトラムを狭めれば感染リスクは増す（かもしれない）. 全体としてどの薬が患者に最良のアウトカムを提供するかについては, 本稿執筆時点では堅牢なエビデンスが足りない.

⑤イサブコナゾール

　比較的新しいアゾールで経口薬と注射薬がある. イサブコナゾニウム硫酸塩というプロドラッグとして投与する. 侵襲性アスペルギルス症やムコール感染に使える. ボリコナゾールと侵襲性アスペルギルス症については非劣性, ムコール症については死亡率38%であった. 現段階ではなにかのファーストラインとして使うことはないだろうが, 選考薬で副作用が生じた場合などの選択肢の一つにはなるかもしれない.

エビデンスやガイドラインの扱い方

さすがにエビデンスやガイドラインをガン無視してもよい，と公言する医者はほぼ絶滅したが，エビデンスやガイドラインをガン無視している医者はまだまだ多い．

EBM の定義は，サケットの以下のものが最も用いられている．

the conscientious, explicit and judicious use of current best evidence in making decisions about the care of individual patients. ... [It] means integrating individual clinical expertise with the best available external clinical evidence from systematic research.

> Sackett DL, Rosenberg WM, Gray JA, et al. Evidence based medicine: what it is and what it isn't. BMJ. 1996; 312:71–2.

ここでポイントになるのは手に入る最良の臨床エビデンス（best available external clinical evidence）を用いること．Systematic research を用いること．目的は個々の患者（individual patients）に対して意思決定をするために用いること，臨床的専門性（clinical expertise）とともに用いること，である．

そういう観点からは，よく使われる EBM のヒエラルキー・ピラミッドは誤解を招きやすいし，不適切なので使わないほうがよいと思う．このピラミッド，だれが発明したのかなと思って生成 AI に聞いてみたが，特定の個人の発明ではないそうだ．

ランダム化比較試験（RCT）の利点は，観察研究で生じがちなバイアスを排除できる点にある．しかし，RCT も万能ではなく，患者の脱落（lost to follow up）や，RCT に参加する被験者とリアルワールドの患者の違いといった問題（外的妥当性の問題）がある．脱落問題を克服するために ITT（intention to treat）というやり方で，振り分け自体を介入にしてアウトカムを評価することもできるが，そもそも脱落が多くて問題になる方法自体が，現場に実装する問題としてどうなのよ，というツッコミもある．

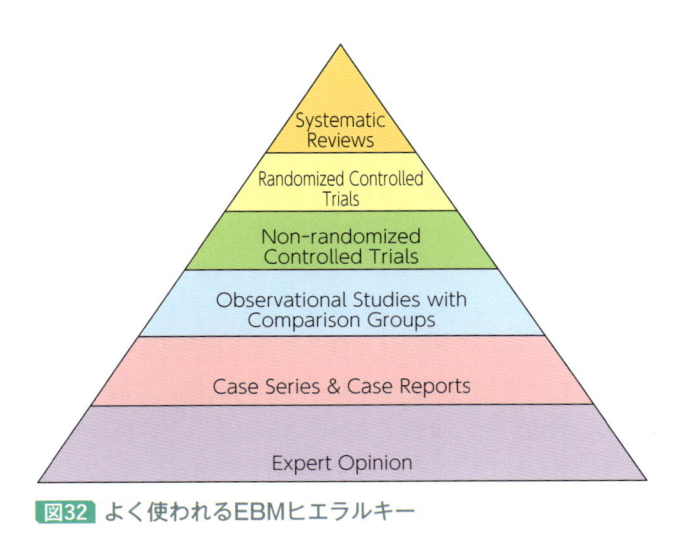

図32 よく使われるEBMヒエラルキー

副作用の評価についてはサンプル数が多い観察研究の方が，まれで重大な副作用を評価する力は強いし，よりリアルワールドに近いデータでもある．「エビデンスの適切さ」は我々が立てる問い次第であり，その問いにもっともフィットした方法が適切な研究手法なのである．

　そもそもヒエラルキーの最下層にある「エキスパート・オピニオン」であるが，エキスパートならば重要な RCT やシステマティックレビューについては知悉しているのであり，それを踏まえたうえでのエキスパート・オピニオンはある意味，RCT よりも上位にあると考えるべきだろう．ただし，基礎医学の研究だけで臨床講座の教授になった「エキスパート」はその限りではない（RCTとかシステマティックレビューを読み込んだり，その意味するところを理解してない）ので，伝統的な日本の「エキスパート」の意見はヒエラルキーの下に位置してもおかしくないのかも，しれない．

　例えば，ESBL 産生菌などの血流感染に対するピペラシリン・タゾバクタムとメロペネムを比較した MERINO トライアル．この RCT を素直に読めば，「ESBL 菌血症にはメロペネム」となりそうである．しかし，日本には海外ではあまり使われていないセフメタゾールがあり，これが ESBL に有効なこと，そして ESBL にも沢山の種類があり，MERINO で見ている ESBL と日本の ESBL はそもそも別物である，という事実はエキスパートでなければ，なかなか指摘できない．MERINO を読んで EBM ヒエラルキー上位を使うぞ，メロペネムだ！という医者よりも，MERINO は当然読んでいるエキスパートの熟慮を問う医者のほうが，案外妥当な判断ができているのかもしれないのだ．

Harris PNA, Tambyah PA, Lye DC, et al. Effect of Piperacillin-Tazobactam vs Meropenem on 30-Day Mortality for Patients With E coli or Klebsiella pneumoniae Bloodstream Infection and Ceftriaxone Resistance: A Randomized Clinical Trial. JAMA. 2018; 320:984–94.

　で，この話には続きがあり，MERINO と他の後ろ向き研究を交絡因子を調整したうえでメタ分析したところ，ピペラシリン・タゾバクタムとメロペネムではアウトカムに有意差が得られなかったのである．こういうことはよくある話なのだ．

Gatti M, Cojutti PG, Pea F. Piperacillin-tazobactam vs. carbapenems for treating hospitalized patients with ESBL-producing *Enterobacterales* bloodstream infections: a systematic review and meta-analysis. Journal of Global Antimicrobial Resistance 2024; Available at: https://www.sciencedirect.com/science/article/pii/S2213716524001541. Accessed 28 February 2025.

　ここで大事なのは，「やっぱエビデンスなんて関係ない」という話をしているのではなく，エビデンスを吟味するにはその領域の専門性が必要だ，という話をしている点にある．

　エビデンスの中身を吟味し，そして目の前の患者に最良の医療を提供するのだ．文献の網羅的検索やデータの吟味は前提である．ただ，「エビデンスある」とか「RCT ある」といった，あるなしのカテゴリカルな議論が危うい，ということだ．エビデンスはもっと丁寧に取り扱わねばならぬ．

　ガイドラインについても同様だ．よくある誤謬が「ガイドラインに書いてある」という言い方である．しかし，そのガイドラインが「Should（使うべき）」と言っているのと，「May（使うかも）」と言っているのでは大違いだ．Recommend（推奨する）と書いてあるのか，Suggest（提案する）と書いてあるのかも，大違いだ．後者についてはエビデンスの質も高くなく，さしたる根拠も乏しいけれども，こういうやり方もあるよ，的な言い方である．言い方は大事だ．だから，「ガイドラインに書いてある」的な雑な言い方をしてはいけないのだ．この話はすでにした．

B. キャンディン系（エキノキャンディン系）

真菌のβD グルカンの抑制による細胞壁合成阻害薬だ．注射薬しかない．日本にはミカファンギンとカスポファンギンがあるが，両者の違いはほとんどない．私はミカファンギンを用いているが，「両方は必要ない」という消極的な理由からで，何かの優位性があるためではない．

カンジダに活性があり，特にアゾールで使いにくい *C. glabrata* や *C. krusei* に効果があるのが特徴だ．*C. parapsilosis* には感受性がやや悪い可能性がある．

アスペルギルスにも活性があるが，ボリコナゾールほどの臨床エビデンスには乏しいので，この目的に使う必然性はない．

クリプトコッカスやムコール，トリコスポロンなどには効果がない．また，眼や CNS には移行性が悪い．

C. ポリエン系

アムホテリシン B

細胞膜エルゴステロールに作用するアムホテリシン B である．古典的にはアムホテリシン B デオキシコール酸が用いられていたが，副作用が多いため，現在では専らリポソーム製剤のアムビゾーム® （商品名）を用いる．

カンジダなど多くの酵母菌，アスペルギルスなどの多くの糸状菌に活性があり，臨床データも多い．むしろ，「効果がない」菌を覚えたほうが生産的である．

アムホテリシン B で効果がなさそうな菌
- *Scedosporium*（*Pseudallesheria*）
- *Candida lusitaniae, C. auris*（一部）
- *Aspergillus terreus*

原虫のリーシュマニアにも使用できる．

・フルシトシン（5 − FC）

クリプトコッカス髄膜炎でアムホテリシン B に併用する抗真菌薬である．逆に言えばこれ以外の使い道はない．骨髄抑制の副作用に注意．

・テルビナフィン

爪白癬症の内服薬でのファーストチョイスだ．稀に肝毒性があるのに注意．

23. 抗ウイルス薬

細かいことは拙著「抗菌薬の考え方，使い方」シリーズや「抗 HIV ／エイズ薬の考え方，使い方」シリーズを参照してください．宣伝終わり．

抗菌薬に比べ，開発が困難とされてきたのが抗ウイルス薬だ．人に病気を起こすウイルスは数多あるが，そういうウイルスが起こす感染症に効果のある抗ウイルス薬はあまりにも少ない．

昔は，ウイルス感染を診断するのも治療するのも大変だった．細菌感染と異なり，ウイルスの存在を知ることもできず，これといった治療法もない．診療現場ではざっくりと「ウイルスですね」と雑に診断し，対症療法だけで自然治癒を待つのが一般的だった．酷い医師になると，細菌感染に使う抗菌薬を使って「治療したフリ」をしていた．このプラクティスが抗菌薬使用の乱用と薬剤耐性菌問題を深刻にしたのである．

とはいえ，21 世紀になってこのような状況が激変している．特にあれだけ治療に難渋していた C 型肝炎が抗ウイルス薬のお陰で「治癒する病気」になったことと，新型コロナウイルス感染症（COVID-19）に効果的な抗ウイルス薬が複数，短期間に開発されたことは画期的であった．今後は，さらに効果的な抗ウイルス薬がさまざまなウイルス感染症に対して開発されるだろう．

リアルタイム PCR などウイルス感染を診断する技術も進歩している．考えてみれば，診断できるから治療もできるわけで，ざっくり「ウイルスですね」の時代に効果的な抗ウイルス薬のニーズが大きくなかったのは当たり前だろう．診断技術の進歩と，治療の進歩は連動しているのだ．1990 年代に抗インフルエンザ薬の進歩が一気に進んだのは，簡易的な迅速診断キットが普及したことと無関係ではないと私は思う．

現在は対症療法と自然治癒を待つばかりの風邪症候群や，ウイルス製の腸炎などのいわゆるコモン・ディジーズも的確な診断とそれに呼応する治療が開発されるかもしれない．スティーブン・スピルバーグ監督，トム・クルーズ主演の映画「マイノリティ・リポート」(2002 年）は，2050 年代の未来社会を舞台にした SF 活劇映画だが，ある重要な登場人物が「この時代にも風邪の治療薬がないとは」という台詞を口にしている（傑作なので，未見の方はぜひ）．実際，現代医療における「風邪薬」とは基本的に対症療法に過ぎず，風邪の根本治療法は存在しない．しかし，このペースで抗ウイルス薬が開発され続ければ，案外，2050 年を待たなくても「風邪薬」は開発されるかもしれないのだ．鉄腕アトムは 2003 年になっても誕生しなかったけれども．読者諸兄はアトムとか，知らんか．

とはいえ．現段階では抗ウイルス薬が活躍できる領域は限定的である．ヘルペス属，肝炎ウイルス，HIV，インフルエンザ，RS ウイルス，そして新型コロナウイルス，すなわち SARS-CoV-2 が抗ウイルス薬が活躍できるターゲットだ．これをここから概説する．そして，上述のウイルス感染ほどではないけれども治療の選択肢が存在する，エボラウイルス，ヒトパピローマウイルス，ポックスウイルスについても簡単に言及する．

A. ヘルペス属の抗ウイルス薬

人に病気を起こすヘルペスウイルスは 8 種類ある．すなわち，単純ヘルペスウイルス 1 と 2（HSV-1, 2），水痘・帯状疱疹ウイルス（VZV），サイトメガロウイルス（CMV），EB ウイルス（EBV），ヒトヘルペスウイルスの 6, 7, 8（HHV6, 7, 8）である．それぞれのウイルスが起こす感染症については別に述べる．

ヘルペス属に対して，全身療法のための抗ウイルス薬と，局所に用いる抗ウイルス薬がある．

ただし，抗ウイルス薬の目標は体内からのウイルスからの排除ではない．英語では once herpes, always herpes というが，一度感染が確立したヘルペス属のウイルスは体内からは排除できない．ちなみに，このときの herpes は英語では「ハーピス」みたいに発音する．「ハ」にアクセントがある．

　だから，薬はあくまでもウイルスの複製を阻害し，ウイルスが起こしている病気を治癒に導くのが目標となる．HSV や VZV が典型だが，ヘルペス属の疾患はしばしば再発する．その都度，抗ウイルス薬による治療が必要になることも多い．

　まずは全身療法用の治療薬だ．アシクロビル，バラシクロビル，ファムシクロビル，ガンシクロビル，バルガンシクロビルが「ナカーマ」なので，一括りで学ぶといいだろう．

①アシクロビル

　まずはアシクロビル．これが基本形だ．多くの抗ウイルス薬がそうなのだが，アシクロビルは核酸アナログだ．つまり，遺伝子の材料である核酸に似ている物質なのだ．アシクロビルはグアニン誘導体だ．ウイルスが感染している細胞に入り，ヘルペスウイルス属のチミジンキナーゼという酵素で3リン酸型になり，複製 DNA に取り込まれると，その DNA はそこで鎖が伸びなくなり，ウイルスができなくなってしまう．アシクロビルは HSV1 と 2，そして VZV に効果がある．ただし，VZV には活性が低いので大量投与が必要になり，実際には後述するバラシクロビルを使うことのほうが多い．とはいえ，免疫抑制者の重症型の帯状疱疹であればアシクロビルの点滴大量投与で治療する．

　アシクロビルは経口薬，点滴薬，そして外用薬がある．経口薬は性器ヘルペスに使える（主に HSV-2）．水痘（VZV）にも有効だ．点滴薬は重症のヘルペス脳炎（主に HSV-1）とか，上述の重症型帯状疱疹（VZV）などに使う．塗布薬（軟膏やクリーム）は，口唇ヘルペス（主に HSV-1）に有効だ．経口薬は移植患者の予防目的にも使う．副作用は少ないアシクロビルで，薬としては優等生だが，注射薬はスピードを上げて点滴を入れてしまうと尿路に結晶ができて，腎後性腎不全の原因になることがある．ウイルスのチミジンキナーゼに突然変異が起きると，アシクロビル耐性のウイルスになってしまうことがまれにある．その場合は，同じメカニズムを持つ抗ウイルス薬，バラシクロビルやガンシクロビルも耐性化してしまうので要注意だ．

②バラシクロビル

　アシクロビルを勉強したら，次に学ぶべきはバラシクロビルだろう．これはアシクロビルのプロドラッグ．要するに体内ではアシクロビルに変わる．だから抗ウイルス活性とか副作用，耐性メカニズムなんかは，概ねアシクロビル丸パクリでよい．

　バラシクロビルは経口薬だが，プロドラッグになったおかげでバイオアベイラビリティがとてもよい．アシクロビルよりも大量投与が可能だし，投与間隔も長い．投与量が増す帯状疱疹のときの経口薬はアシクロビルではなく，バラシクロビルを用いる方が良い．

③ファムシクロビル

　こちらも，抗ウイルス薬のペンシクロビルのプロドラッグで，体内でペンシクロビルになる．やはり核酸アナログで，ウイルスのチミジンキナーゼによって3リン酸化される．アシクロビ

ルと作用機序は同じだ．だからナカーマと言った．

ファムシクロビルの特徴はプロドラッグになっているおかげでバイオアベイラビリティがよいことだ．バラシクロビルの長所とファムシクロビルの長所は同じということだ．副作用もだいたい同じ．両者の使い分けは難しい，というかあまり考えなくてもよいと思う．

④ガンシクロビル

ガンシクロビルも核酸アナログで，抗ウイルス効果の機序はアシクロビルと似ている．やはりアシクロビルのナカーマだ．ただし，使い方は全然違う．この薬は専ら CMV 感染症だけに使うからだ．

アシクロビルやバラシクロビル，ファムシクロビルが CMV に効果がないのに対して，ガンシクロビルは CMV に効果がある．HSV や VZV にも効果があるが，ガンシクロビルは副作用が多いので（後述），この目的では使わない．ただし，移植患者などで HSV，VZV，CMV 全部に対応したい（たとえば予防したい）ときとかにはガンシクロビルに全部おまかせできる．アシクロビルを追加したりするのは無駄である．

ガンシクロビルは注射薬で，CMV の網膜炎や肺炎，腸炎などさまざまな疾患の治療に使える．

ただし，副作用が問題だ．特に問題なのは骨髄抑制で，好中球減少や血小板減少を起こしやすい．

⑤バルガンシクロビル

バルガンシクロビルはガンシクロビルのプロドラッグで経口薬だ．バイオアベイラビリティはとてもよい（とくに食事とともに服薬すると）．体内では点滴投与したガンシクロビル並みに高い血中濃度を獲得できるので，経口摂取できる患者ではバルガンシクロビルが好まれる．外来での治療や，CMV 感染予防目的の場合はバルガンシクロビルを使うことが多い．ただし，血球減少などの副作用もガンシクロビルと同じなので，そこが問題だ．

予防のためのバルガンシクロビルは，ずっと飲み続けて予防するやり方と，血中のサイトメガロウイルスを抗原や遺伝子検査でモニターし，血中 CMV 陽性になったらバルガンシクロビルを使う方法の2種類がある．後者を preemptive 治療という．先制的治療なんて訳されるが，要は治療と予防の中間に位置するもので，CMV が血中に出てきたら病気を起こす前に叩いてしまおう，という方法だ．ガンシクロビル（バルガンシクロビル）を継続していると血球減少が起きてしまうため，この副作用があまり出ない形で CMV 疾患を予防したい，という折衷案的発想からこの方法が生み出された（たぶん）．臨床試験での成績もこちらの preemptive 治療のほうがよいことが多い（セッティングにもよるが）．

ガンシクロビルの薬剤耐性は通常，核酸アナログである本薬の3リン酸化に使う UL97 キナーゼの突然変異により起きる．ガンシクロビル耐性 CMV 疾患は，異なる薬理作用を持つホスカルネットやシドフォビルで治療する．

というわけで，次にホスカルネットとシドフォビルを説明する．

JCOPY 498-02154

⑥ホスカルネット

CMV の DNA をポリメラーゼ上のピロリン酸結合部位に作用する．ガンシクロビル（バルガンシクロビル）とは作用機序が異なり，薬剤耐性ウイルスにも使える（ただし，ときに交差耐性が生じる可能性はある）．ガンシクロビルで副作用が問題になったときにも使える「2 番手の薬」だが，残念なことにホスカルネット自体が副作用の多い薬なので，なかなかやっかいだ．副作用としては腎障害，貧血，電解質異常などだ．あと，注射薬しかないので予防目的には使いにくい．アシクロビル耐性 HSV にも使えることは知っておいたほうがよい．

⑦ シドフォビル（cidofovir）

日本では承認されていない薬だが，けっこう重要な薬なので紹介する．

シトシン・アナログで，核酸延長をブロックするタイプの薬だ．

CMV だけでなく，いろいろなウイルスに効果がある．HSV や VZV，アデノウイルス，日和見感染を起こす JC ウイルスや BK ウイルス，あと，天然痘ウイルスやサル痘（M ポックス）ウイルスにも活性がある．

CMV に関して言えば，ガンシクロビル（バルガンシクロビル），ホスカルネットが上手く行かない場合の「第 3 番手の薬」だ．注射薬だが半減期が非常に長いため，週 1 回とか，2 週間に 1 回という変わった投与の仕方をする．変わっているといえば，非常に腎毒性が強いために投与前後に大量輸液が必要だ．投与前 1 リットル，投与後 1 リットルみたいに．アメリカで研修医をしていたときは，シドフォビルの使い方を教えてもらってタマゲた記憶がある．

余談だが，本書では日本で承認，使用されている医薬品は添付文書を踏襲する形で表記している．が，未承認の薬はできるだけ臨床現場で使われている形でカタカナ表記している．Cidofovir はシドフォビルだ．まあ，アメリカではサイドフォビル（ドにアクセント）みたいに読むので，これも折衷案なのだけど．個人的には foscarnet をホスカルネットと表記するのは気持ち悪い．現場ではフォスカーネットみたいに使うのだけど，読者諸兄が困らないように，そこはサービス，サービス♪している．

⑧ レテルモビル

経口投与する，新しいタイプの CMV に対する抗ウイルス薬だ．CMV 血清陽性の同種間細胞移植患者に対する CMV「予防」のために特化したという超限定的な薬．CMV DNA ターミナーゼ複合体阻害薬というこれまた新しいクラスの薬である．CMV 疾患の治療効果も臨床試験で吟味されており，今後は活用方法が広がっていく可能性もある．

⑨ アメナメビル

ヘリカーゼ，プライマーゼ複合体を阻害する．HSV，VEV に効果のある薬だ．ただし，中枢神経への移行は悪く，臨床データは多くない．

B. 肝炎ウイルス治療薬

肝炎ウイルスには A，B，C，D，E 型肝炎の 5 種類があるが，治療法が確立しているのは B

型肝炎とC型肝炎だ.

① B型肝炎ウイルス治療薬

抗ウイルス薬であるラミブジン，アデホビル，テノホビル，エンテカビルがある．テノホビルも2種類ある（後述）．そしてペグインターフェロンによる治療もある.

B型肝炎ウイルス（HBV）は急性肝炎，慢性肝炎，肝硬変，肝細胞がんと肝臓の多彩な疾患の原因となる．B型肝炎治療の目標はHBV持続感染により起きる肝硬変とそこから続いて起きる肝不全，そして肝細胞がんの発生を防ぎ，患者の生命予後やQOLを改善することにある.

現在，診療ガイドラインにおいて上記目標を達成するために用いられるサロゲートマーカーはHBs抗原とされている．つまり，血中のHBs抗原陰性を維持できれば治療は成功であり，前述の生命予後やQOL改善を達成できる（だろう）というわけだ．抗ウイルス薬は，ヘルペス属で説明した抗ウイルス薬と本質的な役割は変わらない．ウイルスの複製を阻害して，上記の目標を達成することにある．一方，ペグインターフェロンがもたらすのは自身の免疫賦活であり，これによりウイルスに対する免疫を高めて抑え込み，上記の目標を達成しようとする．なお，急性肝炎は自然治癒することが多く，原則として抗ウイルス薬による治療は必要ない.

なお，ヘルペス属同様，HBVも体内からの排除は不可能だと考えられている．昔はHBVが血中から除去され，HBs表面抗体が（HBsAb）が産生されれば，「B型肝炎は治癒した」と考えられていた．しかし，現在ではウイルスは肝細胞内で長期持続感染することが分かっている．将来，加齢や治療，疾患などで免疫低下が起きるとHBVの再活性化が起きることがある（たとえHBsAbが陽転化しても，再活性化することもある）.

(1) ラミブジン

ラミブジンは抗HIV薬でもある．シトシンアナログだ．HBVはDNAウイルス，HIVはRNAウイルスなのでどちらにも薬が効くってのは，一見，不思議な感じがする．HIVは逆転写酵素を使い，RNAからDNAに「逆転写」してからウイルスを複製し，HBVもDNAからRNAにして，また「逆転写」して二本鎖DNAを作るので，こんな「あれ？」ということが起きるのだ.

1990年代から使われだした比較的古い抗ウイルス薬，ラミブジンは副作用も少なく，効果も高いのでHIV感染診療では現在でも主役級の大活躍である．しかし，HBVの治療においては第1選択薬ではない．突然変異による薬剤耐性が起きやすいからだ．HIVの場合，原則3剤の併用療法を行うため，耐性ウイルスはあまり問題にならないのだ.

HBVには（もう）使わないけど，HIVには使う．それがラミブジンだ．とはいえ，HIVとHBV両方感染している人もいて，そういう患者さんだと，後述するテノホビルと併用することでHIV，HBVを一挙両得，一網打尽，一石二鳥で治療することができる．呵々大笑.

(2) アデホビル

アデホビルもラミブジン同様，HIVにも活性がある核酸アナログだ．が，HIV診療には使われていない．腎毒性が強かったからだ．低用量にしたらB型肝炎には使えるじゃん，というこ

JCOPY 498-02154

とでこちらで使われるようになった．しかし，後述の薬のほうが効果が高く，現在はほとんど使われない．

（3）テノホビル

こちらも HIV 感染にも使える薬．現在も現役で HIV，HBV 診療両方に用いられている．なぜか HIV と HBV では商品名が異なり（同じ薬なのに）添付文書上の適応も異なる．災害のときとか薬が足りなったときに困るし（実際，熊本地震では困った），そもそも商品名がいくつもあると覚えるのが大変．こういう面倒くさい運用は止めてほしい．

やはり核酸アナログである．当初はテノホビル・ジソプロキシフマル酸が用いられていたが，後にテノホビル・アラフェナミドも商品化された．前者は錠剤が大きめなことと，腎毒性や骨密度の減少を起こすことが欠点だ．後者は細胞内で作用するため投与量が少なくてよく，錠剤の剤形もとても小さい．ただし，他の薬との相互作用が多いのが欠点で，特に併用薬の多い高齢者では使いにくい．

耐性化が起きにくいのも本剤の利点である．次に述べるエンテカビルに次ぐ，2 番手の推奨薬だ．

（4）エンテカビル

こちらも核酸アナログだ．バイオアベイラビリティがよく，少量投与でもほぼ 100% 吸収される（空腹時）．HIV 感染のない HBV 感染者に対する第 1 選択薬である．

（5）ペグインターフェロン - α 2a

インターフェロンは B 型肝炎治療では古い歴史を持つ．皮下注射で煩瑣だったが，1 週間に 1 回投与でよいペグインターフェロンが出てから治療は楽になった．それでも経口抗ウイルス薬のほうが効果が高く，副作用も少ないのでそちらが優先される．ただし，核酸アナログたちの治療期間がはっきりせず，無期限に投与を続けなければならないことも多いのに対して，インターフェロン治療は 48 週間と限定されているのが利点である．インフルエンザ様症状やうつ状態など，副作用は多い．治療に反応しない患者も一定数存在する．

② C 型肝炎ウイルス治療薬

C 型肝炎も，従来は B 型肝炎のようにインターフェロンで治療していた．が，極めて効果的で治癒をもたらす DAA（直接作用型抗ウイルス薬）が開発され，「治らない，治りにくい」病気だった C 型肝炎の診療の風景は激変する．今や C 型肝炎は治る病気であり，この疾患の撲滅すら現実的な目標になっているのだ．医学の進歩がもたらした素晴らしい成果である．

さて，DAA はたくさんあって，とても分かりにくい．白状すると，私も肝炎は肝臓専門の先生に治療をおまかせしているので自分で DAA は処方しないから，この領域は「専門外」である．C 型肝炎の治療は専門家によって行われるべきだ（ガイドラインにもそう書いてある）．

本書では多くの患者に使える，2 種類のレジメンしか紹介しない．細かい患者背景に応じた薬の使い分けなどは，肝臓専門医になりたい人だけ勉強してください．

DAA の選択は HCV のジェノタイプと，非代償性肝硬変（著しく進行して正常な肝機能を維

持できない肝硬変）の有無により使い分ける．8 〜 12 週間程度（ときに 24 週）の内服が一般的なレジメンだ．

ジェノタイプ 3 以外の慢性肝炎，肝硬変に対して
- ◆ GLE/PIB…8 週間
- ◆ SOF/VEL…12 週間

の 2 種類の 2 剤併用療法から選択する．

ジェノタイプ 3 に対して
- ◆ GLE/PIB…8 週間

を選択する．

非代償性肝硬変に使えるレジメン
- ◆ SOF/VEL…12 週間

である．これは，全てのジェノタイプに対してそうである．
では，この略語の意味をこれから解説する．

（1）GLE/PIB

GLE はグレカプレビル，PIB はピブレンタスビルの略だ．両者の入った配合錠剤が実用化されている．

GLE は NS5A 阻害薬，PIB は NS3/4A プロテアーゼ阻害薬だ．

NS とは非構造型タンパク質のことで，ウイルス粒子の構造そのものを構成していないので，そう呼ばれる．ウイルスの複製に寄与するタンパク質である．その 5 番目の A パーツが NS5A だ．そこを阻害するのが NS5A 阻害薬である．

プロテアーゼは酵素で，ウイルスタンパク質を切断して，そこからウイルス粒子が作られる．プラモデルのパーツを切るニッパーのような存在だ．そこを阻害するのがプロテアーゼ阻害薬である．

（2）SOF/VEL

SOF はソホスブビル，VEL はベルパタスビルの略だ．SOF は NS5B RNA ポリメラーゼ阻害薬で，VEL は NS5A 阻害薬である．

③ HIV 治療薬

前述のように，いくつかの HIV 感染治療薬は HBV 感染治療薬とかぶる．しかし，HBV 治療が核酸アナログ 1 剤治療が原則（ときに 2 剤）なのに対して，HIV では 3 剤併用が原則だ（例外は，ある）．

抗 HIV 薬は数が多く，学習者泣かせである．本稿執筆時点で現場でよく使われるものだけに限定し，古くて多くの患者には使わなくなった薬はここでは割愛する．もっと勉強したい人は拙著「抗 HIV ／エイズ薬の考え方，使い方」シリーズを参照のこと．

JCOPY 498-02154

HIV 治療薬の組み合わせを ART（高レトロウイルス療法）と略す．エーアールティーと呼ぶ人もいるし，アートと呼ぶ人もいる．

ART は 2 種類の NRTI と 1 種類の INSTI を用いる．これが基本形だ．NRTI はエヌアールティーアイと呼ぶ．スレた玄人だと「ニューク」と呼ぶ人もいる．これは NRTI が nucleoside（あるいは nucleotide）reverse transcriptase inhibitor の略だからだ．

INSTI はインスティと呼ぶ人が多い．

HIV の治療薬界隈ではこのように死ぬほど略語が出てくるので，怯まずに頑張って欲しい．もっとも私が研修医のときは大いに怯んだものだ．怯むもやむなし，かもしれない．

現在は，NRTI 2 つと INSTI が配合され，1 日 1 回 1 錠でよい ART も存在する．シンプルになった．昔はたくさんの錠剤をときに空腹時，ときに食事とともに内服し，冷蔵保存が必要な薬もあったりして面倒なことこのうえなかった．患者さんには朗報である．

例えば，こういうレジメンがある．

BIC / TAF / FTC

本当，略語ばかりだ（笑）．BIC とはビクテグラビルという INSTI，TAF とはテノホビル・アラフェナミドのこと．B 型肝炎でも出てきた核酸アナログだ．FTC とはエムトリシタビンという NRTI だが，実はこれも B 型肝炎ででてきたラミブジンと親戚である．

INSTI はインテグラーゼ阻害薬（integrase strand transfer inhibitor）の略だ．インテグラーゼは，HIV の RNA が逆転写されて二重鎖 DNA になり，その DNA を細胞質から細胞核に運ぶ機能をもつ酵素だ．ビクテグラビル以外にもドルテグラビルやラルテグラビルなど，「なんとかグラビル」という名前の INSTI が複数存在する．

NRTI はヌクレオシド逆転写酵素阻害薬のことで，HIV が RNA から DNA に「逆転写」するのを阻害する．通常は DNA から RNA に転写されるわけで，その逆だから「逆転写」なのである．テノホビルやエムトリシタビン（あるいはラミブジン）など，いろいろな NRTI が存在する．

他にも NNRTI とか，PI といった抗 HIV 薬が存在するが，最近はあまり使われなくなってきた．だから，初学者は知らなくてよいと思う．

HIV 診療では，HIV だけをターゲットにすればよいわけではない．日和見感染予防のための予防薬も併用することがある．例えば，CD4 陽性 T 細胞数が非常に少なく，日和見感染リスクが高い場合は抗菌薬の ST 合剤を内服する．これは *Pneumocystis jirovecii* によるニューモシスチス肺炎（カリニ肺炎）や，トキソプラズマ症などの予防のためだ．

ART で CD4 が多くなれば，予防薬は中止できる．しかし，ART 自体は止めるとまた CD4 は下がってくる．C 型肝炎と異なり，ART で HIV を完全に排除することはできないのだ．ART のお陰で HIV 感染者の予後は劇的に良くなったが，治療そのものを中断できないのが目下の問題である．

余談だが，本稿執筆時点で新型コロナウイルスの「レプリコンワクチン」が市場に出ている．これは mRNA ワクチンの一種で，しかし細胞内で RNA の増殖ができるのが特徴だ．より多くの抗原を産生できるため，長期的な中和抗体の維持が可能になっている．

　本ワクチンに対するデマもでており，RNA が人間の染色体に影響を与えるだとか，遺伝子が大概に「シェディング」を起こして周りに感染するといった流言飛語が飛び交う．あろうことか，医療従事者の中にすらこのようなデマを信じ込んでいる人がいる．不勉強の罪は重い．

　HIV の ART の基本を知れば，このようなことがありえない机上の空論であることはすぐに理解できる．

　HIV は逆転写酵素を用いて自らの RNA を DNA にし，そしてインテグラーゼを用いて細胞核の中に自らの遺伝子を送り込み，染色体に入っていく．こうした巧妙なメカニズムが HIV の長期感染を可能にする．そして，今度はその DNA が RNA を作り，RNA がタンパク質をつくり，タンパク質を「プロテアーゼ」という酵素が切断してウイルスを形成し，そして出芽して細胞外に出ていくのだ．

　レプリコンワクチンには，RNA を DNA にしたり，細胞核に入ったり，細胞外に出ていく仕組みが皆無である．他のウイルスとの共感染がたまたま偶然起きて，そのウイルスにワクチンの遺伝子が挿入されて細胞外に出ていくリスクは理論上は想定できるが，そのようなまれな偶然がない限り，体外への「シェディング」などありえない．というか，そもそも従来からある「生ワクチン」こそが，体外に出ていって周囲に感染させる可能性があるわけで（これをシェディングと呼びたければ，呼べばいいだろう），いまさらなにを言っているのだろう，という話である．

　例えば麻疹ワクチンの接種者がワクチン血症を起こし，周囲にワクチンを感染させるリスクはある．だから，家族に免疫抑制者や妊婦がいる場合，生ワクチンの接種は妥当であろうか，という議論は過去にもあった．しかし，これとて実際の「麻疹」感染リスクよりはずっと病原性が低いものであるから，リスクとしてはワクチンを打ったほうが「得」である．リスクは畢竟，トレードオフなのであり，リスクをゼロにする医療行為は存在しない（やらない，という判断もひとつの「医療行為」である）．

　生ワクチンのリスクは，その生ワクチンが防御する感染症リスクよりもずっと低いリスクである．だから，免疫抑制者が家族にいる場合，周囲の家族のメンバーが必要に応じて生ワクチンを接種するのは理にかなった行為なのである．

Bloom K, van den Berg F, Arbuthnot P. Self-amplifying RNA vaccines for infectious diseases. Gene Ther. 2021; 28:117–29.

④インフルエンザ治療薬

　インフルエンザの治療薬は現在，複数のノイラミニダーゼ阻害薬と，一つのエンドヌクレアーゼ阻害薬からなる．以前はパーキンソン病の治療薬，アマンタジンやリマンタジンが用いられていたが，薬剤耐性の問題などから使われることはなくなった．

（1）オセルタミビル

1990年代に登場した初めてのインフルエンザ治療用ノイラミニダーゼ阻害薬だ．ウイルス表面にある酵素，ノイラミニダーゼを阻害することで，感染細胞からのウイルス粒子の放出を阻害する．この経口薬は，ランダム化比較試験で臨床症状の改善を1日程度早めることが示された．発症48時間以内の内服開始を基本とする．入院患者に対する第1選択薬でもあり，この場合は発症48時間以降でもよい．周囲の曝露後予防にも用いられる．

（2）ザナミビル

オセルタミビルとほぼ時期を同じくして登場した吸入のノイラミニダーゼ阻害薬．やはり発症48時間以内に用いる．予防にも使える．気管支攣縮のリスクがあるため，そこに注意．

（3）ペラミビル

ノイラミニダーゼ阻害薬の注射薬である．注射薬故に入院患者に用いられやすいが，実は入院患者でのエビデンスがより確かなのはオセルタミビルなので，こちらを優先して用いるべきである．

（4）ラニナミビル

ザナミビル同様，吸入するノイラミニダーゼ阻害薬である．1回，あるいは2回のみの吸入で良いのが特徴．治療にも予防にも使える．しかし，オセルタミビルなどに比べると臨床データが十分ではなく，米国では承認されなかった．

（5）バロキサビル

エンドヌクレアーゼ阻害薬で，これだけが機序の異なる薬である．ヒトのメッセンジャーRNAの5'メチル化キャップがエンドヌクレアーゼに切断され，ここをインフルエンザウイルスが利用するのだが，これを阻害する．経口薬で，1回投与でよいのが特徴だ．成人や小児の診療症状を改善させる効果が示されている．薬剤耐性ウイルス出現のリスクがあり，使用には注意を要する．また，米国では免疫抑制者には用いないよう推奨がなされている．

⑤ RS ウイルス治療薬

（1）パリビズマブ

リスクの高い小児に対する予防用のモノクローナル抗体である．毎月投与する．

（2）ニルセビマブ

新生児，乳児でRSウイルス流行期の予防に用いる．1回注射で5カ月程度の効果が期待できる．

発症後の効果的な治療薬は存在しない．

⑥新型コロナウイルス治療薬

(1) デキサメタゾン

低酸素血症など，呼吸状態が悪い重症 COVID-19 患者の生命予後を改善させる薬．ウイルスに作用する薬ではなく，ステロイドで炎症を抑えることが予後の改善をもたらす．パンデミックの状況改善に寄与した重要プレイヤーのひとつ．

(2) レムデシビル

入院を必要とする重症患者の予後改善に寄与する点滴投与する抗ウイルス薬．アデノシン・ヌクレオチドのプロドラッグで，投与後アラニン代謝産物になる．さまざまなウイルス感染に効果があるが，COVID-19 治療で特に有名になった．重要患者の治療にも，ハイリスク患者の重症化予防にも効果がある．挿管患者では 10 日間，挿管されてない患者の治療では 5 日間，外来では 3 日間の治療が一般的．

(3) バリシチニブ

バリシチニブは Janus kinase inhibitor（JAK 阻害薬）である．特に JAK-1，2 を阻害する．これも抗ウイルス効果ではなく，抗炎症作用に期待した COVID-19 治療薬だ．酸素投与を必要とする重症患者に用いられる．

(4) トシリズマブ

インターロイキン 6（IL-6）阻害作用のあるモノクローナル抗体である．これもデキサメタゾンやバリシチニブ同様，重症 COVID-19 に用いることが可能な治療薬である．デキサメタゾンとトシリズマブは併用せねばならない．免疫抑制作用のために，細菌などの別の感染を惹起するリスクがある．

(5) ニルマトレルビル / リトナビル

ハイリスクの軽症 COVID-19 患者に用い，重症化予防を目指す．重症化予防効果が本稿執筆時点でもっとも高い薬．ニルマトレルビルは抗ウイルス薬で，リトナビルは（ここでは）ニルマトレルビルの血中濃度を高めるために併用する．どちらもウイルスのプロテアーゼという酵素を阻害する薬である．

本剤はチトクローム 450（CYP3A4）などの基質であり，薬物相互作用が多い．アミオダロンやコルヒチン，エルゴタミンなどが併用禁忌薬であるが，他の薬は投与量の調整や経過観察で対応可能であり，必ずしも使いづらい薬ではない．

(6) モルヌピラビル

核酸アナログの抗ウイルス薬で，ハイリスクの軽症 COVID-19 患者の症状緩和や重症化予防を目的とする．ただし，重症化予防効果は大きくない．

JCOPY 498-02154

（7）エンシトレルビル

　ニルマトレルビル同様，プロテアーゼ阻害薬で，やはり薬物相互作用を確認する必要がある．軽症の COVID-19 患者の症状改善効果が期待される．重症化予防などより重要なアウトカムについてはさらなる臨床試験での検証が必要である．

（8）カシリビマブ / イムデビマブ，ソトロビマブなど

　SARS-CoV-2 に対するモノクローナル抗体が注射薬として複数開発され，重症化予防などに用いられていた．臨床効果は確認されたものの，早晩突然変異による薬物耐性化が出現，普及したため使いにくい治療法となっている．

　他にも多種多様な治療法が開発され，臨床試験で検証が続けられている．今後，治療法が増える可能性が高い．また，COVID-19 では全身管理が特に重症例では重要で，例えば血栓形成予防のためにヘパリンを併用したりもする．

⑦抗寄生虫薬

　アメーバなどの原虫にメトロニダゾールを用いる．同様にサイクロスポラなどに ST 合剤が使われる．リーシュマニアには抗真菌薬のアムホテリシン B が使われる．マラリアの予防にはドキシサイクリンが使える．

　その他，医学生・研修医が知っておいてよい抗寄生虫薬について概述する．

（1）マラリア治療薬

　マラリアは致死率が高く，救急外来で見ることもあるため，重要度は高い．特に致死率が高い熱帯熱マラリア（*Plasmodium falciparum*）と「それ以外」を分けるのが大事である．

◆熱帯熱マラリアかつ重症

　国内ではキニーネ注射薬を用いる．キニーネは研究班から取り寄せる．場合によってはアーテメター・ルメファントリン合剤を内服する．

　海外ではアーテスネート製剤の注射薬で最大 7 日間，治療する．その後，アトバコン・プログアニルの 3 日間経口治療などに変更する．

> わが国におけるマラリア治療薬. Available at: https://www.niid.go.jp/niid/ja/iasr-sp/2435-related-articles/related-articles-464/8368-464r02.html. Accessed 28 February 2025.
>
> 研究班が保管している薬剤. Available at: http://www.nettai.org/ 保管薬剤 /. Accessed 28 February 2025.

◆重症でない *P. falciparum* 感染

アトバコン・プログアニルという経口の合剤で治療する.

◆熱帯熱以外のマラリア

アトバコン・プログアニル経口で治療するのが基本である．三日熱マラリア（*P. vivax*），卵形マラリア（*P. ovale*）では，休眠体を殺すためにプリマキン治療を追加する．

（2）吸虫症と条虫症の治療薬

基本的にプラジカンテル，ただし，肝蛭のみはトリクラベンダゾール．

（3）糞線虫症の治療薬

◆イベルメクチン

あとは拙著「抗菌薬の考え方，使い方 Ver.5」および「本質の寄生虫」を参照されたい．

JCOPY 498-02154

IV 感染症という疾患各論

A. 風邪症候群 （common cold）

　風邪診療はシンプルとも言えるし，複雑であるとも言える．COVID-19 パンデミックのために風邪診療が難しくなった，という意見も聞くが，それほどでもないと私は思う．

　風邪症候群は「症候群」であり，「症候」にて診断する．原因微生物がなにかに拘泥する必要はない．それが「風邪症候群」である限り．

　症候群を形作るのは，急性発症の鼻汁，くしゃみ，鼻閉感，咳嗽，咽頭痛などの上気道症状に加え，微熱，全身倦怠感，頭痛などがある．

　身体診察では「風邪ではない」疾患の除外が重要となる．急性副鼻腔炎，急性咽頭炎，伝染性単核球症，急性気管支炎や肺炎などを除外する．

　多くの症例では血液検査や画像検査は必要ない．SARS-CoV-2 などが「風邪症候群」の原因となることはあるが，それが「風邪」であるかぎり，微生物を特定する意義は小さい．

　治療は特定の症状に対する「対症療法」となる．抗菌薬は用いない．痛みや熱にはアセトアミノフェンを用いることが多い．NSAIDs はウイルス感染症に用いることでまれに重篤な肝障害を伴う Reye 症候群を起こすことがあるので避けたほうがよい．抗ヒスタミン薬含有の薬は特に高齢者などで尿閉の原因になったりするので通常は用いないほうがよい．よって両者が含有された PL 顆粒は用いないほうがよいと私は考えている．

　鼻汁は「鼻をかむ」のが大事で，アレルギー性鼻炎のときのように，特別に鼻汁を止めるような薬は必要ない（患者が特に希望する場合はケース・バイ・ケースで対応する）．桂枝湯や葛根湯などの漢方薬を用いることも多いが，漢方薬の選択については成書を参照されたい．

　風邪のときは休養と睡眠を十分に取ることが大事で，「風邪で休めないときの薬」という発想そのものを転換することがこれからの日本社会には重要であろう．

　風邪の定義としては哲学や美学を専門とする源河亨の看破が秀逸だ．彼は風邪を「人為的なカテゴリーである」と述べる．

　「かぜ」と呼ばれる病気を引き起こす個々の病原体，ライノウイルスやアデノウイルスなどは，人間の利害関心とは独立に自然の世界に存在しています．ライノウイルスとアデノウイルスの違いは，人間が作り出したものではありません．これに対し「かぜ」という分類は，さまざまな感染症をひとまとめにして人間が作り出したものです．上気道に悪さをするのがライノウイルスでもアデノウイルスでもエンテロウイルスでも，熱や咳や鼻水といった同じ症状を引き起こしますし，対処としては数日休むしかありません．「かぜ」は現れる症状や対処法に沿ってまとめられたもの，人間の都合で作られたカテゴリーというわけです．

　　　　　　　　　　　　　　　　（源河亨「愛とラブソングの哲学」光文社新書より）

源河は「インフルエンザ」はタミフルなどの治療薬もあり，「かぜ」とは異なるカテゴリーに属するという．それは人間が創った人為的な「かぜ」とインフルエンザとの峻別根拠である．

　こうして考えてみると，「コロナは風邪」と言いたがる人の見解は半分は正しく，半分は間違っていることがわかる．

　確かに，多くの新型コロナ感染症には特別な治療を要しない．もっと言うならば，健康な若い人の軽症のコロナであれば検査すら不要な場合が多いだろう．ならば，これを「風邪」という人為的なカテゴリーに当てはめるのは妥当である．しかし，そこで一筋縄ではいかないのがSARS-CoV-2感染症である．一定の患者では重症化し，死亡に至る．その死亡や重症化を回避する治療薬は存在する．ワクチンも存在する．こういう側面から言えば到底コロナは「風邪ではない」．

　コロナのもつ両義性がこのウイルス性疾患の十分な理解を困難にする．困難ではあるが，「両方見る」ことが理解においては必須である．多くの人は片方しか見ていない．医療従事者すらそうである．

　余談ではあるが，前掲書で源河はもう一つ，とても重要なことを指摘している．それは

> よく「哲学には答えがない」とか「哲学者は答えのない問題を扱っている」と言われたりしますが，実はそうではありません．哲学に答えがないようにみえるのは，実験によって答えが出せそうなレベルになると，哲学ではなくなってしまうからです．哲学の役割は，答えが出せそうなレベルまで問題を洗練させたり，仮説を提案したりする作業を行うことで，実験によってそれに明確な答えを出すのが科学ということになります．哲学者と科学者はまったく無関係に研究をしているのではなく，役割分担をしているだけなのです．

（源河亨「愛とラブソングの哲学」光文社新書より）

　往時の「哲学者」はその役割分担すらしていなかった．アリストテレスとか，ライプニッツとか，スピノザとかデカルトが問題にしていた哲学的命題の多くは，現在では科学的に取り扱われるべき命題だ．しかも，当のアリストテレスたちはそれを「哲学的命題か，はたまた科学的命題か」と分けて考えてはいなかったと思う．

　Scienceの語源は「知ること」であり，Philosophyは「知るを愛する」という意味だ．私個人の見解を述べるならば，哲学と科学は連続した，同じ方向を向いた営為であり，しばしばオーバーラップする．哲学と科学が反目するなどナンセンスである．日本ではしばしば哲学を「文系」の学問，社会科学系の学問とカテゴライズされるが，それも間違いだと私は思う．そもそも，文系と理系の分断なんてナンセンスであり，両者は「知りたい」という共通項において同じ方向を向いているのである（向くべきなのである）．

B. インフルエンザ

　風邪症候群が特定の病原体に依存しない疾患なのに対し，インフルエンザはインフルエンザ・ウイルスが起こすものと決まっている．インフルエンザ・ウイルス以外のウイルスも，インフルエンザと似たような症状を起こすことがあり，その場合はインフルエンザ様疾患（influenza like illness: ILI）と称する．冬に多い疾患だが，夏場でも案外，珍しくない．

JCOPY 498-02154

インフルエンザは典型的には急性発症の高熱，咽頭痛，筋肉痛，関節痛，悪寒などを起こす．診断は迅速キットなどでシンプルに行う．

治療と予防接種については別に述べている．

C. 急性咽頭炎

大きく口を開けたときに，奥に見えるのが咽頭（pharynx）だ．咽頭は上咽頭，中咽頭，下咽頭に分けられ，中咽頭には口蓋扁桃（口蓋垂の左右にある出っ張り）がある．リンパ組織である．

臨床的には，咽頭炎（pharyngitis）と扁桃炎（tonsillitis）はほぼ同義だと思ってよい．ウイルス性と細菌性があり，細菌性は主にA群連鎖球菌が原因となる（*S. pyogenes*）．この場合，小児から若年成人に多いのが特徴だ．*Fusobacterium* も咽頭炎の原因になっている可能性がある．

Centor スコアは高熱，前頸部リンパ節腫脹，扁桃の白苔や腫大，咳がない，15歳未満で各1点．3点以上のときに溶連菌感染の可能性が高い．

ウイルス性咽頭炎は対症療法，細菌性咽頭炎はペニシリン系抗菌薬で治療する．抗菌薬治療でリウマチ熱の予防になると言われるが，糸球体腎炎は予防できないと考えられている．

膿瘍や気道狭窄がある場合などは耳鼻科コンサルトする．

D. 急性喉頭蓋炎

ウイルス性，細菌性がある．以前はインフルエンザ菌によるものが多かったが，Hib ワクチンの普及で減った．

喉頭蓋は通常の診察では観察できない．疑うポイントは姿勢である．呼吸しやすいように，前傾姿勢のことが多い（tripod or sniffing posture）．Tripod とはカメラの三脚のことで，両腕を両膝に置いて前かがみになっているのがカメラの三脚に見えるからこう呼ぶそうだ…が，三脚には見えない．気道狭窄のために喘鳴（stridor）が聞こえることもある．声の変化や嚥下困難もヒントになる．

疑ったら，速やかに耳鼻科コンサルト，気道を確保しつつ，セフトリアキソンなどの抗菌薬を投与する．昔はレントゲン写真でなんとかサインが見えて―，みたいな議論をよくしたが(医師国家試験にも画像問題が出たような…)，レントゲンやCTに連れていく暇はない．さっさと気道確保するのが正解だ．

E. 急性中耳炎（acute otitis media）

小児に多い疾患だが，成人でも発生する．本書では小児感染症は原則取り扱わないので，小児については小児感染症のテキストを参照されたい．

急性中耳炎はしばしば上気道炎などで耳管が閉塞，狭窄して続発的に発生する．耳痛が典型的な症状で，難聴が起きたり，鼓膜が破裂することもある．

原因は咽頭に存在する菌やウイルスのことが多い．肺炎球菌やインフルエンザ菌，*M. catarrhalis* など．

診断は耳鏡で鼓膜を見て，鼓膜が外側に張り出していたり，鼓膜の混濁や発赤があった場合に診断できる．耳鏡を使えるかどうかが肝心だ．

成人の急性中耳炎に対する抗菌薬治療については十分な知見がない．小児や青少年の中耳炎の英国の推奨では，アセトアミノフェンやイブプロフェンのような鎮痛薬で治療し，3日経っても改善がない場合はアモキシシリンやマクロライド系の抗菌薬を用いる．治療期間は5〜7日のことが多い．第2選択肢としてはアモキシシリン・クラブラン酸を用いる．

UpToDate では対症療法はせず，すぐにアモキシシリン・クラブラン酸を用いるよう推奨している．エビデンスが乏しい領域のため，推奨にもブレが大きい．

https://www.nice.org.uk/guidance/ng91
Accessed 28 February 2025.

F. 急性副鼻腔炎 （acute sinusitis : rhinosinusitis）

成人の急性副鼻腔炎はコモンな疾患だ．鼻汁や頭痛（顔面痛），下を向くと痛みが増悪するのが特徴で，知らないと「髄膜炎？」と勘違いしそうになるが，痛みの部位は顔面全面にある．

診察では，上顎洞や前頭洞に該当する部位の圧痛があれば有用な所見である．また，上顎洞炎の原因として歯科感染症を疑い，口腔内の丁寧な診察も重要だ．う歯や歯肉炎がないかを確認する．篩骨洞炎では目の内側に圧痛点が存在する場合がある．篩骨洞は薄い骨に囲まれているので，容易に眼窩内感染に波及しやすいので要注意だ．蝶形骨洞炎は身体診察で言い当てることは困難だ．海綿静脈洞血栓症など重篤な合併症を起こすこともあるため，画像検査が重要だ．

急性副鼻腔炎は10デイズ・ルールというのがあり，発症10日以内であればアセトアミノフェンなどの対症療法で治療可能である．それ以上症状が続く場合はアモキシシリンや，アモキシシリン・クラブラン酸が推奨される．治療期間は5〜7日間である．

G. 尿路感染症

尿路感染症の診断は，「案外」難しい．しかし，尿路感染自体はとても多いので，大多数の尿路感染はシンプルに診断できるのもまた事実だ．しかし，そのシンプルな診断は結構，「まぐれ当たり」であり，尿路感染診断の原則を踏襲しないままで，雑に尿路感染と決めつけ，その頻度の多さ故に「まぐれ当たり」になっているのだ．この方法だと一見，尿路感染に見えてそうではない疾患を容易に見逃してしまう．原則なしの決めつけ診断はきわめて危険だ．

原因菌は圧倒的に大腸菌が多い．しかし，その他のグラム陰性桿菌や腸球菌などが原因となることもある．黄色ブドウ球菌やカンジダが尿路から検出されることは多いが，ほとんどの場合，これらは疾患の原因ではない．若い性的活動性のある女性では *Staphylococcus saprophyticus* が原因となることがある．

尿路感染はまず，

膀胱炎 cyctitis
と

JCOPY 498-02154

に大別する．前立腺炎は「別物」として扱ったほうが理解は容易である．同様に，尿道炎は通常は性感染症（STD）に分類するので（感染症であれば），ここには便宜上，入れない．

発熱があれば腎盂腎炎，なければ膀胱炎と分けるのが一般的だ．

膀胱炎は排尿時痛，残尿感，頻尿，恥骨上圧痛といった諸症状を伴う．通常は急性疾患で，白血球尿と細菌尿を伴えば「細菌性膀胱炎」と診断できる．

このような膀胱炎の諸症状に発熱や腰痛が加われば腎臓に達した「腎盂腎炎」となる．この場合，菌血症合併例も多いので上記に加えて血液培養2セット採取が必要になる．まずここまでを理解しよう．

次に「単純性尿路感染 uncomplicated UTI」と「複雑性尿路感染 complicated UTI」を考える．解剖や神経機能に異常のない尿路感染が単純性尿路感染だ，と Mandell には書いてある．しかし，続けて「複雑性尿路感染」の説明として，異物の存在（結石，カテーテル留置，その他のデバイスなど），尿路閉塞，免疫抑制，腎不全，腎移植，神経疾患による残尿といった諸現象をすべて「複雑性」を構成する要素である，としている．しかも，男性や妊婦，小児，入院患者の尿路感染まで複雑性と考えてもよいかも（may be considered complicated）とすら書かれている．May be なんて書いてあるわけで，明確な単純性と複雑性の境界線は存在しないのだ．

というわけで，何の変哲もない普通の尿路感染は「単純性」，そうでない場合は「複雑性」と雑に分類している．間には多種多様な「グレーゾーン」がある．

基本的に「単純性」と「複雑性」を分類する最大の理由は「治療期間」である．それ以外に治療方針の大きな違いはない．例えば，尿カテーテルの入れ替えは臨床的利益をもたらさなかった（Babich T, et al. J Am Geriatr Soc. 2018;66:1779-84）．

女性の単純性膀胱炎では治療期間は通常3日間である（ただし，抗菌薬の種類によって異なる）．

男性の単純性膀胱炎では治療期間は通常7日間である．

単純性腎盂腎炎の治療期間は近年7日程度と短縮される傾向にあり，これは血液培養が陽性であっても同様だ．

複雑性尿路感染の治療期間は定まっていない．「どのタイプの複雑性か」にもよる．14日程度治療することが多いが，異物を伴い再発する場合はもっと長く治療することもある．逆に免疫抑制があるだけならば，治療期間は単純性に準じることもある．

膀胱炎でのファーストチョイスはST合剤である．日本ではキノロン製剤が多用されるが薬剤耐性菌が多いのと，キノロンは案外副作用が多いので米国などではファーストチョイスでは推奨されていない．

腎盂腎炎の治療はセフトリアキソンなどで始め，感受性試験の結果に合わせて de-escalation するのが一般的だ．解熱までは3日程度かかることが多く，**翌日解熱しないからといってがっかりする必要はない**．

Acute focal bacterial nephritis（AFBN）という疾患概念があるがこれは画像診断であり，腎膿瘍に至る前の段階の腎盂腎炎の状態を指す．基本的に腎盂腎炎は微小膿瘍を作っていると考

えられている．これが画像検査で可視的な腎膿瘍に至ることがあり，AFBN はその前段階ということであろう．この連続的な概念でAFBN をことさらに独立した疾患とみなす意味を私はあまり見出さない．「腎膿瘍もどき」として長めに治療する可能性はある．

可視的な膿瘍を作れば「腎膿瘍」となり，抗菌薬治療で治癒しない場合はソースコントロールが必要になる．

通常は肛門からの腸内の菌が会陰部を通って尿道，膀胱と入って腎臓に至り，腎盂腎炎というのが一般的だ．しかし，腎膿瘍の場合，黄色ブドウ球菌などが菌血症，腎塞栓，そして膿瘍形成というパターンもある．原因微生物から感染経路や病態を理解するのはとても重要だ．この場合は「黄色ブドウ球菌だから治療しなくて良い」といった硬直的な考え方をせずに，黄色ブドウ球菌菌血症の成れの果てとしての腎膿瘍として治療する．そして，「なぜ黄色ブドウ球菌菌血症が起きたのか」とか「感染性心内膜炎を合併していないか」といった思考を先に進めるのが肝心だ．

尿路感染としては稀なタイプに黄色肉芽腫性腎盂腎炎と気腫性膀胱炎，気腫性腎盂腎炎がある．いずれも専門家に相談すべき疾患だ．

黄色肉芽腫性腎盂腎炎（xanthogranulomatous pyelonephritis）は病理学的な呼称で，慢性腎盂腎炎の果てに肉芽腫ができ，脂質のリッチなマクロファージのために病理組織（マクロ）で黄色に見える．ときに悪性疾患との鑑別が困難なこともある．内科的治療のみならず外科的介入を要する場合もある．

気腫性膀胱炎は気腫を伴う膀胱炎（そのまんま）であり，CT などによる画像診断である．気腫が腎周囲にあれば気腫性腎盂腎炎になる．両者は名前は似ているが別物と考えるべきで，後者のほうが予後が悪い．気腫性膀胱炎は内科的治療のみで治癒することが多いが，気腫性腎盂腎炎は大腸菌や *Klebsiella*，ときに *Candida* が原因である．菌によるガス産生は起きるが嫌気性菌など複数菌のカバーは必須ではない．ソースコントロールが必要でドレナージや，腎摘出術などを要する．ガス像が腎盂のみに限定されている「クラス1」と呼ばれる状態のみが，抗菌薬治療だけで治癒する可能性が高い．

H. 肺炎

肺炎の診断もやはり，「案外」難しい．尿路感染同様，遭遇する数が多いのでバリエーションが多々ある．肺炎の臨床像が正規分布するかどうかは知らないが，まあ，仮に正規分布すると仮定して，ど真ん中の典型的な肺炎ならばおよそ間違えない．しかし，真ん中から外れていく非典型的なプレゼンだと難しくなる．毎日見ていれば，そういう非典型例も当然増えるわけで．

急性発症の発熱，咳嗽，喀痰，ときに吸気時の胸痛などがあり，診察で胸部聴診上，低い音のクラックル（coarse crackle）が聴かれ，膿性痰を顕微鏡で見るとグラム陽性菌とか，グラム陰性菌とかが多数白血球の中で見いだせる．胸部レントゲンではバッチリ浸潤影が認められる．これが「ど真ん中」の肺炎だ．

ところが，例えば高齢者の肺炎だと咳嗽などの「呼吸器症状」が皆無なことも珍しくはない．「呼吸器症状に乏しいので肺炎は否定的です」という研修医のプレゼンを「本当に？」と何度問いただしたことか．

結局のところ，現代医学においては肺炎の存在診断はほとんど「画像」検査で行われる．胸

部レントゲン写真か，CT だ．よほど限定的なセッティングでない限り，身体診察だけで「肺炎」と断じることは難しいように思う．「肺炎ではない」と断じるのはもっと難しいだろう．

肺炎の診断は画像的になされるのだが，では画像がありさえすれば肺炎といえるかといえば，話はそう簡単ではない．本書冒頭に出した「化学性肺臓炎」のエピソードがその典型であろう．誤嚥による食物残渣が肺に炎症を起こしている．しかし，そこには感染症はないのである．

さて，肺炎診断の要は画像検査なのだが，わりと画像の撮り方で失敗も多い．

よくあるのが「胸部レントゲンでは肺炎がありました．で，CT 撮ったらやっぱり肺炎でした」というやつ．この CT，完全に無駄ですから！

医師は検査技師さんの専門性や労力を借りて診療しているのだから，「その検査をすることによって診療方針，治療方針が変化するクリティカルな検査」に注力すべきで，「検査してもしなくてもやることは一緒」な検査をオーダーしてはならない．医療費も無駄だし，余計な放射線を患者にかけるのもよくない．検査技師の無駄遣いは「ギシハラ」といって厳に慎むべきだ．日本は CT も MRI も世界一普及していて，その恩恵には感謝すべきだけど，それゆえの無駄遣いも多いのが問題だ．

胸部レントゲン写真を撮影してさらに CT が必要なのは，例えば穿刺ドレナージが必要な大量の胸水を疑っているときとか，空洞の存在が疑われるけどはっきりしないときとか，あるいは肺炎があるかどうかレントゲンでははっきりしないとか，そういう限定的な状況においてだ．大多数の肺炎患者では必要ない．

あと，肺炎の診断には造影 CT は必要ない．さらに謎なことに，腹部や骨盤まで含めて造影 CT を撮影していることもあるが，「肺炎」というアセスメントをつけたからには，腹部や骨盤部位の画像は不要だ．ましてや造影剤はアレルギーや腎障害など患者の健康を害するリスクもあるから，本当に必要なとき以外は使うべきではない．

それから，胸部レントゲン写真で空洞性病変を認めたり，あるいは疑ったりしたときに「それ，CT だ」と行きがちになるのだが，そこは要注意．まずは肺結核の可能性を念頭に置く必要がある．肺結核を疑う場合は排菌して，周囲に二次感染を起こさないかどうかを確認せねばならない．よってまず行うべきは隔離である．そして 3 回喀痰塗抹検査を行い，感染性の有無を確認する．どうせ CT で空洞の有無を確認してもしなくても，初期の治療方針には変わりはない．

市中肺炎の原因菌は，グラム染色で確認できる肺炎球菌（*S. pneumoniae*），インフルエンザ菌（*H. influenzae*），モラキセラ・カタラリス（*M. catarrhalis*）と，グラム染色で確認できない，確認し難いマイコプラズマ（*M. pneumoniae*），クラミジア（*C. pneumoniae* など），レジオネラ（*L. pneumophila* など）を考える．ウイルス性肺炎の可能性もあり，当然 COVID-19 もそのひとつだ．

呼吸器フィルムアレイ検査を用いれば，SARS-CoV-2 やインフルエンザ，マイコプラズマ，クラミジアなどの微生物を検知できる．レジオネラは尿中抗原検査を用いて診断するのが一般的だが，最近は多くのレジオネラ属を検出できる LAMP 法も有用だ（前述，p.25）．

グラム染色で確認できる菌はグラム染色と喀痰培養検査で検出する．肺炎球菌は自己融解して培養で生えないことも多く，グラム染色は特に重要である．肺炎球菌にも尿中抗原検査はあ

り，使用は可能だが，感度がやや低いのと薬剤感受性試験ができないので，やはり喀痰検査のほうがアドバンテージは大きい．

緑膿菌や黄色ブドウ球菌などが市中肺炎の原因となることはあるが，頻度は低くルーティンでの治療は必要ない．両者を見つけるためにもグラム染色は重要である．

軽症の肺炎では菌血症を伴っている可能性は低く，ルーティンの血液培養は必要ない．重症肺炎では血液培養2セットを採取したほうが良い．

市中肺炎の重症度分類には CURB-65，A-DROP，SMART-COP，PSI など複数ある．どれを用いても良いが，どの分類でも重要視されているのが高齢，呼吸状態（呼吸数や酸素化），血圧といったバイタルサイン，意識状態である．こういうところを注視する．CRP のような炎症マーカーの高い低いだけに注力すると，患者の重症度を判定し損なう．

I. 蜂窩織炎

蜂巣炎ということもある．英語では cellulitis という．細胞（cell）が炎症（-it is）を起こしているという，若干奇妙な呼称だ．Perplexity という対話型 AI に「なぜ，cellulitis なのか」と問うたら，「皮膚の下の層の細胞の炎症のことだ」という分かったような分からないような説明だった．いずれにしても日本語の「蜂窩織」や「蜂巣」も同様のイメージから来た言葉であろう．

The name "cellulitis" is derived from the word "cellulose" or "cellula," which means "little cell" in Latin, and the suffix "-itis," which denotes inflammation. It refers to the inflammation of the cells in the deeper layers of the skin caused by the bacterial infection.

実際には蜂窩織炎は「皮膚，および皮下」の炎症だ．ポイントは「皮下」にも炎症が起きていることで，よって炎症のために患部には腫脹が見られる．皮膚のみの炎症で皮下に炎症がない「丹毒 erysipelas」では腫脹は認められない．これが両者を分別する方法だ．ちなみに Perplexity さんによると，Erysipelas はギリシア語の「赤い皮膚」が語源だそうだ．さらに恥を晒すと，私はずっと丹毒を erysipela で，s は複数形だと思っていた．Erysipelas で単数の単語である．ああ，恥ずかしい．ちなみに，丹毒の「丹」とは「赤い」という意味だそうだ．

丹毒は溶連菌（streptococci, Group A, B, C, G）が原因になることが多く，蜂窩織炎は A 群溶連菌（*S. pyogenes*）とブドウ球菌が原因のことが多い．ただし，原因微生物が検出されることは多くなく，「あたり」をつけて治療してしまうことが多い．重症例では血液培養は採取する．

まれに，海や魚介類から肝硬変患者で *Vibrio vulnificus* が原因となる感染が起きたり，真水や海水曝露から *Aeromonas* が感染することがある（特に淡水で多い）．医学生や研修医諸君は「そういうこともある」くらいに捉えてくれればよいだろう．

気をつけていただきたいのは顔面の蜂窩織炎だ．特に眼窩蜂窩織炎は眼窩内にまで炎症が波及すると眼球運動や視力障害を起こしかねない．また，上顎洞上の蜂窩織炎はしばしば *Haemophilus* などのグラム陰性菌が原因になることがあり，セフトリアキソンなどやや広域な抗菌薬で治療することが多い．

動物咬傷を起点とする蜂窩織炎にも要注意だ．*Pasteurella multocida, Capnocytophaga*

JCOPY 498-02154

canimorsus, Eikinella など，通常とは異なる菌が原因となる．最近の Sanford Guide はどの動物の口腔内にどの菌が咬傷由来の感染症を起こすか，詳細に解説している．参照されたい．

　蜂窩織炎の診断はわりとストレートフォワードだが，それでも誤診はある．下腿に多く発生するが，両側対称性に腫れている場合は蜂窩織炎ではない可能性が高い．圧倒的に多いのは慢性的下腿浮腫に伴ううっ滞性皮膚炎だ．ただし，うっ滞性皮膚炎から続発して蜂窩織炎に至ることもあるので，そこは要注意．

　蜂窩織炎の鑑別診断はいくつかある．例えば，腱滑膜炎（tenosynovitis）．前腕の屈側にできるのが典型的で，手の外傷が起点となる．蜂窩織炎との違いは皮膚所見に乏しいことと，前腕伸側には圧痛がないことである．外科的処置が必要になることが多く，即座にコンサルトが必要だ．

　壊死性軟部組織感染症も鑑別にあがるが，これは項を改めて解説する．

　いずれにしても，蜂窩織炎の診断はベッドサイドでの丁寧な身体診察が 95％ である．一般的な蜂窩織炎診断には特別な画像検査は必要ないし，血液検査はベッドサイドで分かったことを追認するだけで，診断には寄与しない．ここで丁寧に診察して，皮膚・皮下の炎症なのか，その他の構造の問題なのか（例えば関節，骨，腱，靱帯など）を区別する．

　治療はセファゾリンなど，第 1 世代のセフェムを使うことが多い．連鎖球菌が血液培養などで検出されていればペニシリンでも治療可能だ．丹毒の治療もペニシリンで行うのが基本だ．アレルギーがある場合はバンコマイシンやクリンダマイシンを用いる．MRSA が原因の場合にもバンコマイシンなどが選択される．上記のグラム陰性菌などが原因の場合は菌に応じた抗菌薬治療を行う．治療期間は患部の大きさなどにもよるが 7 〜 10 日程度のことが多い．

　患部の挙上が治療には重要である．これを忘れていて「治らない．抗菌薬変えようか」となっている誤謬はよく観察する．

J. 細菌性髄膜炎

　もっともメジャーな原因菌である肺炎球菌の髄液からの検出はいわゆる感染症法の届け出対象になっている．2014 年からだが，髄膜炎は年々減少傾向だ．2013 年から小児の結合型肺炎球菌ワクチンが定期接種化されたので，その影響が出ている可能性がある．同様に，インフルエンザ菌による髄膜炎も減っている印象がある．海外と異なり，髄膜炎菌による髄膜炎は日本ではまれである．

　というわけで，以前ほどは見なくなった細菌性髄膜炎だが，非常に予後が悪く，進行も速い感染症なので，早期診断，早期のアグレッシブな治療が必須の重要な感染症だ．

　診断のポイントとなるのは髄液穿刺による髄液検査だ．ただし，時間がかかるようなら血液培養 2 セットを取り，抗菌薬を投与してから髄液検査をしてもよい．神経学的異常所見や意識障害があるとき，免疫抑制があるときなどは頭部 CT を取り，脳ヘルニアリスクがないことを確認してから髄液検査を考慮する．

　項部硬直は感度が高くないが，細菌性髄膜炎ではしばしば項部硬直はある．首を数回ふって頭痛が増悪する Jolt accentuation も陽性になることが多いが，感度は案外高くないことが最近は分かっている．

　抗菌薬を開始するのに髄液検査の結果は待たなくてよい．肺炎球菌，インフルエンザ菌，髄

膜炎菌，場合によってはリステリアをカバーするために

セフトリアキソン

バンコマイシン

　±

アンピシリン

を投与する．ヘルペス脳炎を疑ったらアシクロビルも追加する．

　髄液検査では細胞数の上昇，好中球優位，タンパク増加，糖の低下が特徴である．

　単球優位なら結核，クリプトコッカス，ウイルス，リステリアなどを考える．

　カルバペネムを推奨するガイドラインがあるが，日本の肺炎球菌の数 % では耐性菌なので，間違った治療である．

　肺炎球菌が原因であればデキサメタゾンを併用する．

K. 急性腸炎

　腹痛，下痢，嘔気嘔吐を特徴とするもので，細菌性，ウイルス性，毒素性，その他など原因は多々ある．

　いずれにしても対症療法でよくなることがほとんどで，抗菌薬治療は重症例以外は不要．

L. 急性胆管炎，急性胆囊炎

　総胆管の閉塞，狭窄を契機に発症するのが急性胆管炎，胆囊管の閉塞などで起きるのが胆囊炎だ．

　前者は腹痛や発熱が主だが，黄疸を起こすケースは現在は少ない．血液検査でビリルビン，γGTP，アルカリホスファターゼなど胆道系酵素の上昇を見ることが多い．画像で総胆管の閉塞があれば診断に寄与するが，閉塞像がないこともある．後者は肝機能異常があることもあるが，ないこともある．やはり腹痛や発熱が主で，腹部超音波でプローベが押す胆囊で痛みが誘発できれば診断の一助となる．胆囊壁の肥厚などを認めることも診断に有用だ．

　胆管炎は内科医の病気，胆囊炎は外科医の病気と覚える．ERCP で閉塞解除するのが胆管炎の治療の中心だ．胆囊炎は胆囊摘出術がファーストラインの治療である．

　次善の策として，経皮的な胆管ドレナージ，胆囊ドレナージがなされることもある．

　抗菌薬は腸内細菌や嫌気性菌をカバーする．が，こちらはサブの治療である．閉塞が解除されれば胆管炎の治療は 5，6 日程度でよく，血液培養が陽性でも大多数はこれでよい．

> Doi A, Morimoto T, Iwata K. Shorter duration of antibiotic treatment for acute bacteraemic cholangitis with successful biliary drainage: a retrospective cohort study. Clin Microbiol Infect. 2018; 24:1184–9.

M. 急性膵炎

　基本的に非感染症で，予防目的の抗菌薬は必要ない．重症膵炎でも同様だ．

Guo D, Dai W, Shen J, et al. Assessment of prophylactic carbapenem antibiotics administration for severe acute pancreatitis: An updated systematic review and meta-analysis. Digestion. 2022; 103:183–91.

二次性の感染性膵壊死（infected walled- off necrosis, WON など．ウォンとよむ）を疑った場合は血液培養，CT 検査を行い，穿刺ドレナージ，培養検査のあとで広域抗菌薬にて治療，培養結果に準じて抗菌薬を調整する．壊死部分のドレナージ，すなわちソースコントロールが治癒の決め手になる．

Ramai D, Morgan AD, Gkolfakis P, et al. Endoscopic management of pancreatic walled-off necrosis. Ann Gastroenterol. 2023; 36:123–31.

N. 感染性心内膜炎（infective endocarditis: IE）

　IE（アイイー）として知られる感染性心内膜炎だが，診断できる人とできない人のギャップが激しい．

　まず「菌血症」＝「敗血症」と勘違いしている人が案外多い．これは，外来で血液培養を取ると，レセプト査定で切られるときに強く感じる．審査委員は入院させないのに血液培養を取るのは妥当ではないと感じたのだろうが，それは「敗血症」をイメージしているからではないかと思う．敗血症患者を疑うのに帰宅させるのは合理的ではないからだ．

　後述するようにそもそも「敗血症」は「菌血症」を伴っている必要はない（しばしば伴ってはいるが）．また，「菌血症」があっても敗血症でないことはある．その代表例が IE だ．

　僧帽弁や大動脈弁などに菌が付着し，そこで疣贅（ゆうぜい）を形成する IE は，臨床的には「不明熱」の原因となる．意識状態はよく，バイタルサインも比較的安定している．呼吸器症状や腹部症状，皮膚，関節所見なども乏しく，熱源ははっきりしない．この「はっきりしない」ことが IE を強く疑うヒントになる．そういう耳で丁寧に心音を聴取すると，たいていは心雑音を聴取する．心雑音のまったくない IE はまだ経験したことがない．聞き落とされている事例はしょっちゅうだが．

　この IE の「全体像」（あるいはゲシュタルト）を知っていれば，IE を見逃すことはあまりない．取るべきは血液培養と心エコー（経食道心エコー，transesophageal echocardiography: TEE）だ．大多数の IE はそれで診断可能で，血液培養では診断できないマニアックなバルトネラとか Q 熱とか，あるいは非感染性の心内膜炎（炎症性疾患や悪性疾患に伴うもの）は極稀である．

　連鎖球菌による IE はほとんど歯からくるので口腔内の観察や歯科受診歴はとても重要だ．ブドウ球菌による IE は皮膚から来ることが多く，皮膚の診察や既往歴（アトピー性皮膚炎など）はとても重要になる．

　国家試験などでよくでる結膜下出血，Osler 結節，Janeway 病変，Roth 斑などは探しに行くけど，診断にはさして有用ではない．あくまでサブである．リウマチ因子とかは殆ど役に立たない．むしろ上記の「ゲシュタルト」を重要視する．

　弁膜疾患，人工弁置換患者，IE 既往のある患者の発熱は「そうでないと分かるまでは（until

proven otherwise)」IE である．血液培養が陰性でも「事前になにかの抗菌薬投与があったんじゃないか」とお薬手帳や受診歴，置き薬の有無などをしつこく追求する．

経胸壁心エコー（transthoracic echocardiography: TTE）は感度が低いので，IE の除外には使ってはならない．感度が低い検査を除外の根拠に使ってはならない，は非常にシンプルな教えだが，案外，多くの人は無視している．

IE 診断の基準は伝統的に Duke の基準を用いている．最新のものは 2023 年版だ．ただ，基本的には複数の血液培養と心エコーが診断の大本である事実は変わりない．以下に示すが，脚注は省略している．

（1）心内膜炎確定例

ⅰ．病理学的基準

❶疣贅，心臓組織，摘出された人工弁または縫合リング，上行大動脈グラフト（弁病変の証拠を伴う），血管内心臓植込み型電子機器（cardiovascular implantable electronic device: CIED），または動脈塞栓の中に微生物が同定され，かつ活動性心内膜炎の臨床徴候というコンテキストを持っている

または

❷疣贅内あるいは疣贅上，心臓組織，摘出された人工弁または縫合リング，上行大動脈グラフト（弁侵襲の証拠を伴う），CIED，または動脈塞栓に確認された活動性心内膜炎（急性，亜急性，慢性の場合あり）

ⅱ．臨床的基準

❶2 つの大基準

または

❷1 つの大基準と 3 つの小基準

または

❸5 つの小基準

（2）心内膜炎の可能性あり

ⅰ．1 つの大基準と 1 つの小基準

または

ⅱ．3 つの小基準

（3）心内膜炎は否定的

ⅰ．徴候 / 症状を説明する確固たる代替診断

または

ii．4 日以内の抗菌薬治療にもかかわらず再発がない

または

iii．手術または剖検で IE の病理学的または肉眼的証拠がなく，抗菌薬治療が 4 日以内である

または

iv．上記の IE の可能性あり，の基準を満たさない

Fowler VG, Durack DT, Selton-Suty C, et al. The 2023 Duke-International Society for cardiovascular infectious diseases criteria for infective endocarditis: updating the modified Duke Criteria. Clin Infect Dis. 2023; 77:518–26.

大基準は複数の血液培養からの菌の検出や，*Coxiella burnetii* など血液培養で検出されにくい菌の PCR や抗体検査陽性，心エコーや心臓 CT での疣贅の検出などである．

治療は長期の点滴抗菌薬で行う．基本的に IE は内科の病気であり，内科の病気であるべきだ．外科的介入を必要とする IE は，ほぼ全例診断の遅れから生じている．IE を「外科の病気」にしないことがフロントラインの医療者にとって重要な使命である．

抗菌薬治療は自然弁の IE か人工弁の IE かによって異なる．

連鎖球菌の自然弁の IE は感受性次第でペニシリン G か，ペニシリン G ＋ゲンタマイシンの併用を行う．

黄色ブドウ球菌の自然弁の IE は MSSA ならセファゾリン，MRSA ならバンコマイシンの治療を原則とする．

腸球菌の自然弁の IE は，*E. faecalis* ならアンピシリン＋セフトリアキソンが基本である．*E. faecium* などではバンコマイシン＋ゲンタマイシンが基本である．なお，腸球菌に関しては人工弁の IE でも選択する抗菌薬は同じである．治療期間を 4 → 6 週間に伸ばす．

連鎖球菌の人工弁の IE は，ペニシリン G ＋ゲンタマイシンの治療を原則とする．

黄色ブドウ球菌の人工弁の IE は，MSSA ならセファゾリン＋ゲンタマイシン＋リファンピンの治療を原則とする．MRSA ならばセファゾリンをバンコマイシンに置換する．

その他の IE は成書に譲る．

IE の診断が遅れたり，徒に効果の乏しい経口抗菌薬などで対応していると，弁破壊が進んで心不全を起こしたり，疣贅が塞栓を起こして脳塞栓，椎間板炎，椎体炎，腸腰筋膿瘍，腎梗塞など，さまざまな全身症状が生じてくる．ここに至ると IE は「不明熱」のゲシュタルトを失い，しばしば弁置換などの外科手術を要する「外科の病気」に転じてしまう．

IE 予防のための抗菌薬を要する人は少ない．IE の既往がある，チアノーゼの残る先天性心疾患がある，人工弁があるなどである．

歯科処置のときなどにアモキシシリン 2g を経口摂取する．現在でも「処置後」に第 3 世代セ

フェムが数日間出されたりしているが，意味のない処方である．

O. 敗血症（sepsis）

敗血症は感染症診断というより，感染症を契機とした諸症状をさす症候群と言ってもよい．肺炎で，尿路感染で，蜂窩織炎で，さまざまな感染症で敗血症に至るのだ．

敗血症（および敗血症性ショック）の定義もさまざまな団体などがさまざまに行っているが，以下に一例をあげる．

敗血症とは，生命に危機を及ぼす臓器障害が，感染症に対する宿主反応の異常調節によって起きるものである．

敗血症性ショックとは，敗血症の一部であり，循環や細胞代謝の異常が重篤なため，非常に死亡率が高まった状態である．敗血症性ショックの患者は，持続的な低血圧のために昇圧薬を平均動脈圧 65mmHg 以上に保つために必要で，適切な輸液による蘇生を試みても血中乳酸濃度が 2mmol/L 以上である．

> Singer M, Deutschman CS, Seymour CW, et al. The Third international consensus definitions for sepsis and septic shock（Sepsis-3）. JAMA. 2016; 315:801-10.

私が，自分の腑に落ちるように咀嚼した敗血症は「感染症を原因とする臓器障害」であり，そのため「致死率が高まっている」．輸液や昇圧薬を必要とするショックを伴った敗血症は敗血症性ショックである．そして，血液培養が陽性である必要は必ずしもない．

敗血症の治療は集中治療関連の治療がメインなので本書では論じない．抗菌薬治療が必要なのは当然だ．培養結果を受けて de-escalation を試みる．

P. 化膿性関節炎（septic arthritis）

多くの場合は菌血症の結果として生じる．単関節炎が多いが，まれに多関節炎になる．しかし，対称性の関節炎はまれだ．対称性急性多関節炎をみたらパルボウイルスなどのウイルス感染症を疑う．慢性であれば自己免疫疾患だ．化膿性関節炎は典型的に急性単関節炎であり，鑑別疾患は痛風発作のような結晶性関節炎だ．診断は関節穿刺にて行う．治療も穿刺ドレナージと抗菌薬である．

Q. 急性骨髄炎，慢性骨髄炎

急性骨髄炎は原則，抗菌薬治療だけで治癒する．慢性骨髄炎は腐骨を生じ，そこに抗菌薬を運ぶ血流を欠いているために，外科的処置を加味しなければ治癒は期待できない．

画像診断では MRI が最も感度が高い．ただし，発症初期には偽陰性になることもあり，検査を繰り返す必要が生じることもある．確定診断は骨生検の培養である．血行性であれば血液培養で原因菌を推測できる．

慢性骨髄炎は，感染部位を取りきってしまえば疾患は治癒に至る．しかし，しばしば患者のQOL を尊重して感染部位を残したままでデブリドマンがなされる．その場合はサプレッション抗菌薬を治癒を目指さずに投与し続けるか，一定期間抗菌薬を投与し，再発時に再度治療す

る方法などが模索されている．感染部位を残したままでは抗菌薬で慢性骨髄炎が治癒に至ることはない．高齢者などではそれも一法だが，若い患者の場合などは，再発，増悪を繰り返してそのたびにデブリドマン，切断などを繰り返していると，かなり高い位置での切断を余儀なくされることもある．それならば最初にがっつりマージンを取って切断したほうが長い目で見れば患者の QOL はよかったのではないか，と思うこともある．感染症は短期的なものも多いが，こと慢性骨髄炎治療に関しては数十年というスパンで患者の予後を計算して，治療プランを立てた方が良い．「いま，この時点では，安定しているから」という「イマココ主義」は禁物である．

R. 人工関節感染

無菌状態にある関節に感染があると「化膿性関節炎（septic arthritis）」と呼ばれる．治療は難しい．これが人工関節の感染となると，バイオフィルムを形成して菌の除去が極めて困難になる．治療はさらに難しくなる．

人工関節感染は正確には「人工関節周りの感染（periprosthetic joint infections）」と呼ぶ．

診断は無菌部位の培養にて原因微生物を検出することで行う．特に病原性の乏しい菌，例えば *Cutibacterium acnes* などでは炎症が十分にできないため，CRP などを根拠に診断を除外してはならない．非清潔部位のスワブは取ってはならない（判断の助けにならない）．理想的には複数部位から取った検体から同じ菌が検出されるのが望ましい．原因菌は他にも *S. aureus*, コアグラーゼ陰性ブドウ球菌，連鎖球菌，腸球菌などが多いが，グラム陰性菌が原因のこともある．Mandell によると 2 〜 6% は嫌気性菌が原因だ．

関節液の細胞数は多く，好中球優位なことが多い．

治療は，人工関節をどう扱うかで区別する．

まず，人工関節留置後 4 週間以内で，発症 3 週間以内，インプラントが安定しており，瘻孔形成がない場合は，人工関節は留置する作戦を取り，関節内のデブリドマンだけを行う．点滴で 1 〜 2 週間の抗菌薬を投与し，その後経口抗菌薬を投与する（debridement and implant retention: DAIR ディーエーアイアール）．

このような条件を満たさない場合は，基本的には人工関節置換を行う．

1 回で置換する場合はワンステージの置換である．この場合，点滴で 1 〜 2 週間の抗菌薬を投与し，その後経口抗菌薬を投与する．

人工関節抜去，2 〜 4 週間の時間をあける場合はツーステージの置換である．間隔を 8 週間など伸ばす場合もある．この場合，点滴で 1 〜 2 週間の抗菌薬を投与し，その後経口抗菌薬を投与する．インターバルが長期の場合は点滴 6 週間，その後 2 週間は抗菌薬フリーにして新しい関節を挿入．そのとき培養を取り，培養結果が出るまで点滴で治療，そして陰性なら抗菌薬をオフにする．この場合，培養は 10 〜 14 日間行う．

患者の状態によっては手術が不可能，困難な場合もあり，この場合は長期の抗菌薬サプレッション治療となる 図1 ．

人工関節感染の治療期間には定見がなく，今も議論の的である．以下，Sanford Guide を参照しつつ日本に合わせて改編する．あくまで 1 例なので，これが推奨療法というわけではない．

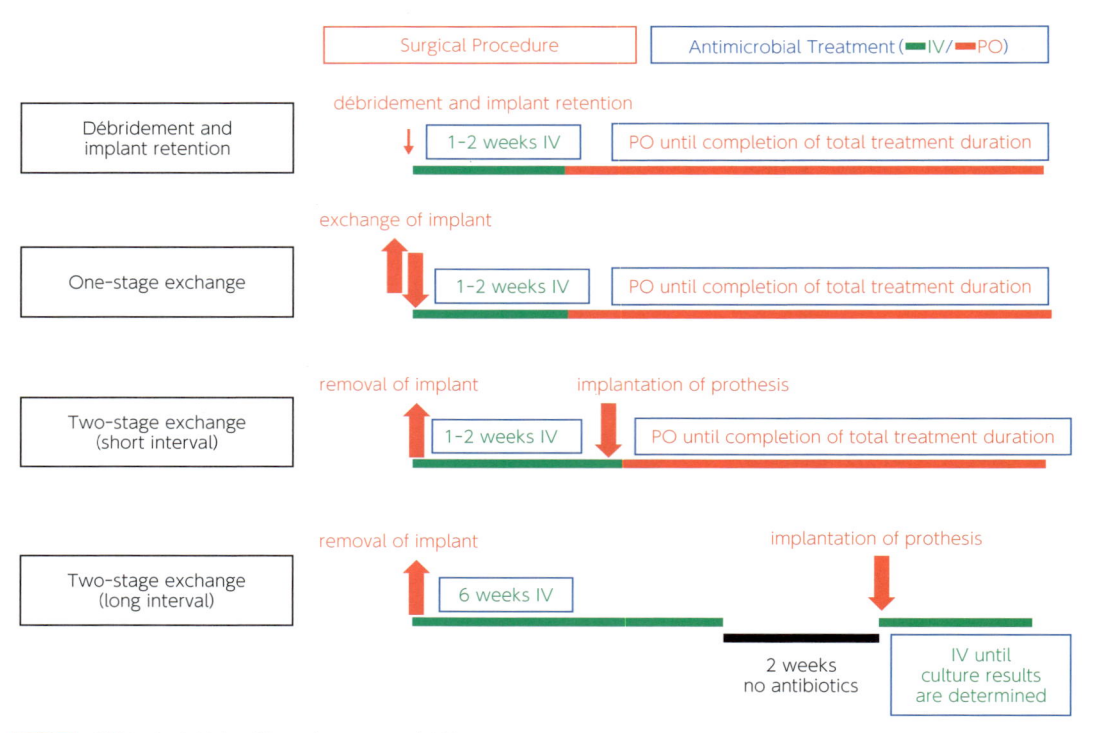

図1 手技による対応の違い（Mandellより）

（1）DAIR の場合

◆ **MSSA や MSSE が原因のとき**…セファゾリンに加えリファンピンを 2 〜 6 週間，その後セファレキシンとリファンピンを 3 〜 6 カ月．

◆ **MRSA や MRSE**…バンコマイシンに加えリファンピンを 2 〜 6 週間，その後 ST 合剤やミノマイシンとリファンピンを 3 〜 6 カ月．

◆ **連鎖球菌**…ペニシリン G を 4 〜 6 週間

◆ **腸球菌**…アンピシリンかバンコマイシンを 4 〜 6 週間

◆ *Cutibacterium acnes*…ペニシリン G を 4 〜 6 週間

（2）ワンステージ置換

◆ **MSSA/MSSE**…上記と同じで 3 カ月間
  ほかは，上記同様

（3）ツーステージ置換

◆ **MSSA/MSSE や MRSA/MRSE**…リファンピンは要らないかもしれない．治療は 6 週間．
  ほかは，上記同様で 4 〜 6 週間．

　DAIR やワンステージではリファンピンの併用が推奨されるが，その根拠は定かではない．適切な RCT のデータがないので，ここが待たれるところである．治療期間も 1 年と長期の方

が良い，という観察研究もある．

Scheper H, De Boer MGJ. Rifampin for Staphylococcal prosthetic joint infection: Do we still need a randomized controlled trial? Clinical Infectious Diseases. 2022; 74:1316–8.

Tai DBG, Berbari EF, Suh GA, et al. Truth in DAIR: Duration of therapy and the use of quinolone/rifampin-based regimens after debridement and implant retention for periprosthetic joint infections. Open Forum Infectious Diseases. 2022; 9:ofac363.

S. 院内感染症

①カテーテル関連血流感染（CRBSI），中心ライン関連血流感染（CLABSI）

　非常によくある感染症である．以下，カテ感染と略す．入院患者で静脈内カテーテルが留置されており，発熱が見られたらまずは考えるべき疾患だ．また，透析時に同様の病態で血流感染が起きることもある．透析患者が透析後に発熱した場合，本疾患をまずは考えるべきだ．

　その本質は「血流感染」であり，カテーテルは感染門戸に過ぎない．よって，カテ刺入部の炎症所見の有無は本質的には関係ない（所見があれば，可能性は高まるが）．大多数のカテ感染患者では刺入部に何の異常所見も見られない．診断は専ら血液培養によって行う．「カテ感染は，カテーテルの感染ではない」と覚えること．

　ハイリスク患者は，顆粒球減少などの免疫抑制のある患者やカテーテルの種類，カテーテル留置の期間，看護師の数など多々ある．いずれにしても，「この条件だからカテ感染はない」と言えるのはカテーテル留置のない患者のみである．

　最良の診断法は皮膚から穿刺して採血する血液培養を1セット，中心静脈ラインから採血して2セット目とし，両者から同じ菌が検出され，かつ後者での検出が前者よりも2時間以上早い場合に診断とする．複数のルーメンがあるカテーテルの場合はそれぞれのルーメンから採血するのがよいとされる．

　代替診断法としてはカテーテル先端約5cmを切断し，血液寒天培養上で転がし，15コロニー以上を陽性と判断する半定量培養がある．が，これは煩瑣な手技を要するだけでなく，陽性的中率も低いため，一般には使わないほうがよい．多くの施設では半定量培養をせずに定性的に「カテ先培養」を出しているが，これはカテーテルに定着している菌と感染原因菌を区別できないために推奨しない．

　カテーテル先端の定性培養が正当化できるのは，カテ刺入部に炎症所見が明らかであり，カテーテルに付着する菌がその炎症の原因と断定できる場合である．検査技師の多くは「カテ先培養は無駄」と分かっているので，その臨床的な文脈を丁寧に説明して，「できない医師」のレッテルを貼られないよう配慮しなければならない．

　最大の原因菌はブドウ球菌，特にコアグラーゼ陰性ブドウ球菌（coagulase-negative *Staphylococci*: CNS）である．グラム陰性菌やカンジダも原因となるが頻度は低い．

　よって，入院患者でカテ感染を疑った場合，エンピリックな治療の第1選択肢はバンコマイシンとなる．ときどき，バンコマイシンを使わずにメロペネムが入っているケースを見るがこれは間違い．

敗血症性ショックを伴う場合など，患者が致死的な状況にある場合はバンコマイシンに加えてメロペネム，そして抗真菌薬などを併用する．

　免疫抑制者で特に注意すべきは *Corynebacterium jeikeium* を原因とするカテ感染だ．第1選択薬はバンコマイシンである．

　原因菌の検出，感受性試験の結果を待って抗菌薬の de-escalation を行う．

　原因とされるカテーテルは抜去するのが原則である．

　治療期間は 5 〜 7 日であるが，カテーテル抜去ができない場合は 10 〜 14 日あるいはそれ以上の長期治療を行う．その差異，カテーテル内に生理食塩水やヘパリン，抗菌薬やエタノールを充填させる，いわゆる「ロック療法」を行うことがある．この場合のロックは lock であり，rock ではない．

　この方法が有効なのは専ら CNS で，黄色ブドウ球菌や *Candida* が原因の場合は用いないほうがよい．

　近年，米国ではカテ感染は減少傾向にある．その理由はいろいろだが，大きなインセンティブは院内感染発症時の病院への支払い減額という近年の制度であろう．何が何でも院内感染は減らしたい，と全ての関係者が意思統一できたわけだが，具体的な方法としては，

・中心静脈ラインの必要性や適切さを吟味
・留置の部位を適切に（大腿部には刺入しない）
・大きなドレープを使ってガウンなどの着用をし，超音波ガイド下に刺入
・適切なドレッシングなど
・必要なくなったカテーテルは速やかに抜去

などの方法がある．

Patel PK, Olmsted RN, Hung L, et al. A tiered approach for preventing central line-associated bloodstream infection. Ann Intern Med. 2019 Oct 1;171(7_Suppl):S16-S22.

②手術部位感染（surgical site infection: SSI）

　手術部位に起きる感染症 SSI は院内の感染症でもコモンである．その臨床像は手術の種類によって異なる．米国 CDC は術後 30 日以内に起きるもの（インプラントがあれば 90 日以内）を SSI と「定義」しているが，これはサーベイランス上の定義であり，臨床上はいろいろなバリエーションがある．

　SSI は皮膚切開面に発生する「浅部 SSI」とそれより深い位置に発生する「深部 SSI」に分類される．深部 SSI はさらに「深部切開部 SSI」と「臓器体腔 SSI」に細分されるが，実際の臨床上はここを細かく分ける必要がないことが多い．

　浅部 SSI は創部の炎症所見を目視するだけなので，比較的診断は容易だ．ただし，浅部 SSI の存在は深部 SSI の非存在を意味するとは限らないので油断しないこと．例えば，心臓手術の術後の浅部 SSI は皮膚のすぐ下に胸骨があり，胸骨骨髄炎を合併していることが多い．胸骨骨

髄炎を伴う SSI では，その下の縦隔にも炎症が波及していることも多い．

深部 SSI の診断は他の疾患の除外と画像検査などで行う．ただし，術後の画像所見と術後感染の画像所見を区別するのは容易ではなく，案外，画像は決定打になりにくい．術後という文脈で感染症を強く疑う全身性の所見（熱や頻脈，血液検査の炎症反応高値など）があり，他の診断が除外できにくい場合は積極的に深部 SSI を疑う．最終的には，深部 SSI の確定診断は手術部位をもう一度開いていただき，深部にある感染症の存在を確認するのが一番確実である．

治療は原因微生物に対する抗菌薬投与と，徹底した感染部位のデブリドマンの組み合わせで行う．十分なソースコントロールは感染症治療の最も重要なファクターであり，逆に治療失敗の最大の原因はソースコントロールの不良である．例えば，術後の腹腔内感染（臓器体腔 SSI）は，感染部位のソースコントロールをデブリドマンで十分に行い，必要な縫合不全の再縫合などができていれば，5 日程度の抗菌薬療法で治癒することが多い．

抗菌薬の選択は手術部位とそこに存在する微生物の種類による．心臓血管手術後の SSI ではブドウ球菌が原因のことが多く，セファゾリンやバンコマイシンが用いられることが多い．腹腔内感染だと腸管内のグラム陰性菌や嫌気性菌をカバーするアンピシリン・スルバクタムやセフメタゾールが選択されることが多い．培養検査の結果を待って，抗菌薬を de-escalation する．ソースコントロールが困難な場合は長期の抗菌薬治療を必要とすることもあるし，人工物のインプラントがある場合はかなり長期の治療となることも多い．人工物は抜去して入れ替えるのが理想的だが，人工血管など入れ替えが現実的でないことも多い．近年は陰圧をかける創部治療（vacuum assisted closure: VAC）も予後を改善することが示唆されている．

③発熱性好中球減少症（febrile neutropenia: FN）

エフエヌと称される．好中球が下がった状態での発熱をいう．発熱後に好中球が下がることは FN とは言わない．非常に重要なので繰り返す．好中球が下がっていることが前提なのだ．つまりは液性免疫低下状態での致死的な感染症を危惧しているのである．

好中球は $500/\mu L$ 未満とよくいうが，この数字に拘る必要はない．教科書によっては 1,000 とあるものもあるが，そこに拘る必要もない．500 だろうが，503 だろうが考え方は同じである．

FN は現象であり，病名ではない．発熱の原因を探すことが大事である．このことは診断のところで述べた．

FN で問題となるのは緑膿菌菌血症だ．好中球減少時に緑膿菌感染が起きると死亡リスクが非常に高く，数時間の間に死亡することすらあるからだ．よって，FN では血液培養など採取後速やかに抗緑膿菌作用のある抗菌薬を用いる．

ただし，現在は緑膿菌感染が FN の原因であることは多くない．ただ，頻度は低いが問題は大きいので現在も緑膿菌カバーは必須である．とはいえ，FN 発症後数日たっても熱が下がらない，培養からは緑膿菌が検出されないとき，緑膿菌が FN の原因である可能性は非常に低い．もし診断が明確になった場合は de-escalation を行うのが合理的だろう．なぜ，FN では緑膿菌をカバーするのか，本来の理由と目的を思い出せばすぐ分かる．FN だから緑膿菌—，と思考停止になっていることを散見する．より頻度が高いのは CNS などのブドウ球菌．ただし，予後は悪くないので状態が安定している患者ならばエンピリカルにバンコマイシンを始める必要はない．

FN が遷延する場合に考えるべきは真菌感染だ．特にアスペルギルスが大きな懸念材料となる．可能であれば胸部 CT をとり，ガラクトマンナン抗原を測定してワークアップする．

G-CSF を使えば好中球回復の助けになるが，患者の予後自体は改善しない．

T. ウイルス感染症の臨床像

多種多様なウイルス感染症があるので，これを全て網羅的に本書で詳説することはしない．医学生，研修医にとって特に知っておいてほしい項目をここでは解説する．

①皮疹を伴うウイルス感染

ウイルス感染症における皮疹はまず，ウイルス感染症と「そうでない疾患」を区別するのが肝要となる．例えば，二期の梅毒とか，SLE とか．

ウイルス感染症における皮疹は基本的に急性疾患である．慢性化するのは C 型肝炎ウイルスによるクリオグロブリン血症のような特殊事例，例外的事項に属する．

次に，全身性の皮疹か，局在的な皮疹か，で考える．基本的にウイルス感染に伴う皮疹は対称性の皮疹であり，非対称性の皮疹はまれだ．例外としては帯状疱疹があげられよう．

急性発症の全身性，対称性の皮疹がある場合，考えるべきウイルス感染症は麻疹，風疹，突発性発疹，伝染性紅斑（パルボウイルス B19 感染），水痘などである．

このうち，突発性発疹は解熱後の皮疹が特徴的で，病歴的に間違えにくい．ヒトヘルペスウイルス 6 か 7 が原因となる．

> 突発性発疹とは . Available at: https://www.niid.go.jp/niid/ja/kansenno-hanashi/532-exanthem-subitum.html. Accessed 28 February 2025.

伝染性紅斑は小児ではいわゆる「りんご病」で両頬の紅斑が特徴だが，成人の場合は多発関節痛を伴う，非常に薄っすらとした紅斑が体幹を中心に認められることが多い．皮疹はわかりにくく，しばしば見逃される．あと，関節痛を伴うためにいわゆる膠原病と間違えられやすい．成人発症例は比較的若い，20 〜 30 代の患者が多いような印象がある．「中年で体中を痛がっていたらパルボウイルス，高齢者であれば PMR（リウマチ性多発筋痛症，polymyalgia rheumatica）を疑え」との格言があるが，なかなかいい得て妙だと思う（が，もちろん，例外はあろう）．

> 伝染性紅斑とは . Available at: https://www.niid.go.jp/niid/ja/kansenno-hanashi/443-5th-disease.html. Accessed 28 February 2025.

> Exindari M, Chatzidimitriou D, Melidou A, et al. Epidemiological and clinical characteristics of human parvovirus B19 infections during 2006-2009 in Northern Greece. Hippokratia. 2011; 15:157–60.

水痘は，全身の水疱性病変なのでこちらも間違えにくい．鑑別疾患といえば現在ならばモンキーポックス（Mpox），あるいは天然痘のバイオテロとなろう．専門家に相談するのが望ましい．

JCOPY 498-02154

残るは麻疹と風疹となるが，麻疹は空気感染するので大きなアウトブレイクリスクとなる．風疹も妊婦の感染で先天性風疹症候群（congenital rubella syndrome: CRS）の原因となる．いずれも公衆衛生上の脅威である．両疾患の臨床像について詳細を論ずることは本書ではしないが，皮疹やプレゼンが非典型的なことも多いため，両疾患が否定できない場合は必ず隔離したうえで検査をした方が良い（抗体検査，あるいは PCR）．

> 風疹とは . Available at: https://www.niid.go.jp/niid/ja/kansennohanashi/430-rubella-intro.html. Accessed 28 February 2025.

> 麻しんとは . Available at: https://www.niid.go.jp/niid/ja/kansennohanashi/518-measles.html. Accessed 28 February 2025.

②ヘルペスにおける皮疹

ヒトヘルペス 6，7 による突発性発疹についてはすでに述べた．

ヒト単純ヘルペス 1，2（HSV-1,2）による皮疹は水疱，そして潰瘍が多発し，有痛性なのが特徴だ．口唇，あるいは陰部にできることが多い．タイプ 1 が口唇，タイプ 2 が陰部なのが一般的だが，逆のこともある．治療法は同じなのでそれほど気にしなくてよい．

水痘・帯状疱疹ウイルス（VZV）による水痘についてはすでに述べた．帯状疱疹は皮膚のデルマトームにそって発生する紅斑，水疱，疱疹などが特徴だ．非常に特徴的な皮疹なので，知っていれば間違えることは少ない．たまに皮疹を伴わない帯状疱疹（zoster sine herpete）があるので，痛みの性状（ピリピリ）や分布をよくよく聞くことが大事である．鑑別疾患は発症部位による．頭痛，胸痛，腹痛などの鑑別疾患がセットになってたち現れるが，心電図とか腹部エコーに気を取られていると帯状疱疹を見逃すことになる．

小児には帯状疱疹が発生しない，と思っている医療者がたまにいるが，そんなことはない．高齢者に多い疾患だがどの年齢層でも，基礎疾患の有無にかかわらず帯状疱疹は発症しうる．

非高齢者で繰り返す帯状疱疹があれば HIV 感染など免疫抑制状態を疑う．

③肝炎について

肝機能異常が新規に発生した場合，ウイルス性肝炎を疑う．そして非感染性の肝機能障害を鑑別に上げる．また，いわゆる「ウイルス性肝炎」以外の感染症でも肝障害は起きる．コモンなものは伝染性単核球症や梅毒であり，まれに Q 熱などが鑑別に上がる．

ウイルス性肝炎は血液や性行為で感染する B，C（そして D）型肝炎と，経口感染する A，E 型肝炎がある．A 型肝炎はアナルセックスでの感染事例もあるから性感染症という側面もある．

④リンパ節腫脹について

よく言われることだが，急性対称性リンパ節腫脹はウイルス感染が原因のことが多い．慢性対称性リンパ節腫脹は自己免疫疾患を考える．急性非対称性リンパ節腫脹は細菌感染を示唆し，慢性非対称性リンパ節腫脹は悪性疾患や結核などを考える．このアプローチはわりと役に立つ．

首周りのリンパ節腫脹は顎下，前頸部，後頸部，後頭部と分けるのが基本で，あと甲状腺も

ついでに触診する．亜急性甲状腺炎はしばしば咽頭炎などと誤診される．眼の前にあっても「見ていない（do not look, observe!）のである．

顎下はリンパ節だけでなく，顎下腺が腫脹していることもある．局所の炎症や悪性疾患，唾石症などさまざまな原因で起きる．前頸部リンパ節腫脹で有名なのはA群溶連菌による咽頭炎だ．後頸部だと伝染性単核球症を考える．後頭部リンパ節腫脹はウイルス感染などで小児によく観察される．

腋窩リンパ節腫脹も片側か両側かが大事だ．慢性であれば乳がんなどの転移が鑑別に上がるが，感染症では猫ひっかき病などが特徴的な腋窩リンパ節腫脹を起こすことがある．

鼠径部で片側のリンパ節腫脹であれば脚の感染症（蜂窩織炎など）か，STDを考える．

最近は体表で触診できるリンパ節のみならず，深部にあるリンパ節腫脹もCTなどで検知できるようになった．大動脈周囲のリンパ節腫脹はよく観察する．悪性疾患が多いが，他にも川崎病やCOVID-19後のmultisystem inflammatory syndrome（MIS），猫ひっかき病，ブルセラ症，抗酸菌感染などでも観察されることがある．

⑤ 関節炎，関節痛

まず，関節炎（他覚所見があるか）なのか，関節痛（他覚所見がない）なのかが大事だ．インフルエンザでは関節痛が起きるが，関節炎はまれだ．圧痛，腫脹，紅斑，熱感の有無，自動，他動による運動障害の有無が大事になる．膝関節や足関節，肘関節などでは，本当に「関節」の所見なのか，周囲の腱，皮膚，靭帯などの所見なのかを区別する．整形外科か膠原病内科を回ったときに訓練するとよい．

急性対称性関節炎はウイルス感染が原因のことが多い．パルボウイルス，B型肝炎，HIV，チクングニアなどなど．慢性対称性関節炎は自己免疫疾患などを考える．単関節炎であれば結晶性関節炎か化膿性関節炎が多いが，両方併存していることもある！　非対称性で数個の関節炎があれば播種性淋菌感染症を考える．

⑥ HIV 感染の臨床像とその周辺について

HIV感染が起こす後天性免疫不全症候群（acquired immunodeficiency: AIDS）は「症候群」だけあって，その臨床像は非常に多彩である．本書でこれを網羅的に解説することはできないので，

岩田健太郎，編．HIV/AIDS患者のトラブルシューティングとプライマリ・ケア頭が真っ白にならないために．東京：南山堂；2013．https://amzn.asia/d/fkgMPMG

を参照されたい．

まず，感染したあとの急性症状に注意したい．現在，ほとんどのHIV感染は性的な感染だが，性行為のあと数週間以内に起きる発熱，頭痛，皮疹，リンパ節腫脹，あるいは無菌性髄膜炎，伝染性単核球症などではHIV感染を疑う（急性レトロウイルス症候群，acute retroviral syndrome: ARS）．感染初期にはスクリーニング検査が陰性になることもあるため，HIV PCR検査を行う（本稿執筆時点で，保険適応はない）．

JCOPY 498-02154

ARS のあとは治療の有無とは関係なく自然に症状は軽快することは多い．その後は年の単位で CD4 陽性 T 細胞の破壊と減少が起き，細胞性免疫は低下していく．が，エイズ発症までは無症状のことが多い．この間，市中肺炎を繰り返したり，前述の帯状疱疹を繰り返すこともある．梅毒など他の STD を発症することもある（性行為というリスクを共有しているから，性的活発な患者は HIV リスクが高い）．こういうプレゼンテーションでは必ず HIV 検査を行うことが大切である．

日和見感染は，CD4 陽性 T 細胞数が低下したときに発症する．多くの場合はこれでエイズ診断となる．200 前後で日和見感染は発症しだすが，特に CD4 が二桁，一桁となると，あらゆる日和見感染が起こり得る．また，こうした重度の免疫不全があるエイズ患者では「オッカムの剃刀」がまったく通用せず，複数の日和見感染やその他の合併症が同時に発生することも珍しくない．誠に厄介である．すべての些細な症状や徴候も，命取りになる重大な問題を示唆している可能性がある．例えば，「ちょっとした新規発症の頭痛」がクリプトコッカス髄膜炎だったりする．

したがって，原因不明の症候群を見たら HIV 検査を積極的に行い，HIV 陽性であれば，HIV 診療に慣れたプロと一緒に診療するのが望ましい．ただし，HIV 自体は性感染が基本で感染対策も標準予防策だけだから，パニックになって「一刻一秒を争って拠点病院に搬送」とかする必要はない．HIV と聞いてパニックになるケースはとても多いが，感染対策上は非常にシンプルな感染症である．

エイズ発症の日和見感染ではもっとも多いのはニューモシスチス肺炎だ（*Pneumocystis pneumonia*: PCP）．比較的緩徐に発症する発熱と労作時呼吸苦が特徴で，心疾患を疑わないのになんで労作時呼吸苦？というプレゼンがヒントになる．胸部画像ですりガラス陰影（ground-glass opacity: GGO）が特徴的だが，画像が正常な事例もたまにある．血液検査では LDH や βD グルカンが高値のケースが多いが，感度 100% の検査は存在しないので，患者の全体像を無視して「木を見て森をみず」にならないように．確定診断は気管支鏡と気管支肺胞洗浄（bronchoalveolar lavage: BAL）検体の塗抹や PCR により，*Pneumocystis* を見つけることだが，臨床像だけで診断することもある．治療は ST 合剤，低酸素血症を伴えばステロイドを併用する．

PCP に見えるんだけど PCP じゃないときは，サイトメガロウイルス肺炎を考える．臨床像は PCP に酷似する．

中枢神経系のプレゼンテーションでは，けいれん，麻痺，認知機能の低下など多彩なプレゼンテーションがある．クリプトコッカス髄膜炎，サイトメガロウイルス脳炎，トキソプラズマ脳症，中枢神経系原発悪性リンパ腫（primary central nervous system lymphoma: PCNSL），進行性多巣性白質脳症（progressive multifocal leukoencephalopathy: PML），結核性髄膜炎，結核腫など，鑑別疾患は多い．診断アプローチや治療は前掲書（p.118 参照）を参照のこと．

眼のプレゼンテーションで多いのはサイトメガロウイルス網膜炎とトキソプラズマ脳症だ．皮疹では梅毒やカポジ肉腫（ヒトヘルペスウイルス 8 による）などが多い．その他，どの臓器におけるどの症状でもエイズ関連の合併症の可能性はある．全て手練れの専門家と一緒に診療するのが望ましい．

HIV 検査に「同意書」は必要ない．患者の「同意」が得られればそれで十分だ．要するに他

のすべての検査と同様の原則で HIV 検査を行う.

　HIV 検査が陽性になったとき，医師も看護師も，その他の職種も「守秘義務」に重々配慮しなければならない．HIV 感染の事実を家族や会社の同僚，上司に知られたくない患者は多い．「説明してくれ」と家族や会社に頼まれたとき，どのように返答するかはデリケートでトリッキーな問題だ．これも経験豊富なプロに任せるのが得策である．感染対策の指導も重要だ．HIV は性感染と出血からの感染が基本なので要するに標準予防策で十分であり，家庭での感染対策も特別な対応は必要ない．ただし，性交渉はウイルス量が安定するまで禁じた方が良い．歯ブラシやタオル，カミソリの共有，上述の個人情報の取扱い，身体障害者資格の申請や医療費の配慮，家族や友人との人間関係，金銭問題，透析や後方医療機関への紹介の困難，他の医療者の無理解や差別対策など HIV/エイズでは取り扱うべき項目が非常に多種多様で，かつ深い．単純にウイルスと T 細胞と抗ウイルス薬だけ知っておけば「診療」できるものではない．

　半分冗談，半分本気で「HIV/エイズ診療には究極のプライマリ・ケア，家庭医療の『キモ』がある」と述べている．

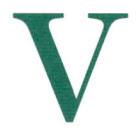

V 臨床微生物学

1. 臨床細菌学の基本

A. グラム陽性球菌

　グラム陽性球菌では，学生にはまず黄色ブドウ球菌から学ぶことをオススメしている．次いでA群溶連菌，そして肺炎球菌だ．この3つをしっかり勉強しておけば，残りのグラム陽性球菌はその都度教科書を読めば，自然と理解，納得できることだろう．

①黄色ブドウ球菌（*Staphylococcus aureus*）

　Staphylo- とはギリシャ語でぶどうの房のこと．Coccus はやはりギリシャ語で粒のこと．Aureus はラテン語で「金色の」を意味する．平板培地のコロニーでは黄色いコロニーを作るブドウ球菌だ．

　コアグラーゼを産生するのが特徴で，他のブドウ球菌とここで区別される（よって，その他のブドウ球菌はしばしばコアグラーゼ陰性ブドウ球菌，coagulase negative *staphylococci*: CNS）と称される．

　CNSと区別するのは，黄色ブドウ球菌のほうが病原性が強く，多様な臨床像を持ち，治療法にも「クセ」があるからで，臨床医学では黄色ブドウ球菌はとにかく「別物」扱いなのだ．

　黄色ブドウ球菌はさらにメチシリン感受性菌（MSSA）と耐性菌（MRSA）に大別される．メチシリンは実際には臨床現場で使わないので，MSSAはセファゾリン感受性の菌だ，と理解したほうが良い．MRSAは基本的にβラクタム系抗菌薬が効かない菌だ，と理解すれば良い．何事にも例外はあって，MRSAに効果があるセファロスポリンは（海外に）あるのだけれど．

　MRSAはさらに，市中獲得型MRSA（CA-MRSA）と病院獲得型MRSA（HA-MRSA）に分けられる．元々は名前の通り，市中感染症で見つかるMRSAをCA-MRSA，院内感染のそれをHA-MRSAと呼んでいた．本来，MRSAは院内感染の病原体として有名だったのだが，米国を中心にCA-MRSA感染が増加したのでこれが注目されたのだ．北米のCA-MRSAはしばしばPVL（Panton-Valentine leucocidin）という細胞傷害性の毒素を持ち，重症感染症の原因となるが，日本でPVL産生株は少ない．また，HA-MRSAはしばしばクリンダマイシン，ミノサイクリン，ST合剤，フルオロキノロン耐性だが，CA-MRSAではこれらに感受性を持つことが多い．CA-MRSAはβラクタム系の抗菌薬にも感受性を示すことがあるが，早晩耐性化することも多く，臨床的には使用は推奨しない．バンコマイシンの効果が低い，VISA，VRSAといった菌も存在するが，臨床現場では極めて稀である．

黄色ブドウ球菌

黄色ブドウ球菌―MSSA
|
MRSA―CA-MRSA
|
HA-MRSA

ペニシリン感受性黄色ブドウ球菌も存在する（PSSA）．最小阻止濃度（MIC）が 0.12ug/mL 以下ならば感受性と判定されるが，誘導耐性をもつために disk zone edge test が必要となる．これは平板培地にペニシリンの入ったディスクを置き，その阻止円の形状でβラクタマーゼ産生の有無を確認するのだ．βラクタマーゼ産生菌だと阻止円がシャープな線となるが，βラクタマーゼ非産生菌では阻止円の線（edge）がふわっとしたファジーなものになる．前者を崖（cliff）といい，後者をビーチ（beach）という．ビーチの場合はペニシリンで治療することを考慮する．ただし，zone edge test も感度 100% ではないため，厳密にはβラクタマーゼをコードする *blaZ* 遺伝子の PCR 検査がゴールドスタンダードとされている．PSSA のペニシリンでの治療については専門医に相談するのが良い．

　黄色ブドウ球菌が起こす疾患は多岐にわたる．ヒトの体表に定着しやすいため，皮膚軟部組織感染症の原因となりやすく，さらに骨髄炎，化膿性関節炎なども起こす．そこから血流感染に至ることも多く，院内ではカテーテル関連血流感染の原因にもなりやすい．さらに感染性心内膜炎の原因菌としても重要だ．ときに肺炎の原因にもなる．

　黄色ブドウ球菌が産生する毒素が疾患を形成することもある．

　スーパー抗原である TSST-1 などを原因とした毒素性ショック症候群（toxic shock syndrome: TSS）はその一つだ．TSST-1 が T 細胞に結合し，免疫反応，炎症反応のためにショックに至る．TSS を起こす微生物として，黄色ブドウ球菌と後述する溶連菌が有名だが，黄色ブドウ球菌による TSS は感染症を伴わないことが多く，血液培養が陰性になりやすい．発熱，下痢，ショック，皮疹など全身にさまざまな症状を起こす．タンポンに定着した黄色ブドウ球菌が TSS を起こすので有名だったが，熱傷や手術後に発生する，タンポンを介さない TSS もある．診断は臨床症状から行い，もし黄色ブドウ球菌が検出された場合は菌株での TSST-1 などの毒素を検出して診断する．治療は輸液などの全身管理とともに，クリンダマイシンや免疫グロブリンの使用を検討する（治療法は確立されていない）．

　小児では皮膚が剥離する皮膚剥奪症候群（staphylococcal scaled skin syndrome）という疾患もある．これも黄色ブドウ球菌が産生する表皮剥脱性毒素による疾患だ．もっとコモンなものは黄色ブドウ球菌が産生するエンテロトキシンによる下痢症だろう．調理者の手に毒素産生するブドウ球菌がついていて，この手から毒素が食物に伝播し，食中毒として発生することが多い．手で作る食品，例えばおにぎりとかサンドイッチが原因となることが多い．すでに作られた毒素が原因なので潜伏期間が非常に短く，摂取数時間以内に発生するのが典型的だ．「毒」が主体の疾患なので通常は抗菌薬は必要なく，対症療法だけで 24 時間程度で治癒する．脱水を回避するのが肝要である．

JCOPY 498-02154

以前は「MRSA 腸炎」と呼ばれ，入院患者が術後に「予防的」抗菌薬を投与され，その後に発生する下痢症として有名だった．ただし，現在は術中抗菌薬の使用が適正化され，本症は稀な疾患となった．「MRSA 腸炎」はほぼ全例が日本で報告されており，疫学上は奇異な存在だった．おそらく，当時は診断が難しかった *Clostridioides difficile* 疾患（CDI）の誤診だった可能性が高い．

　同様に MRSA 腎症という疾患も提唱されているが，その実態は本稿執筆時点でははっきりしていない．MRSA に限らず，感染症後に糸球体腎炎を発症することはあるようだが，専門外なのでこれ以上はここでは言及しない．

●抗菌薬治療

　MSSA にはセファゾリンを，MRSA にはバンコマイシンを使用するのが基本となる．
　MSSA に対するペニシリンの使用については前述した．

　MSSA にはその他，クリンダマイシンやミノサイクリン，フルオロキノロン，ST 合剤，セファゾリン以外のセファロスポリンなどさまざまな抗菌薬に感受性を持つ．副作用などの理由でセファゾリンを使えないときは上記の使用を考慮する．ただし，マクロライド耐性 MSSA のときはクリンダマイシンの耐性誘導が起きることがあるので「D テスト」と呼ばれる確認検査が必要となる．

　セファゾリンは中枢神経への移行性が乏しいため，髄膜炎，脳膿瘍などの中枢神経感染症ではセファゾリンを用いないことが多い．ただし，これについては近年異論もあり，「実はセファゾリンは使える」という主張もある．本稿執筆時点ではこの議論には決着がついているとはいえないため，私は MSSA の中枢神経感染症は保守的に移行性の良いセフトリアキソンなどを用いる．

　抗 MRSA 薬としてはバンコマイシンの他にダプトマイシン，リネゾリド，テジゾリドが用いられる．海外では telavancin や ceftarolien のような抗 MRSA 薬もあるが，そのポジショニングは明確ではない．

　腎機能低下などでバンコマイシンを使えない場合にダプトマイシンを選択し，肺炎などダプトマイシンが使えない場合にリネゾリドを選ぶことが多い．テジゾリドは新しい抗菌薬でまだ臨床エビデンスに乏しく，めったに用いない．

② A 群溶連菌（*Streptococcus pyogenes*）

　一般に，連鎖球菌（*streptococci*）は学習者泣かせである．本菌は A 群溶連菌とか，β溶連菌とか，膿性連鎖球菌とかさまざまな名前がついている．臨床現場では group A *streptococcus* の頭文字を取って GAS（ガス）と呼ぶことが多い．

　「A 群」とは Lancefield 抗原の名前である．β溶連菌のβとはβ溶血をするという意味で，血液寒天培地が溶血で透明に抜けるのが特徴だ．要するにこのへんは検査室での属性からつけられた名前である．ちなみに，A 群だけでなく，B, C, G, F とかいろいろある．

　本菌を黄色ブドウ球菌の次に持ってきたのは，やはり臨床像が多彩であるためだ．ただし，黄色ブドウ球菌ほど面倒くさくはない．

　第一に，GAS はほぼ全例ペニシリンに感受性があり，治療薬は基本的にペニシリンである．

黄色ブドウ球菌の抗菌薬選択よりもずっとシンプルだ．

臨床像は多彩だが，ざっくりと分けると

咽頭炎

皮膚感染

壊死性軟部組織感染

その他の免疫学的疾患（リウマチ熱，糸球体腎炎など）

に大別される．

咽頭炎を起こす GAS と皮膚感染症を起こす GAS は異なるタイプの菌であると考えられる．毒性因子である M タンパクのセロタイプが異なるのだ．

咽頭炎は 5 〜 15 歳で最も多く，新生児ではまれ，また 30 歳を過ぎると少なくなり，高齢者ではまれになる．「高齢者で喉が痛い場合は抗菌薬で治療しない疾患のことが多い」と言われる所以である．

皮膚感染症も膿痂疹などは小さな子どもに多いが，こちらは高齢者でも発症しうる．また，GAS による咽頭炎はリウマチ熱や糸球体腎炎に至る可能性があるが，GAS による皮膚感染はリウマチ熱を起こさないと言われ，糸球体腎炎についてはその因果関係ははっきりしない．

(1) 急性咽頭炎

急性咽頭炎は，発熱，咽頭痛が特徴的で，扁桃腫大があり，前頸部リンパ節腫脹が見られることが多い．臨床像が似ている伝染性単核球症では後頸部リンパ節腫脹が多いのが鑑別のポイントだ．3 歳未満の急性咽頭炎は鼻汁や微熱など，被典型的な症状を持つと言われる．いずれにしても臨床像だけでは感度は十分でないため，検査で診断を確定する．

検査は咽頭培養でもいいし，迅速抗原検査でもいいが，臨床現場では結果がすぐ出る抗原検査が便利なのでよく用いられる．

治療は 10 日間のペニシリン系抗菌薬を用いるのが基本である．アモキシシリンを用いることが多い．代替薬としてクリンダマイシンやセファロスポリンが考慮される．

(2) 皮膚感染

丹毒や蜂窩織炎の原因として知られる．また，膿痂疹なども起こす．

丹毒は溶連菌感染の可能性が高いので，ペニシリン系で治療できる．蜂窩織炎はブドウ球菌感染との区別が困難なため，セファゾリンやセファレキシンを使うことが多い．

膿痂疹などは排膿など局所のソースコントロールだけでよくなることが多く，抗菌薬を要しないことが多い．

(3) 壊死性軟部組織感染症（necrotizing soft tissue infections: NSTIs）

GAS で最重要な感染症．壊死性筋膜炎（necrotizing fasciitis）が有名だが，筋膜以外の軟部組織にも起こすことがある．ちなみに筋膜炎の英語スペルは i が多いのでご用心．ペニシリン系の抗菌薬とともに，クリンダマイシンなど毒素産生を抑える抗菌薬を併用する．アグレッシブなデブリドマンが必須．

診断で有名なのは LRINEC（ライネック）スコアである 表1 ．Laboratory risk indicator

JCOPY 498-02154

表1 LRINECスコア

項目	検査値	スコア
CRP（mg/dL）	< 15	0
	≧ 15	4
WBC（/μL）	< 15,000	0
	15,000 ～ 25,000	1
	> 25,000	2
Hb（g/dL）	> 13.5	0
	11.0 ～ 13.5	1
	< 11.0	2
Na（mEq/L）	≧ 135	0
	< 135	2
Cre（mg/dL）	≦ 1.59	0
	> 1.59	2
Glu（mg/dL）	≦ 180	0
	> 180	1

（Wong CH, et al. Critical Care Medicine. 2004; 32:1535）

for necrotizing fasciitis score の略だ．血液検査だけでスコアリングしており，CRP の比重が高い．

　壊死性筋膜炎は何度も診断してきたが，LRINEC スコアは一度も使ったことがない（笑）．感度が 36 ～ 77%，特異度 72 ～ 93% とどちらもパッとしない．

> Tarricone A, Mata KDL, Gee A, et al. A Systematic review and meta-analysis of the effectiveness of LRINEC Score for predicting upper and lower extremity necrotizing fasciitis. J Foot Ankle Surg. 2022; 61:384–9.

　このような重箱の隅っこみたいなところでチマチマ勝負するより，NSTI は全体像から診断したほうが上手くいく可能性が高い．「レンガが一個ありました．隣にもう一つレンガがありました．さらに隣にレンガがありました…」これは東京駅の説明だ．説明は正確なのだけど，これでは東京駅は想起できない（笑）．JR 神戸駅との区別もつかない（笑）．

　東京駅なら東京駅の写真を見せて，これが東京駅だ」という全体像を把握してもらったほうがずっと理解しやすい．NSTI はそのような全体像からアプローチする疾患だと思っている．これを「ゲシュタルト」と私は呼ぶ．CRP とか WBC はぶっちゃけ，どうでもよい．

　全体像＝ゲシュタルトから診断するゲシュタルト診断にフィットする疾患は多々あり，私達はそれをまとめて「診断のゲシュタルトとデギュスタシオン」という本にまとめて金芳堂から出版した．評判が良かったので続編も出た．

　そこに寄稿した「壊死性筋膜炎」の項を改変して一部抜粋，ここに掲載する．

　とにかくですね，壊死性筋膜炎は 1 例でも経験しておけば，あまり問題はないと思います．壊死性筋膜炎は，ある意味診断はシンプルで，ぼくら感染症屋みたいにたくさん見ていると「あ，またか」という感じでわりとさくっと診断できます．

しかし，1例も経験していない人には，壊死性筋膜炎はなかなかイメージしづらい疾患だと思います．この疾患は，まさに「ゲシュタルトが診断そのもの」の疾患だからです．

まずですね，以下のイメージ（ゲシュタルト）はきれいさっぱり，忘れてください．

1. 教科書の写真にあるように，病変部が壊死して真っ黒．ブラ（大きな水疱）ができていて，患部が腫れ上がり，いかにもヤバげな感じ．

2. 皮膚を切開すると，ドロドロと悪臭を伴う膿が…

3. 患者は免疫抑制や臓器障害を持つ，「いかにも」な感じの患者．

こういうのが，典型的な壊死性筋膜炎に対する「間違った」イメージ，偏見というものです．こういうイメージは，頭からきれいさっぱり消してしまいましょう．

壊死性筋膜炎は筋膜（fascia）が壊死する（necrotize）病気です．そのまんまなのですが，イメージもそのまんまなんです．ここが肝心です．つまり，腫れ上がって赤くなって…という感染症チックな炎症よりも，「壊死」が主なのです．

まずは筋膜が壊死してその周辺に壊死が波及していきます．で，筋膜って肉眼では見えませんね．ですから発症初期には肉眼で見える病変って全然ないんです．教科書の真っ黒黒なイメージは忘れましょう，というのはそのためです．ところが，「真っ黒黒」なイメージがどうしても抜けないために，初期に診断するのが難しい．3分の1のケースでは初診で見逃されています[1]．でも，初診で診断するのが肝心なんです．この疾患は時間との戦いで，数時間単位でどんどん進行していきます．ここが，ジレンマです．

で，壊死性筋膜炎のゲシュタルトは，「皮膚病変が全然，あるいはほとんどないのに患者はむっちゃ，つらそう」です．蜂窩織炎や丹毒は，炎症が目に見えるので，露骨に「赤い」．壊死性筋膜炎は，「蜂窩織炎のような赤さがないのに（主に）脚が痛い」が特徴です．

触診をすると，皮膚病変がないところにもものすごい圧痛を訴える．「なんか，おおげさな患者だなあ」と思うのですが，血圧低め，脈拍高めで脂汗をかいて，歯を食いしばってもだえている．どうもおかしい．そのままほっとくと下肢から（上肢のこともありますが，たいてい病変は下肢にあり），どんどん下腹部，さらに上へと痛みはどんどん広がっていく．こういうのを見たら壊死性筋膜炎です．で，ずっとこれを放っておくと，教科書的な「真っ黒黒」な患者になるのです．

亜型としてはフルニエ壊疽（Fournier gangrene）があります．これは会陰部の壊死性筋膜炎です．苦しそうにしている患者のシーツをめくり，ズボンを脱がすと陰部がまっ黒黒に…となる前に見つけたいものです．

壊死性筋膜炎はタイプ1とタイプ2に分かれていまして，タイプ1のほうが混合感染，タイプ2のほうがGASが原因です[2]．臨床的にはタイプ1は糖尿病や末梢血管障害といった基礎疾患を有する患者が多く，タイプ2は外傷，ヘルペス潰瘍といった皮膚の破綻を契機とすることも多いですが，「全然基礎疾患のない若者」とかも壊死性筋膜炎に罹患することがあるので，そこは要注意です．ビブリオによるものをタイプ3と称する教科書もあるようです．これも教科書的な知識ですが，小児の壊死性筋膜炎はタイプ2が多いそうで[3]，ま，そうかなあ，と思うのですが，ぼくは見たことありません．

確定診断は，治療と連動していて皮膚切開を行って筋膜のデブリドマンを行い，病理学的に筋膜の壊死を確認したり，グラム染色や培養検査で原因微生物を見つければ確定，です．

部位や病院のシステムに応じて，皮膚科医，整形外科医，形成外科医，あるいはフルニエとかだと泌尿器科医や，ときに産婦人科医の助けを借ります．

　血液検査は，白血球が上がっていて，CRP が上がっていて，ときに臓器障害が起きていて肝機能や腎機能も低下していて，DIC も起きていて…といろいろな異常が見つかりますが，まあ患者を見ていれば，「これくらい起きるかなあ」という予想の範囲内の検査異常です．ぶっちゃけ，血液検査で壊死性筋膜炎を診断することは絶対に不可能です．

　GAS による壊死性筋膜炎は菌血症あり，DIC あり，トキシック・ショック症候群（TSS）あり，といろいろ「付随」しますが，これもまた超重症患者であれば予想の範囲内のことだと思います．敗血症性ショックなのか，TSS なのか，といった厳密な峻別は不可能ですし，また（臨床的には）あまり必要ありません．言うまでもないとは思いますが，局所や血液の培養検査は必須です．

　よく教科書に CT とか MRI の所見が書いてあります．が，数時間単位でどんどん進行していく本疾患は可及的速やかな外科的処置が必要で，画像なんてチンタラ撮ってる暇はありません．そんな暇があったら，オペ室に電話して手術場あけたりすべきだろう，と思っています．あんな急性にして致死的な疾患の患者をひとり何十分も MRI に入れておくなんて，怖くてできません．画像ではいろいろな異常が見つかりますが，これも全て「後付け」な情報でして，診断・治療に寄与するとは思えません．

参考文献

1）Low DE. Nonpneumococcal streptococcal infections, rheumatic fever. In. Goldman: Goldman's Cecil Medicine. 2011: 24th ed, 1823-9.

2）Bisno AL, Stevens DL. Streptococcal Infections of Skin and Soft Tissues. N Engl J Med. 1996;334:240–6.

3）Low DE, Norrby-Teglund A. Myositis, Pyomyositis, and Necrotizing Fasciitis. In. Long: Principles and Practice of Pediatric Infectious Diseases, 4th ed. 2012. 462-8.

（「診断のゲシュタルトとデギュスタシオン」金芳堂より）

（4）トキシックショック症候群（toxic shock syndrome: TSS）

　黄色ブドウ球菌とは若干臨床像が異なり，タンポンは関係ない（p.122 参照）．血液培養は陽性のことが多い．ペニシリン系抗菌薬，クリンダマイシン，免疫グロブリンなどを大量輸液などでの全身管理とともに行う．

　日本の感染症法や感染症研究所は間違っているが，壊死性筋膜炎とトキシックショック症候群はしばしば併存するが，異なるカテゴリーの疾患である．届け出基準に TSS が入ってしまっているので，日本の統計は他国と比較ができなくなってしまっている．

https://www.mhlw.go.jp/bunya/kenkou/kekkaku-kansenshou11/01-05-06.html. Accessed 28 February 2025.

https://www.niid.go.jp/niid/ja/id/364-disease-based/ka/tsls.html?start = 1. Accessed 28 February 2025.

（5） リウマチ熱 （rheumatic fever）

日本では稀だが，途上国ではコモン・ディジーズ．

GAS による咽頭炎に続発して発生する．

心臓炎，関節炎，特有の皮疹，皮下結節，舞踏病など不思議な組み合わせの症状を示す症候群だが，医学生や研修医が詳しく知る必要はないと思う．専門医には必須項目．

（6） 急性糸球体腎炎

前述のように咽頭炎や皮膚感染に合併する．抗菌薬で予防できるかどうかははっきりしていない．

（7） 猩紅熱 （scarlet fever）

溶連菌の産生する毒素による疾患．体幹，四肢の紅斑と，いちご舌が特徴．

③肺炎球菌 （*Streptococcus pneumoniae*）

3 番目に学ぶべきグラム陽性球菌は肺炎球菌だ．

遺伝子的には口腔内にいる *S. mitis* や *S. oralis* などの連鎖球菌と 99% 以上同じであり，緑色連鎖球菌に分類される（*viridans streptococci*）．

緑色連鎖球菌というのは，血液寒天培地でα溶血して，その溶血部位が緑色に見えるからそう呼ぶ．β溶血が透明なのと対照的だ．特に感染性心内膜炎の原因菌として有名だ．我々は俗に「ビリダンス」と呼んでいる．

しかし，肺炎球菌は遺伝子ではこうした「ビリダンス」と似ても似つかぬ臨床的なキャラを持っている．遺伝子で生物を分類するプラクティスの問題点がここに端無くも示されている．余談だが．

そもそも，肺炎球菌は見た目が他のビリダンスとえらく違う．グラム染色では細長い 2 連の球菌で，周囲に白く抜ける莢膜を伴っている．グラム染色だけで「菌名」まで言ってしまうのは言いすぎなことも多いが，肺炎球菌は例外に属する．

臨床像もかなり違う．

その名の通り，肺炎の原因として有名で，その他，細菌性髄膜炎，急性中耳炎の原因としてもコモンである．若干奇妙な話だが，特発性細菌性腹膜炎（spontaneous bacterial peritonitis: SBP）の原因としてもメジャーだ．

その他，さまざまな感染症を起こしうるがいずれもまれなので医学生，研修医が暗記するほどのことはないと思う．もし診療現場で遭遇したら，その都度勉強すればよい．

Austrian syndrome は肺炎球菌による肺炎，髄膜炎，感染性心内膜炎のトリプル・コンディションを指す．ただしまれである．ちなみにこの疾患はオーストリアとは何の関係もなく，Austrian さんは人名である．

急性中耳炎のような小さい部位の感染症は大多数は抗菌薬無しで治癒可能だ．重症例には抗菌薬を投与する．

肺炎球菌の感受性ブレイクポイントは髄膜炎と非髄膜炎で異なる．非髄膜炎ではペニシリン

JCOPY 498-02154

表2 CLSI M-100 Ed 33より

	MIC（μg/mL）			
	S	I	R	
Penicillin（経静脈的投与）	≦ 2	4	≧ 8	非髄膜炎
	≦ 0.06		≧ 0.12	髄膜炎
cefotaxime	≦ 1	2	≧ 4	非髄膜炎
	≦ 0.5	1	≧ 2	髄膜炎
meropenem	≦ 0.25	0.5	≧ 1	

（注射薬）のブレイクポイントは2μg/mLであり，日本で検出される肺炎球菌のほとんどはペニシリン感受性菌である．よって，第1選択薬はペニシリンである．第2選択薬はマクロライドが選ばれることが多かったが，日本では耐性菌が8割程度と多いため，セフトリアキソンなどを用いる．レボフロキサシンのようなレスピラトリーキノロンはできるだけ温存したいため，入院が必要だが経口薬で治療せざるをえない，といった特殊な事例などに用いる．神戸大学病院の2022年のアンチバイオグラムによると，非髄膜炎基準でペニシリンGの感受性は100%，セフトリアキソンで94%，レボフロキサシンで88%であった．重症肺炎で肺炎球菌が原因と考える場合は，むしろキノロンは使わないほうがよいのかもしれない．

髄膜炎の場合，ペニシリンのブレイクポイントは0.06μg/mLであり，感受性菌は少ない．第1選択薬はセフトリアキソンおよびバンコマイシンの併用で，セフトリアキソンの感受性を確認する．なお，一部の文献にメロペネムなどのカルバペネムを細菌性髄膜炎に推奨しているものをみるが，日本でみつかる肺炎球菌の場合，メロペネムよりも第3世代セフェムやバンコマイシンのほうが感受性が良いので，合理的な選択肢ではない．2022年の厚生労働省（JANIS）のデータでは，髄液検体でのセフォタキシムとバンコマイシンの感受性菌は100%，メロペネムのそれは98.4%だった．髄液検体以外ではメロペネム耐性肺炎球菌は6.2%もいた（セフォタキシムでは1%）．ちなみに，メロペネムについては髄液検体と非髄液検体でのブレイクポイントの違いはない **表2** ．

④ *Enterococci*（*Enterococcus*）

腸球菌という．単数形だと*Enterococcus*，複数形なら*Enterococci*だ．Enteroが腸，Coccusが球だから，そのまんまだ．*Enterococcus*は以前は*Streptococcus*と言われたこともあった．菌の名前はコロコロ変わるから要注意だ．その名の通り，腸球菌は連鎖を作るのだが，鎖の長さが短めなのが特徴だ．ただ，ときにものすごく長い鎖になることもある．

臨床的にもっともよく遭遇するのは*E. faecalis*と*E. faecium*だ．現場では「フェカーリス，フェシウム」と呼ぶ．どちらも語源がウンコなのは興味深い（さして，興味深くもないか）．基本的に，前者はアンピシリンで，後者はバンコマイシンで治療するところが最大のポイントだ．また，比較的稀ではあるが，バンコマイシン耐性腸球菌（vancomycin resistant *Enterococci*: VRE）が治療困難な感染の原因となることがある．*VanA*などの耐性遺伝子を持つ．その場合はダプトマイシン（にアンピシリンなどを併用）やリネゾリドなどが治療選択肢となる．VREにダプトマイシン単剤で使用すると薬剤耐性化が助長されやすい．

E. faecalis の重症感染症，例えば感染性心内膜炎などではアンピシリン単独治療ではなく，ゲンタマイシンのようなアミノグリコシドか，セフトリアキソンとの併用療法が必要となる．一般に腸球菌にはセファロスポリンは効果を示さないのだが，これは一種，例外的なセフェムの使い方となる．感受性試験で高レベル・アミノグリコシド耐性（ゲンタマイシンでは MIC ＞ 500μg/mL）があれば，セフトリアキソンを用いる．

　腸球菌は人の腸内に常在する菌で，腸にいる限りにおいては病気の原因とはならない．しかし，尿路感染や菌血症，感染性心内膜炎など，腸の外ではさまざまな疾患の原因となる．

　腸球菌に対するテトラサイクリンやキノロンについては，賛否両論である．尿路感染など比較的シンプルな感染症で選択的に用いることができる．CLSI の M100 でもこれらの感受性は尿路感染に対してのみ，と記されている．

> ■**ミニコラム　Lantibiotic とは**
>
> 　**Lantibiotics とは抗生物質（antibiotics）の一種で，多環状ペプチド構造をしている．チオエーテル・アミノ酸のランチオニンやメチルランチオニンが入っている．Blautia producta という嫌気性菌の一種が分泌する lantibiotic が VRE の感性を戻す作用があるという．これを活用して，VRE 保菌者を減らすことが将来，可能になるかもしれない．**
>
> Kim SG, Becattini S, Moody TU, et al. Microbiota-derived lantibiotic restores resistance against vancomycin-resistant Enterococcus. Nature. 2019; 572:665–9.

---

⑤ VRE

（1） *E. gallinarum, E. casseliflavus*

　比較的稀だ．とはいえ臨床現場でたまに遭遇する．*E. gallinarum* や *E. casseliflavus* は運動性を示す短い連鎖球菌だ．

　尿路感染症や菌血症など，他の *Enterococci* 同様の疾患を起こす．両菌は *vanC* 遺伝子を持っているとバンコマイシン耐性となる．しかし，アンピシリンなどには感受性を持つことが多いので，分かっていれば治療は必ずしも難しくはない．

（2） *E. raffinosus, E. avium*

　E. raffinosus には運動性がない．ときに *vanA* 遺伝子や *vanD* 遺伝子を持ち，バンコマイシン耐性となる．名前が示唆するように，ラフィノーゼ（raffinose）を代謝できるところが *E. avium* との違いである．

　バンコマイシンを使用できればバンコマイシン，他にリネゾリドなどを用いる．*E. avium* は脳膿瘍などをまれに起こす．病原性は *E. faecium* ほどではないものの比較的高いとされる．治療法は確立されておらず，バンコマイシン，リネゾリド，シプロフロキサシン，感受性があれ

JCOPY 498-02154

ばアンピシリンなどが使用されてきた.

細川直登. Microbiology round - 亀田総合病院 感染症内科. Available at: https://www.kameda.com/pr/infectious_disease/post_279.html. Accessed 28 February 2025.

Toc DA, Pandrea SL, Botan A, et al. Enterococcus raffinosus, Enterococcus durans and Enterococcus avium Isolated from a Tertiary Care Hospital in Romania—Retrospective Study and Brief Review. Biology. 2022; 11:598.

Mastroianni A. Enterococcus raffinosus endocarditis. First case and literature review. Infez Med. 2009; 17:14–20.

Park SY, Park KH, Cho YH, et al. Brain Abscess Caused by Enterococcus avium: A Case Report and Review of the Literature. Infect Chemother. 2013; 45:335–8.

⑥ Viridans streptococci

　緑色連鎖球菌だ. Viridans とは「緑色」を意味するラテン語由来の言葉である. アルファ溶血して血液寒天培地が緑色っぽく見えるのでこう呼ばれる（ベータ溶血すると透明に抜ける）. 菌の総称なので, viridans streptococci は二名法を用いた名称ではなく, よってイタリックにもしない. ランスフィールド抗原を作らないので, グループなんとか, 連鎖球菌には入らない.

　連鎖球菌の分類はややこしく, おまけにしょっちゅう変わる. 学習者泣かせだが, ここは辛抱して付き合っていただきたい.

　2022 年の分類によると, viridans streptococci は以下のように大別される.

　S. mitis グループ
　S. anginosus グループ
　S. mutans グループ
　S. salivarius グループ
　S. bovis グループ

　S. mitis グループには, S. mitis, S. infantis, S. sanguinis, S. parasanguinis などが含まれる. 微生物学的にはここに肺炎球菌（S. pneumoniae）も入るが, 臨床的にキャラが全然違うので, 我々はこいつを一緒にくくりはしない.

　S. anginosus グループには, S. anginosus subsp. anginosus, S. constellatus subsp. constellatus, S. intermedius などがいる. 亜種（subspecies）が入っているのでさらにややこしくなっている. 昔は S. milleri と呼ばれており, 膿瘍形成をしやすい菌と言われてきた.

　S. mutans グループには, S. mutans, S. sobrinus などが入る.

　S. bovis グループには, S. gallolyticus subsp. gallolyticus, S. gallolyticus subsp. pasteurianus, S. gallolyticus subsp. macedonicus, S. infantarius subsp. coli, S. infantarius subsp.

infantarius などが入る．特に *S. gallolyticus* subsp. *gallolyticus* と大腸がんとの関連が指摘されており，本菌の菌血症では大腸内視鏡などのスクリーニングが必要である．

A Review on Updated Species List of Viridans Streptococci causing Infective Endocarditis. JPure Applied Microbiol. 2022; Available at: https://microbiologyjournal.org/a-review-on-updated-species-list-of-viridans-streptococci-causing-infective-endocarditis/. Accessed 28 February 2025.

Taylor JC, Kumar R, Xu J, et al. A pathogenicity locus of Streptococcus gallolyticus subspecies gallolyticus. Sci Rep. 2023; 13:6291.

Viridans streptococci の特徴は，口腔内の常在菌であり，菌血症を起こし，そして感染性心内膜炎を発症するメジャーな菌ということである．特に多いのが *S. anginosus* subsp. *anginosus*，*S. gallolyticus*，*S. infantarius* subsp. *coli*, *S. sanguinis* である．

基本的にはペニシリンに感受性があり，MIC が大きくなっても高用量であれば治療が可能である．しかし，ST 合剤やキノロン，テトラサイクリンやマクロライド耐性菌は珍しくない．また，第 3 世代セフェムに耐性のこともあり，肝を冷やすことがある．ダプトマイシン耐性が急速に獲得されることがあり，これも要注意だ．

MIC の大きな viridans の場合，心内膜炎ではゲンタマイシンを加えてシナジー効果を得ることがある．その場合，心内膜炎の治療期間は 2 週間で良いと教科書やガイドラインには書いてあるが，私は怖くて真似したことがない．

⑦ GBS（*S. agalactiae*）

ジービーエスと呼ばれるこの菌は，GAS 同様，β溶連菌である．GAS が「ガス」なのに，GBS が「ジービーエス」なのは一貫性がないが，呼称というのはしばしば理不尽に決められるので，仕方がない．

GBS は消化管，女性の尿道や腟に常在することがある．そして分娩時に垂直感染を起こし，新生児の敗血症や髄膜炎の原因となることが知られてきた．そのため，妊婦に妊娠 35 〜 37 週での腟や直腸スワブ培養による，GBS スクリーニングが推奨されることとなり，GBS キャリア妊婦は，分娩時のペニシリン G あるいはアンピシリンによる予防的抗菌薬が推奨されることとなったのである．しかし，この予防抗菌薬は出産後の児の感染症を予防する効果は乏しく，日本での GBS 感染症は減っていない．

Takeuchi N, Chang B, Takeshita K, et al. Epidemiology and bacterial characteristics of invasive group B streptococcus disease: a population-based study in Japan in 2010–2020. Epidemiol Infect. 2022; 150:e184.

近年では小児のみならず，成人での感染症も増えている．糖尿病など，基礎疾患を持つ患者の増加が原因の可能性がある．高齢者での侵襲性 GBS 感染症も多い．

基本的にペニシリンに感受性があり，ペニシリン G あるいはアンピシリンが第 1 選択肢の治療薬となる．

⑧ C 群, G 群溶連菌

GAS や GBS 同様, ベータ溶血を起こすことがあるのが, C 群, G 群溶連菌だ. 病原性は GAS/GBS よりも弱いが, 高齢者の増加などで, 最近になって臨床現場で見ることが増えた. 咽頭炎や蜂窩織炎, 菌血症などの原因となる. 治療はペニシリン G などである.

ちなみに, かつて D 群溶連菌と呼ばれていたのが現在の腸球菌だ. 他にも E 群, P 群, R 群, U 群とかあるそうだが, 臨床現場ではお目にかかることはない.

de Moor CE, Thal E. Beta haemolytic streptococci of the Lancefield groups E, P and U: streptococcus infrequens. Antonie Van Leeuwenhoek. 1968; 34:377–87.

Koehne G, Maddux RL, Cornell WD. Lancefield group R streptococci associated with pneumonia in swine. Am J Vet Res. 1979; 40:1640–1.

⑨ 栄養要求性連鎖球菌 (NVS)

Nutritionally variant *streptococci* (NVS) は, ときどき臨床現場でお目にかかる. 同定が難しいのがポイントだ. 昔は *Streptococci* の仲間だったが, 遺伝子解析の結果, *Abiotrophia* と *Granulicatella* となり, 菌名は覚えにくくなった. 特に *A. defectiva* は重症の感染性心内膜炎を起こすことがある. 好中球減少のあるがん患者での菌血症を起こすこともある.

同定が比較的困難で通常の血液培養では生えず,「培養陰性の心内膜炎 culture negative endocarditis」の原因となることがある. 平板培地に黄色ブドウ球菌をまくと, その周りに菌が増殖することがある (staphylococcal streak). チョコレート寒天培地で増殖しやすい. 質量分析で菌名レベルまで同定できるようになった.

江成博. 栄養要求性レンサ球菌の検出と同定に関する問題点. 日本臨床微生物学雑誌 = The Journal of the Japanese Society for Clinical Microbiology. 2015; 25:10–8.

比較的ペニシリン耐性菌が多い. 心内膜炎ではペニシリンに加えて 2 週間のゲンタマイシンで治療することが多い.

B. グラム陽性桿菌

グラム陽性球菌に比べると, 臨床的に遭遇する頻度が低いグラム陽性桿菌 (GPR) だ. 臨床的には「嫌気性菌」と「それ以外」に大別される. ここでいう「嫌気性菌」とは臨床的なカギカッコ付きの「嫌気性菌」であり, 微生物学的には obligate anaerobes, 酸素があると死ぬ, あるいは発育できない菌だ. GPR で嫌気性菌は *Clostridium* である. それ以外の臨床的に重要な GPR は嫌気性菌ではない. それは,

Bacillus
Corynebacterium
Listeria

である．他にも人間に疾患をもたらす GPR は存在するが，初学者は上記だけ抑えておけば十分だろう．

① *Clostridium*

臨床的に重要な *Clostridium* は毒素を産生するのが特徴だ．ただし，毒素が起こす臨床像は菌によって全然違うので，菌ごとに別々に学習するのがよい．

C. tetani
C. botulism
C. difficile
C. perfringens

（1）*C. tetani*

破傷風菌である．破傷風の原因となる．土壌に存在する菌で，皮膚の傷などから感染する．農業や震災被害，あるいは震災復興のボランティアなどがリスクになる．日本では毎年 100 例強の報告がある．

> 破傷風とは．Available at: https://www.niid.go.jp/niid/ja/kansennohanashi/466-tetanis-info.html. Accessed 28 February 2025.

テタノスパスミンという毒素を産生し，運動ニューロン末端のシナプス前部位から入り込み，逆行して脳幹や脊髄に至る．毒素はさらにニューロンを下降し，筋硬直（rigidity）や筋けいれん（spasm），自律神経系の交感神経系亢進を起こし，副腎からのカテコラミン産生が防げなくなる．潜伏期は 3 〜 21 日で，平均 10 日程度だ．

臨床的には全身性（generalized tetanus），局所性（localized），そして頭部（cephalic）の破傷風に大別される．さらに新生児の破傷風（neonatal）も別分類する場合もある．病変部位の筋硬直がずっと起こりっぱなしになり，例えば上腕の屈曲と伸展が同時に起きるため，体中が突っ張った感じになる．背中が反り上がった状態が後弓反張（opisthotonos）であり，顔面筋のけいれんでいつも口角がつり上がって「笑っているように見える」状態を痙笑（risus sardonicus）という．開口障害（locked jaw, trismus）も起きる．急性開口障害の鑑別疾患はそう多くないので，これが見られ，特に関節や筋肉の局所所見（脱臼や炎症など）がない場合は破傷風を考える．

診断は臨床的に行う．微生物検査などで菌が単離されることは稀である．臨床像が特徴的なので鑑別診断も少ない．ストリキニーネ中毒が似たような臨床像を示すと言われるが，私は探偵小説以外でこの診断にお目にかかったことがない．

破傷風は「いわゆる」感染症らしい感染症ではなく，炎症を伴わない．その管理も全身管理が中心であり，多くの場合は集中治療室（ICU）でのケアとなる．

治療の主眼は「時間稼ぎ」にある．すなわち，テタノスパスミンの影響がなくなるまでの間，気道を確保し，ベンゾジアゼピンなどで鎮静をかけ，ベクロニウムなどで筋弛緩する．筋けいれんなどの症状緩和のためにマグネシウムやβブロッカーなども投与されるが，このあたりは

JCOPY 498-02154

集中治療医にお任せしている.

　破傷風免疫グロブリンを投与する．破傷風トキソイドも投与する．抗菌薬の効果ははっきりしないが，通常はメトロニダゾールを用いる（ペニシリンを用いるという選択肢もある）．光や音刺激が筋硬直を増悪させるので，静かで暗い環境を確保する．このような全身管理を行いつつ，患者の症状が改善するまで待つ．

　予防は予防接種にて行う．これは予防接種の項で解説する.

（2） *C. botulism*

　ボツリヌス症も毒素による疾患だが，破傷風とは逆に全身性の筋弛緩が起きる疾患だ．頭部から対称性の麻痺が下降していくのが特徴だ（descending paralysis）.

　ボツリヌス症は，「嫌気性菌」であるボツリヌス菌を有する食物の摂取で感染する．空気を伴わない真空状態ができる食物がリスクとなる．日本では過去にイズシ，辛子蓮根，あずきばっとう（ぜんざい入りのうどんらしい），レトルトのハヤシライスなどで事例があるが，要は真空状態の食品であればいずれもボツリヌス菌感染のリスクとなる．摂取後，1日以内に発症することが多い.

　また，テロリストが生物兵器としてボツリヌス毒素を用いるリスクも議論されている.

> ボツリヌス症とは．Available at: https://www.niid.go.jp/niid/ja/kansennohanashi/7275-botulinum-intro.html. Accessed 28 February 2025.

　特に小児で問題になるのはハチミツであり，よって1歳未満の子供にハチミツをなめさせてはならない．なぜ，ハチミツだけ小児がリスクとなるかについてははっきり分かっていないが，小児の腸の常在細菌が未発達で毒素を消化できないからだという．ならば他の食品でも同じだろう，と思うがハチミツにのみこの小児禁忌の推奨がでている.

> ENY-128/AA142: Infant Botulism and Honey. Available at: https://edis.ifas.ufl.edu/publication/AA142. Accessed 28 February 2025.

　診断は基本的に臨床的に行われる．鑑別疾患には重症筋無力症やLambert-Eaton症候群，ダニ麻痺などがある．Guillain-Barré症候群もしばしば鑑別に上がるが，こちらは下腿から上昇する麻痺（ascending paralysis）であり，また腱反射の消失が早期にみられる（ボツリヌス症では早期に腱反射消失は認めにくい）.

　確定診断はマウスを使ったボツリヌス毒素の検出（バイオアッセイ）である．日本では厚生労働省に相談して，都道府県や国レベルの研究所レベルの検査室で調べてもらう.

　治療は破傷風同様全身管理となるが，ボツリヌス抗毒素を投与する．乾燥ボツリヌスウマ抗毒素は国が保管している．乳児には通常使用しない（米国などでは乳児用の抗毒素もある）．抗菌薬は投与しない.

（3） *C. difficile*

　Clostridioides difficile infection, CDIは病院内感染症で，毒素を産生することによる下痢症状がメインである．昔は偽膜性腸炎と呼ばれていた.

「MRSA 腸炎」との関連についてはすでに述べた．乳児では CDI はまれで，これは腸管上皮のトキシン A に対する受容体が未発達なためと言われる．

病院内での抗菌薬曝露で腸内細菌の乱れが起き，薬剤耐性菌である *C. difficile* の疾患が起きる．抗菌薬以外では，高齢者やプロトンポンプ阻害薬などの胃薬の使用がリスクとなる．

厳密には，*C. difficile* は Clostridium ではなく，Peptostreptococcaceae 科に属する．よって，「*Clostridium* っぽい」意味を込めて，*Clostridioides* と呼ばれる．ま，臨床的にはどうでもよい小ネタだ．

C. difficile はトキシン A，トキシン B の 2 種類の毒素を産生する．毒素を産生しない菌は疾患を起こさない．

病院内の下痢患者で，便検査で GDH（glutamate dehydrogenase）とトキシン A，B アッセイを行う．また，トキシンをコードする遺伝子検査も現在は行われている（NAAT）．特殊な培地を用いて *C.difficile* を培養で検出し，トキシン産生を確認して診断することもできる．菌の存在自体だけでは CDI と診断しないことがポイントである **図1**．

それぞれの検査に長所と欠点がある．まず NAAT だが感度はよい．しかし，遺伝子はあってもトキシンを産生していない菌もいるので特異度は必ずしも良くない．また，NAAT は比較的高額である．

GDH は *C. difficile* に特有の酵素反応を確認する．しかし，トキシン産生菌と非産生菌を区別することはできない．

トキシン・アッセイは特異度は高く，陽性ならば CDI の可能性が高い．感度については検査キットによりまちまちである．

学会ガイドラインの診断アルゴリズムを引用する．GDH 陰性，トキシン陽性の選択肢が何

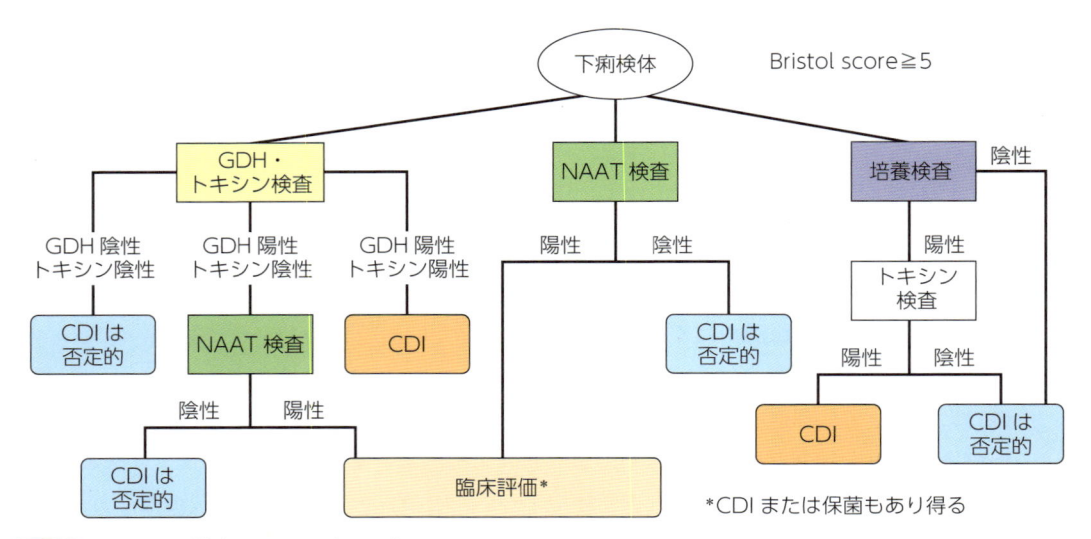

図1 *C.difficile* 検査のフローチャート
（日本化学療法学会・日本感染症学会．CDI診療ガイドライン作成委員会，編．*Clostridioides difficile* 感染症診療ガイドライン2022．Available at: https://www.chemotherapy.or.jp/uploads/files/guideline/cdi_shinryou7101.pdf
https://www.kansensho.or.jp/uploads/files/guidelines/guideline_cdi_230125.pdf Accessed 28 February 2025.）

故かないが，そのときは NAAT で判断するのだろう．

治療は欧米の CDI と日本の CDI では若干異なる．これは，欧米の *C. difficile* がメトロニダゾール不応例が多いのと，重症化しやすいためである．重症例ではメトロニダゾール，重症例では経口バンコマイシンが選択される．再発リスクがある場合はフィダキソマイシンを用いることもある．経口摂取不能な場合は注射薬のメトロニダゾールも用いる．抗トキシン B 抗体も用いることが可能だが，再発リスクの高い患者（免疫抑制者，重症者，過去 3 回以上の既往歴など）の場合である．私はまだ使ったことがない．

(4) *C. perfringens*

C. perfringens は食中毒とガス壊疽という 2 つの極端に異なる疾患の原因となる．

食中毒を論ずるとき，*C. perfringens* はしばしばウエルシュ菌と呼ばれる．これは本菌の発見者が William Henry Welch であり，本菌がかつて *Clostridium welchii* と呼ばれていたことに由来する．それならばウェルチ菌だと，というか，なんでウエルシュの「エ」は大きいの？とツッコミどころは多々ある．感染症研究所や厚生労働省のサイトだとウエルシュ菌，農林水産省のサイトだとウェルシュ菌とある．私はややこしいのは嫌いなので，*C. perfringens* としか呼ばない．

食中毒は *C. perfringens* が作るエンテロトキシンによる．熱抵抗性が高いので，加熱したあと冷蔵保存したチャーハンやカレーなどでも発症する．症状は軽いことが多い．治療は対症療法だ．

> ウエルシュ菌感染症とは. Available at: https://www.niid.go.jp/niid/ja/kansenno-hanashi/324-c-perfringens-intro.html. Accessed 28 February 2025.

ガス壊疽（gas gangrene）は，外傷後などに創部から感染したときに起きるもので，広義の壊死性軟部組織感染症（NSTIs）と病態はよく似ている．最近では Clostridial myonecrosis とも呼ばれる．劇症型の敗血症，敗血症性ショック，皮膚の紫斑やブラ，疼痛，腎不全や肝不全などが見られる．

血液培養は 15% 程度で陽性となる．組織培養と組み合わせて診断する．治療は NSTI 同様，デブリドマンとペニシリン，そしてクリンダマイシンである．高圧酸素療法が効果的という見解もあるが，その評価は定まっていない．

② *Bacillus*

炭疽菌（*B. anthracis*）は 2001 年のバイオテロで利用されたことで有名になった（後述）．その他の *Bacillus* は土壌に存在するし，しばしばヒトの腸にも常在する好気性菌で，疾患の原因になることは少ない．臨床的には食中毒とカテーテル関連血流感染（CRBSI）が問題となる．

(1) *B. cereus*

食中毒は，*B. cereus* による．「セレウス菌」と呼ばれることも多い．黄色ブドウ球菌や *C. perfringens* 同様，毒素産生型で，食べて数時間で発症，短期間で自然に治癒するものが多い．*B. cereus* は芽胞を作り，加熱にも抵抗性があるため，チャーハンやピラフで多いと言われてき

た．しかし，ポテトサラダのマヨネーズや，バーベキューなどで発生することもある．

伝統的に，*Bacillus* が血液培養で検出されてもコンタミネーションとみなされることが通例だった．しかし，近年，*Bacillus* 菌血症は病院内では珍しくない．特に日本で本菌の菌血症が多い印象があるが，これは海外にはないアミノ酸点滴製剤を日本では頻用しているためなのかもしれない．

Kutsuna S, Hayakawa K, Kita K, et al. Risk factors of catheter-related bloodstream infection caused by *Bacillus cereus*: Case-control study in 8 teaching hospitals in Japan. American Journal of Infection Control. 2017; 45:1281–3.

治療はバンコマイシンやリネゾリドが選択されることが多い．

(2) 炭疽（anthrax）

もともとは羊の毛を刈る職人が *B. anthracis* の芽胞を吸い込み，発症することが多かった．スペインからギリシャ，トルコ，イラン，パキスタンに至る地域で発生が多く「炭疽菌ベルト」と呼ばれている．近年は郵便物に菌を入れたバイオテロや，イラクなど戦地に赴いた軍人での発症が認められている．日本では 2000 年の動物での症例以降報告はないが，土壌に存在する菌なために，発生しない保証はない．

炭疽とは　https://www.niid.go.jp/niid/ja/kansennohanashi/435-anthrax-intro.html Accessed 28 February 2025.

炭疽とは炭のような黒い皮膚病変がみられることからその名がついた．このような皮膚炭疽以外に摂取による腸炭疽，そして吸入による炭疽がある（inhalation anthrax）．日本ではよく「肺炭疽」と呼ばれているが，実際の病変は縦隔リンパ節にあるのでミスノマーだ．胸部画像では縦隔リンパ節の感染，その後の出血による縦隔の拡大が見られるのが特徴的である．

Abramova FA, Grinberg LM, Yampolskaya OV, et al. Pathology of inhalational anthrax in 42 cases from the Sverdlovsk outbreak of 1979. Proc Natl Acad Sci U S A. 1993; 90:2291–4.

治療はシプロフロキサシンやドキシサイクリンなどが選択されることが多い．ペニシリンに感受性を持つ菌も多いが，特にバイオテロの場合は薬剤耐性菌のリスクも考慮せねばならない．

③ *Corynebacterium*

Coryne は日本でも「コリネ」と呼ばれるが，これはギリシャ語の koryne, 棍棒が語源である．グラム染色で見ると短いグラム陽性桿菌なのが特徴で，英語の文献ではよく「漢字みたい（Chinese characters）」と言われるが，全然漢字には見えない（p.139 **図2** 参照）．同様の形の菌は全て Coryneform bacteria とひとくくりにされる．

Arcanobacterium とか Rothia などだ．Coryneform bacteria は環境中に広く存在し，ヒト，その他の動物の皮膚や粘膜にもいる．だから，血液培養や喀痰培養で検出されても，昔はコンタミネーションやコロナイゼーションとして扱ってきた．唯一の例外が *C. jeikeium* で，これが血液培養で検出されたら真の菌血症として治療せよ，と教えられたものだ．もう一つ重要な

JCOPY 498-02154

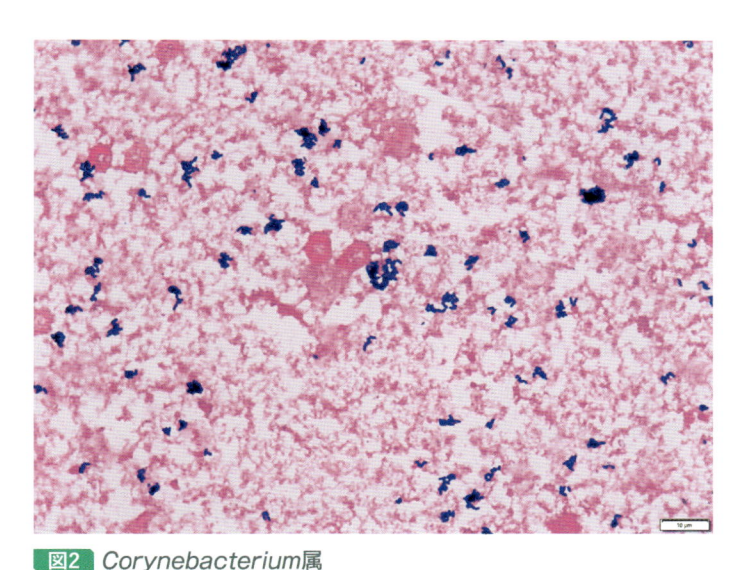

図2 *Corynebacterium*属
（提供　神戸大学病院　楠木まり先生　大沼健一郎先生）

病原体として *C. diphtheriae*（ジフテリア菌）があるが，こちらも日本ではまれで，海外の低所得国で医療を提供したりしない限り経験することはないだろう．私も経験がない．

近年，院内感染の原因として重要になっているのが *C. urealyticum, C. striatum* などである．

C. urealyticum は尿路感染を起こす．尿中のコリネバクテリウムは通常は定着菌として無視するが，本菌は無視できない．バンコマイシンで治療する．

C. striatum はカテーテル関連血流感染や肺炎の原因として知られるようになった．もう20年近く前のことだが，あるカンファレンスで *C. striatum* による肺炎の症例を報告したことがある．グラム染色でこれしか認められず，蓋然性は高かったが，感染症のプロでも「コリネは肺炎起こさないっしょ」と全否定された．往時の「常識」が「非常識」に転じることはよくあることで，他山の石としたい．また，過去の知識や経験のみで診療していると痛い目に遭う．いくつになっても勉強は重ねて知識のアップデートを重ねることが重要だ．

C. striatum はバンコマイシンに感受性を有するが，ダプトマイシンは耐性化しやすい．後者は使わぬ方が良い．

C. jeikeium は血液の悪性疾患患者，発熱性好中球減少（FN）時に菌血症を起こすことで知られている．前述のように本菌が血液培養で検出されたら，原則治療の対象となる．治療はバンコマイシンで行う．

④ *C. diphtheriae*

偽膜を伴う咽頭炎，ときに不整脈を伴う心筋症，麻痺などの原因となる中枢神経疾患，皮膚疾患などを起こす．毒素を産生する菌のみが病原性を持ち，毒素を作らない *C. diphtheriae* は疾患の原因とはならない．一方，毒素を作る *C. ulcerans* や *C. pseudotuberculosis* がジフテリアの原因となることがある．これらの菌による「ジフテリア」は届け出感染症ではないが，厚生労働省が情報提供を依頼している．*C. diphtheriae* はヒト-ヒト感染をするが，*C. ulcerans* や *C. pseudotuberculosis* はヒト-ヒト感染をせず，猫や犬から感染する．

ミャンマー政府に適切な予防接種の提供を拒まれたロヒンギャの難民たちの間で流行した.

バングラデシュ　コックスバザールにおけるジフテリア．Available at: https://www.forth.go.jp/keneki/kanku/info/2017/20170097.html. Accessed 28 February 2025.

診断は咽頭培養などで行うが，検査室内での感染を防ぐためもあり，保健所など行政機関に検体を提出して検査してもらう．治療はジフテリアウマ抗毒素の投与と，アジスロマイシンやペニシリンなどの抗菌薬投与である．菌に曝露した者にも抗菌薬が投与される.

ジフテリアとは．Available at: https://www.niid.go.jp/niid/ja/kansennohanashi/411-diphteria-intro.html. Accessed 28 February 2025.

コリネバクテリウム・ウルセランス感染症．Available at: https://www.niid.go.jp/niid/ja/diseases/ka/corynebacterium.html. Accessed 28 February 2025.

⑤ *Listeria*

Listeria monocytogenes は菌血症や髄膜炎の原因となるグラム陽性桿菌だ．その名の通り，髄液検査では単球優位となることが多い．小さい陽性桿菌なので，陽性球菌と間違えそうになることもある.

感染経路はほとんどが経口感染で，本菌に汚染された食べ物が媒介となる．非加熱のチーズなどの乳製品，生ハム，コールスローサラダ，アイスクリームなどがリスクとなる.

特定のリスクグループがあるため，多くの人は *Listeria* 感染は起こさない．そのためか，食品衛生法による届け出はほとんどない．しかし，JANIS では毎年 200 例あまりの検出報告があるため，一定数の感染は起きている.

岡田由美子　リステリア．https://www.niid.go.jp/niid/images/lab-manual/kisyo/18_R5_Listeria_Okada.pdf. Accessed 28 February 2025.

リスクとなるのは妊婦，乳幼児，高齢者，HIV 感染など免疫抑制者，そして高齢者だ．潜伏期間は 1 カ月程度と長い．消化管がエントリーとなるため，下痢を伴う患者も多い.

治療はアンピシリンである．第 2 選択肢は ST 合剤である．アミノグリコシドとの併用も推奨されることがある．後ろ向き研究では併用療法によるアウトカムの改善はまちまちであり，議論は続いている.

グラム陽性桿菌なのでバンコマイシンが有効な気がしてしまうが，効果は十分でない．細菌性髄膜炎でエンピリカルな治療にアンピシリンを足すのはリステリアをカバーするためだ.

Dickstein Y, Oster Y, Shimon O, et al. Antibiotic treatment for invasive nonpregnancy-associated listeriosis and mortality: a retrospective cohort study. Eur J Clin Microbiol Infect Dis. 2019; 38:2243–51.

Sutter JP, Kocheise L, Kempski J, et al. Gentamicin combination treatment is associated with lower mortality in patients with invasive listeriosis: a retrospective analysis. Infection. 2024; 52:1601–

6.

Amaya-Villar R, García-Cabrera E, Sulleiro-Igual E, et al. Three-year multicenter surveillance of community-acquired Listeria monocytogenes meningitis in adults. BMC Infect Dis. 2010; 10:324.

C. グラム陰性桿菌

①腸内細菌に関する考察

「腸内細菌」は腸にいる細菌の総称で，医学用語というより，一般用語というべきだ．腸内細菌叢ともいう．英語では intestinal flora ということが多い．グラム陽性菌もいればグラム陰性菌もいる．

腸内細菌叢は，人間の健康に重要な存在であることが徐々に分かってきた．抗菌薬投与で腸内細菌叢が乱されると，薬剤耐性菌が増殖され，例えば *Clostridioides difficile* infection（CDI）のような疾患の原因となる．これは以前から知られていたことだ．しかし，それだけではない．腸内細菌叢は動脈硬化や精神科疾患，がんや自己免疫疾患など，多種多様な疾患の発症に関与している可能性がある．

Lynch Susan V, Pedersen Oluf. The human intestinal microbiome in health and disease. N Engl J Med. 2016; 375:2369–79.

「腸内細菌科」は微生物学用語で，「腸内細菌」とは区別して考える．もちろん，腸内細菌科も腸内細菌を構成しているプレイヤーの一部なのだが．後述するように，人間の腸内には通常はいない *Salmonella* や *Shigella* も「腸内細菌科」なのでややこしい．要は，純粋に微生物学的分類なので，深く考えないことが大切だ．ブドウ糖を発酵し，オキシダーゼ検査陰性である．

生物分類では，界（kingdom），門（phylum），網（class），目（order），科（family），属（genus），種（species）と階層を作っていくのが伝統的だ．種の species は単複同形の単語なので，単数形も species である．

腸内細菌科は「科」（family *Enterobacteriaceae*）で，全てグラム陰性桿菌である．スペルが極めて分かりにくく，私もソラでスペルする自信がない．ところが，最近は科ではなく「目（order）」で，これを分類することが多くなり，これを腸内細菌目という（*Enterobacterales*）．おかげで英語の方はスペルが楽になったが，やはり「腸内細菌科」のほうが慣れているので収まりが良い…という現場の声はガン無視である．これは 2016 年に，ゲノムシークエンスのためが事態を変化させる．*Enterobacterales* 目に属する，しかし *Enterobacteriaceae* 科に属さない菌が存在することが判明したためである．すなわち，*Serratia, Morganella, Providencia, Hafnia* などだ．

Adeolu M, Alnajar S, Naushad S, et al. Genome-based phylogeny and taxonomy of the 'Enterobacteriales': proposal for Enterobacterales ord. nov. divided into the families Enterobacteriaceae, Erwiniaceae fam. nov., Pectobacteriaceae fam. nov., Yersiniaceae fam. nov., Hafniaceae fam. nov., Morganellaceae fam. nov., and Budviciaceae fam. nov. Int J Syst Evol Microbiol. 2016; 66:5575–99.

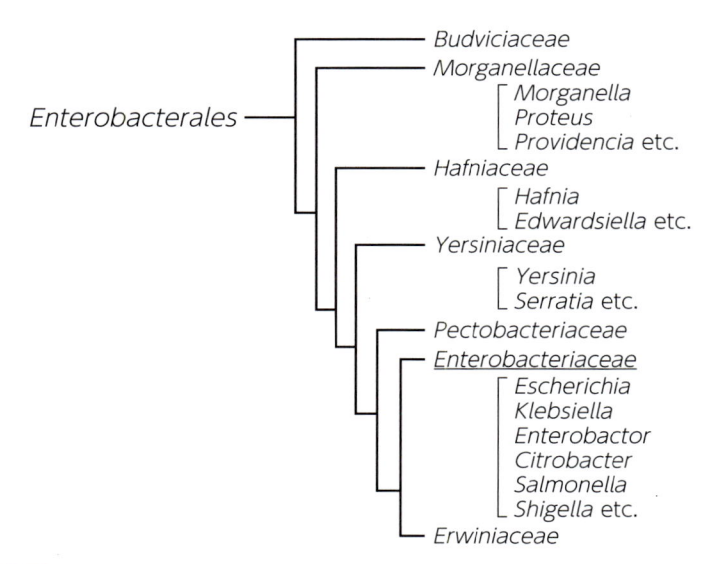

図3 腸内細菌目（*Enterobacterales*）に含まれる科（*-aceae*）とそれぞれの科の下位の属の例
（原田壮平．日本臨床微生物学会雑誌．2021; 31:229-38より）

　具体的には，大腸菌（*Escherichia coli*），*Klebsiella*，*Enterobacter*，*Citrobacter*，*Salmonella*，*Shigella*，*Morganella*，*Providencia*，*Proteus*，*Hafnia*，*Yersinia*，*Serratia* などが「腸内細菌目」に属することになる **図3** ．

②大腸菌 （*Escherichia coli*）

　テオドール・エシェリヒ（Teodor Escherich）が発見したので，この菌名である．ドイツ・オーストリアの小児科医だ．

　大腸菌は，臨床的に大別すると「腸にいてもよい大腸菌」と「腸にいてはならない（いないほうがよい，というべきか）大腸菌」の2種類がある．前者は腸に常在し，腸にいる限りは人間の病気に寄与しない．後者は腸に常在しないことが一般的で，飲食物を介して経口感染し，腸炎などの原因となる．

　医療現場では「腸にいてもよい大腸菌」が起こす疾患のほうが圧倒的に多いのだが，「腸にいてはならない大腸菌」を先に説明する．

　「腸にいてはならない大腸菌」は，主に以下のものとなる．毒素を用いて腸炎などの原因となる．

ETEC
EHEC
EPEC
EIEC
EAEC
ETEC は「イーテック」，EHEC は「イーヘック」，EPEC は「イーペック」と呼称すること

JCOPY 498-02154

が多い．EIEC はイーアイイーシー，EAEC はイーエーイーシーと呼ぶことが多いような気がする（網羅的には調べていません）．臨床現場で遭遇しやすいのは ETEC と EHEC だ．

（1）ETEC

ETEC は enterotoxigenic *E. coli* の頭文字をとったものだ．毒素原性大腸菌と訳されるが，上述の大腸菌は皆，毒素を作っているので名称としてはやや苦しい．しかし，ETEC は旅行者下痢症（Traveler's diarrhea）の原因として有名なので，Toxin の T と Traveler の T がかぶっていて，覚えやすいとは，いえる．途上国旅行中の下痢の原因としてメジャーなものだ．現地や帰国後に医療機関で診断されることは少なく，旅行者自ら診断することが多い．渡航外来で予防的抗菌薬の処方を受けていれば，臨床症状から ETEC 感染の治療を受けることができる．確定診断は大腸菌を検出し，かつ 2 種類の毒素（易熱性エンテロトキシン heat-labile toxin: LT および耐熱性エンテロトキシン heat-stable toxin: ST）を検出することだが，そこまでやることはマレだ．

治療の根幹は，脱水予防のための補液であり，多くは経口にてなされる．私が渡航者にアドバイスするときは，「いつもと同じ頻度で同じ量，同じ匂いの尿がでるくらい水分を飲むこと」とアドバイスしている．Oral rehydration solution（ORS）があれば理想的だが，現地にない場合はスポーツドリンクでもフルーツジュースでも構わない．小児を対象とした RCT では，補液の種類はあまり関係ないことが示唆されている．おそらく，ちゃんと飲めることのほうが遥に重要なのだろう．清潔な水分確保が難しいときは煮沸するのがよい．

> Freedman SB, Willan AR, Boutis K, et al. Effect of dilute apple juice and preferred fluids vs electrolyte maintenance solution on treatment failure among children with mild gastroenteritis: A randomized clinical trial. JAMA. 2016; 315:1966–74.

1 日 2 回以上の水様便がある場合は，抗菌薬の処方も許容される．キノロン，アジスロマイシン，リファキシミンが用いられる．リファキシミン（リフキシマ）は，日本では肝性脳症の治療にしか適応がないため，渡航外来で処方される可能性は小さいが，海外であれば本薬を処方されるケースもあろう．投与期間は 3 日程度である．

以前は，急性腸炎に止痢薬を用いるのはよくないとされていたが，近年では許容されることが多い．旅行が台無しにならないよう，ロペラミドなどを適宜用いるのが望ましい．

> Heather CS. Travellers' diarrhoea. BMJ Clin Evid. 2015; 2015:0901.

（2）EHEC

EHEC は enterohemorrhagic *E. coli* の略で，腸管出血性大腸菌と呼ばれる．Shiga toxin を作るため，STEC とも呼ばれる．Shiga toxin はベロ毒素（verotoxin）とも呼ばれる．アフリカミドリザルの腎臓由来の細胞，ベロ細胞から名付けられた．ベロ細胞に毒性を示す毒素だから verotoxin というわけだ．

> Vero 細胞の物語 . Available at: https://www.niid.go.jp/niid/ja/chlamydia-pneumonia-m/818-biochem/5752-vero.html. Accessed 28 February 2025.

いわゆる「O157」と呼ばれる大腸菌は EHEC に属する．海外では，O157H7 など，O 抗原だけでなく H 抗原もコミで呼ぶことが多い．実際には O26 とか，O111 など，他の O 抗原を有する EHEC も多い．

腸管出血性大腸菌感染症とは . Available at: https://www.niid.go.jp/niid/ja/kansen-nohanashi/439-ehec-intro.html. Accessed 28 February 2025.

本菌は日本にもいて，汚染された食物の摂取から出血性腸炎の原因となる．そして，トキシンを原因とする溶血性尿毒症症候群（hemolytic uremic syndrome: HUS）の原因になる．小児や高齢者で特に致死率が高い疾患だ．

EHEC はウシなど家畜の腸管に常在しており，家畜自体には病気を起こさない．その糞便で汚染された野菜，果物，穀物などが原因となることもあるし，家畜の調理不十分な肝臓（レバー）あるいは汚染された肉の料理（ユッケなど）から感染することもある．

腸管出血性大腸菌感染症は感染症法の 3 類に属しており，保健所への速やかな報告が必要だ．

EHEC 感染時に抗菌薬を処方すると，毒素が体内で広がりやすくなるため，抗菌薬を用いるべきではないという意見がある．一方，日本ではホスホマイシンの治療が有効ではないか，という意見もある．メタ分析では，抗菌薬処方と HUS 発症のリスクには関連が見出されなかったが，これは日本からの 1 論文の結果（ホスホマイシンを使ったもの）に引きずられている可能性も高い．このメタ分析では，ランダム化されていない研究（Ikeda らのものも同様）も組み入れられているのが問題である．まだ決着がついていない問題と言えよう．

Safdar N, Said A, Gangnon RE, et al. Risk of Hemolytic uremic syndrome after antibiotic treatment of Escherichia coli O157:H7 enteritis: a meta-analysis. JAMA. 2002; 288:996–1001.

Ikeda K, Ida O, Kimoto K, et al. Effect of early fosfomycin treatment on prevention of hemolytic uremic syndrome accompanying Escherichia coli O157:H7 infection. Clin Nephrol. 1999; 52:357–62.

一般的には「腸にはいない」EHEC だが，無症候性感染のままでいる人もいる．こういうキャリアで抗菌薬除菌（アジスロマイシンなど）するかどうかは，HUS 発症のリスクもあって，議論の余地もあるところだ．私は，食品関係者など限定的な人以外では EHEC の抗菌薬除菌を推奨していないが，今後のエビデンスの蓄積が望まれる領域である．

Sayk F, Hauswaldt S, Knobloch JK, et al. Do asymptomatic STEC-long-term carriers need to be isolated or decolonized? New evidence from a community case study and concepts in favor of an individualized strategy. Front Public Health. 2024; 12:1364664.

(3) EPEC

Enteropathogenic *E. coli* の略で，日本語では「病原性大腸菌」となるが，分かりにくいことこの上ない．分かりにくいが，幸い日本の診療現場でお目にかかることはほとんどない．途上国の小児や高齢者の腸炎の原因となる．

JCOPY 498–02154

(4) EIEC

Enteroinvasive *E. coli* の略. 腸管侵襲性大腸菌. 赤痢菌のように腸管上皮に「侵入」する. 発症には大量の菌が必要で, よって本菌の疾患はまれと言われるが, 見逃しが多いとも言われる.

(5) EAEC

Enteroaggregative *E. coli* の略. 腸管凝集付着性大腸菌. 急性あるいは慢性下痢の原因となる. 途上国でも先進国でも認められる. 旅行者下痢症の原因としても注目されていると聞くが, 実際にみたことはない.

Mueller M, Tainter CR. Escherichia coli Infection. In: StatPearls. Treasure Island（FL）: StatPearls Publishing, 2024. Available at: http://www.ncbi.nlm.nih.gov/books/NBK564298/. Accessed 28 February 2025.

　毒素を作らない, 腸に常在する大腸菌は,「腸の外」ではさまざまな疾患を起こす. 最も多いのは尿路感染で, 肛門から会陰を通って尿道から膀胱に入り, 膀胱炎や腎盂腎炎などの原因となる. 女性に多い. その他, カテーテル関連血流感染など, さまざまな感染の原因となる. ESBL 産生菌が多いのも特徴だ. ESBL 非産生菌ならばアンピシリンやセファゾリンなどで治療できることが多い. ESBL 産生菌だと, セフメタゾールが第 1 選択薬となる.

　神戸大学病院のアンチバイオグラム（2022 年）では, 非 ESBL が 79.5% であった. そのうち 50% がアンピシリン感受性, 73% がセファゾリン感受性菌だった. セフトリアキソンならば 99% 感受性があり, 非 ESBL 産生菌では選択されることも多い.

　ESBL 産生菌も非産生菌も, セフメタゾール感受性は 99% であった. よって, 原因菌が質量分析で大腸菌と分かれば, まずはセフメタゾールを使用することが多い.

　また, レボフロキサシン感受性は 67% しかなかった. 尿路感染の最大の原因菌は大腸菌だが, ファーストチョイスにはならないのだ. ちなみに, 膀胱炎であればファーストチョイスは ST 合剤にすることが多いが, こちらの感受性は 79% である. 3 日程度の治療であれば, ST 合剤の副作用が問題になることは稀有である.

　海外では KPC 産生菌もあり, この場合は後述する *Klebsiella* での KPC 産生菌に準じて治療するが, 幸い日本では稀である. メタロβラクタマーゼ産生菌などではCeftazidime-avibactamとアズトレオナムの併用, あるいはセフィデロコルの選択となるが, これも幸い, 本稿執筆時点ではまだ使ったことがない.

③ *Klebsiella* 属

　微生物学者の Edwin Klebs が発見した. 臨床的に重要なのは *K. pneumoniae, K. oxytoca* である. *K. aerogenes* という菌もいるが, その実態は（少なくとも臨床的には）*Enterobacter* なので, *Enterobacter* のところで述べる. あと, かつて *Klebsiella* だった菌の一部が現在の *Raoultella* になっている.

　腸内細菌目のなかでは, グラム染色で太く見えて, 透明な莢膜が確認できることも多い.

（1）*K. pneumoniae*

　肺炎桿菌ともいうが，この呼称を臨床現場で用いる人はほとんど見なくなった．そもそも肺炎だけでなく，尿路感染などさまざまな感染症の原因となる．それをいうなら *K. pneumoniae* という呼称も若干，ミスリーディングだが，あまりに定着しているので変えてほしいとは思わない．

　肺炎は，かつて「フィンランド人の病気」と呼ばれ，アルコール依存症患者の上肺野の肺炎で，血液成分を含む喀痰や，小葉間裂（minor fissure）が下に凸となる（bulging fissure sign）レントゲン像が有名だった．肺膿瘍も多かった．もっとも，大多数の *Klebsiella* 肺炎はこのようなコテコテの臨床像を示さず，他の菌による肺炎の臨床像と大差ない．

　市中感染は肝膿瘍などが有名だが，どちらかといえば院内感染が多い．よって薬剤耐性が問題となる．

　まず，大腸菌と異なり，アンピシリンには染色体性のβラクタマーゼを作るため，内因性の耐性がある．よってアンピシリンは選択できない．ESBL でなければ，感受性はよいことが多い．セファゾリンなどが選択肢になる．

　次に ESBL 産生菌だ．ESBL 産生菌は多い．この場合は，セフメタゾールが使えるかどうかが問題となる．

　次に KPC である．カルバペネマーゼ産生菌であり，この場合はほとんどの抗菌薬が使えない．ちなみに，KPC の K は *Klebsiella* のことだ．Sanford Guide では，Ceftazidime-avibactam がファーストチョイス（本稿執筆時点では日本で承認申請中），次に Meropenem-vaborbactam，イミペネム・シラスタチン・レレバクタム（レカルブリオ）を用いる，とある．こうした超広域抗菌薬も不応な場合には ceftazidime-avibactam にアズトレオナムを併用するか，セフィデロコルが選択肢となる．コリスチンなどのポリミキシン製剤は毒性が強く，現在では選択肢とならない．KPC 産生菌はアメリカなどで大問題になっているが，幸い日本ではまれである．

　高病原性（hypervirulent）*K. pneumoniae* には要注意だ．ムコイド形成があり，固形培地上では白金耳でひっぱると糸を引く．これを string sign 陽性といったりする．臨床的には膿瘍や眼内炎，髄膜炎，壊死性筋膜炎などアグレッシブで難治性の感染症を起こしやすい．台湾などから報告されることが多かったが，日本でも珍しくはない．長期の抗菌薬治療とアグレッシブなソースコントロールが重要となる．

Chang CY, Ong ELC. Positive string test in hypervirulent Klebsiella pneumoniae liver abscess. Oxf Med Case Reports. 2022; 2022:omac035.

（2）*K. oxytoca*

　神戸大学病院のデータによると，*K. oxytoca* の院内での検出頻度は *K. pneumoniae* の 3 分の 1 程度である．比較的少数派ではあるが，珍しいというほどの菌でもない．一般的には *K. pneumoniae* と大きく区別する必要はないが，ときに抗菌薬関連の出血性腸炎を起こすことがある．

JCOPY 498-02154

④ *Proteus*

Klebsiella pneumoniae と *K. oxytoca* の違いは臨床的には微々たる違いだ．しかし，*P. mirabilis* と *P. vulgaris* は感受性試験の違いが大きいので，ちゃんと区別することが大事である．微生物学的には運動性があるのが特徴で，swarming と呼ばれる運動性が寒天培地で観察できる．尿路感染を起こしやすく，市中では結石に，院内ではカテーテルに関連した感染症を起こしやすい．ウレアーゼで尿をアルカリ化し，これが結石の原因ともなる．

（1）*P. mirabilis*

感受性がいいのが *mirabilis*．ややこちらのほうが検出頻度も高い．ペニシリンでも大体いけるし，セファゾリンでも大多数いける．セフトリアキソンならほぼいける．

（2）*P. vulgaris*

ペニシリンやセファゾリンは自然耐性だ．セフトリアキソンもだいたいダメ．アンピシリン・スルバクタムのような β ラクタマーゼ阻害薬だと半分ちょっといける．セフメタゾールなら大丈夫だ．

⑤ *Citrobacter*

栄養としてクエン酸（citrate）を用いるから *Citrobacter* である．院内感染が多く，特に尿路感染が多い．院内感染を起こす水回りに見つかりやすい GNR を総称して SPACE と呼ぶが，その C が *Citrobacter* だ．ちなみに残りは *Serratia, Pseudomonas, Acinetobacter, Enterobacter*．最近は SPACE 以外の GNR もよく感染の原因になるので，SPACE という呼称はあまり使わなくなった．セフメタゾールは基本耐性で，短期間の治療ならセフトリアキソン，複雑な感染ではセフェピムを使うことが多い．

（1）*C. freundii*

院内感染の原因としてより頻度が高いほうが *C. freundii* だ．*AmpC* 遺伝子を持ち，第 3 世代セフェム使用中に耐性となりやすいので要注意だ．

（2）*C. koseri*

新生児の髄膜炎や脳膿瘍の原因となることがある．血液脳関門の貪食作用に抵抗性のある外膜をこの菌が持つからだという．感受性はよく，神戸大学病院のアンチバイオグラムではセフトリアキソンなどが 100％ 感受性を持つ．

⑥ *Serratia marcescens*

SPACE の S．ICU での肺炎や菌血症の原因となりやすい．*AmpC* 遺伝子を持ち，第 3 世代セフェム使用中に耐性となることも．セフメタゾールは基本耐性で，短期間の治療ならセフトリアキソン，複雑な感染ではセフェピムを使うことが多い．

⑦ *Hafnia alvei*

　若干，聞き慣れない名前だと思うが，以前は *Enterobacter hafniae* だった．病原性は低いが，それほどまれな菌でもない．薬剤耐性菌が多く，感受性試験の結果を参照して治療方針を決める．

⑧ *Chromobacter sakazakii*

　見ての通り，日本人（坂崎利一）の名を冠しているが，発見者は Farmer という別の学者だ．粉ミルクを汚染し，新生児などの髄膜炎の原因として問題視されるようになった．摂氏 70℃まで温めてからミルクを作ると，本菌は失活する．薬剤耐性傾向が強い．

⑨ *Edwardshiella tarda*

　本菌も発見者はエドワードかと思いきや，Ewing である．菌の活動性が乏しいために「遅い」という意味のラテン語，tarda がつけられた．淡水，海水などの水回り，両生類，爬虫類，魚類からも検出される．下痢や菌血症などの原因となる．感受性はよいことが多く，アンピシリンなどに感受性がある．我々は珍しい血管内感染を報告している．

　余談ではあるが，鰻などの「パラコロ病」と呼ばれる疾患の原因となる．パラコロとは奇異な名前だが，原因菌がかつて *Paracolobacterium* だと考えられていたからだ．

Ebisawa KF, Nishimura S, Yamamoto S, et al. Mycotic aneurysm caused by Edwardsiella tarda successfully treated with stenting and suppressive antibiotic therapy: a case report and systematic review. Ann Clin Microbiol Antimicrob. 2018; 17:21.

Hasegawa K, Kenya M, Suzuki K, et al. Characteristics and prognosis of patients with Edwardsiella tarda bacteremia at a single institution, Japan, 2005-2022. Ann Clin Microbiol Antimicrob. 2022; 21:56.

亀田総合病院感染症内科．microbiology round. 2018. Available at: https://www.kameda.com/pr/infectious_disease/post_60.html. Accessed 28 February 2025.

⑩ *Morganella morganii*

　院内感染の原因として有名で，尿路感染や創部感染が多い．複数感染の一部をなすことも多い．AmpC を産生することでも有名だが，しばしばセフトリアキソンでの治療も可能（詳しくは AmpC の項を参照）．セフメタゾールに感受性があることも特徴だ．

⑪ *Providencia stuartii, Providencia rettgeri*

　比較的まれだが院内感染の原因となる．尿路感染や菌血症が多い．薬剤耐性菌が多いので，感受性試験を見ること．コリスチンなど，ポリミキシンに自然耐性なのも特徴だ（が，コリスチンは臨床現場ではもう殆ど使わなくなった）．*P. stuartii* とは雅な名前だな，と思っていたが，生成 AI で調べたらスチュワートさんたちがロードアイランドのプロビデンス，というところ

で研究した菌なのだとか．ちなみに *P. rettgeri* はさして雅な響きはないが，レットガー（Rettger）さんの名前から来たとのこと．

⑫ *Salmonella enterica*

　微生物学的にはサルモネラは腸内細菌目に属する．が，臨床的には他の「腸内細菌」とは全く別扱いだ．

　鶏卵など，食べ物を介して経口的に感染し，腸炎の原因となる．鳥類，爬虫類，両生類がキャリアとなっており，こうしたペットから感染することもある．

　S. enterica は 2,000 以上の血清型に細分される．ただし，血清型の *S. enterica Typhi* と *S. enterica Paratyphi* はそれぞれ腸チフス，パラチフスの原因となる．両者は消化器症状よりも発熱の方がメインの疾患で，血液培養で診断する．海外渡航歴があることが多いが，ないこともある．

> 腸チフス・パラチフスとは . Available at: https://www.niid.go.jp/niid/ja/kansennohanashi/440-typhi-intro.html. Accessed 28 February 2025.

　腸炎は自然治癒することも多く抗菌薬は不要である．使用する場合はアモキシシリンが有効なことが多い．腸チフスはセフトリアキソンなど注射薬で治療する．キノロン耐性は多い．ワクチンについては予防接種の項を参照のこと．

⑬ *Shigella dysenteriae*

　志賀潔が発見した赤痢菌だ．臨床現場で見ることはまれだ．2024 年の 7 月までに報告された赤痢は 29 例，兵庫県では 1 例だった．

　急性腸炎では一般に抗菌薬は必須ではないが，赤痢に関しては Mandell でも useful だ，と書かれており，フルオロキノロン 3 日間の使用が推奨されている．国内での症例については，薬剤耐性菌も少ないようだ．

> 細菌性赤痢． Available at: https://www.niid.go.jp/niid/ja/diseases/sa/dysentery.html. Accessed 28 February 2025.

> 細菌性赤痢とは． Available at: https://www.niid.go.jp/niid/ja/kansennohanashi/406-dysentery-intro.html. Accessed 28 February 2025.

⑭ *Yersinia enterocolitica*

　急性腸炎のみならず，腸間膜リンパ節炎や空腸炎を起こし，虫垂炎と間違えられることもある．腸管穿孔や消化管出血の原因となることもある．鼠径リンパ節炎の原因になったことがあり，報告したことがある．

> Iwata K, Morishita N, Masuda Y, et al. Unilateral inguinal lymphadenitis caused by Yersinia pseudotuberculosis. A case report. J Infect Chemother. 2020; 26:762–4.

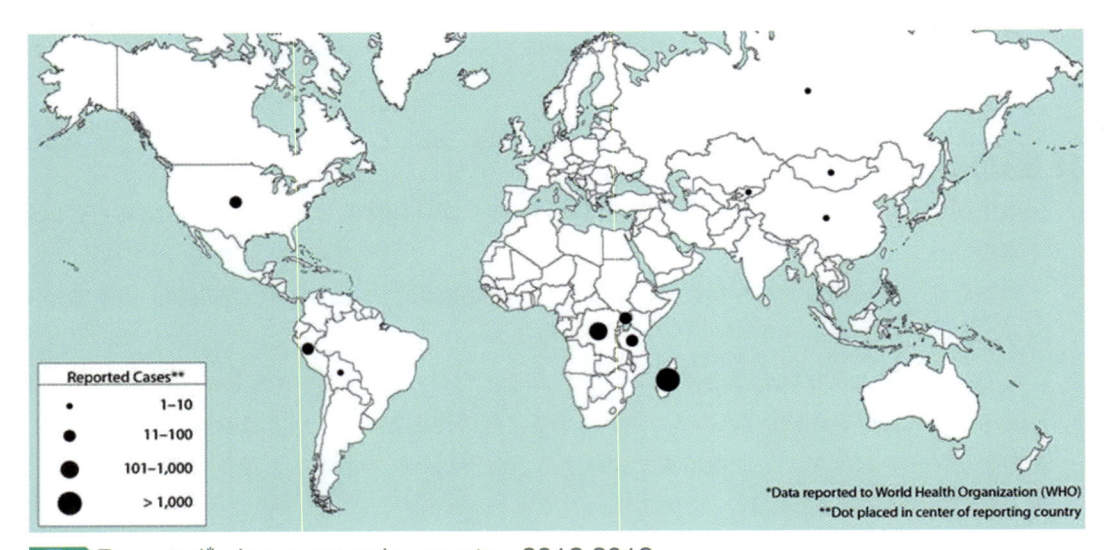

図4 Reported* plague cases by country, 2013-2018
（CDC. Maps and Statistics. 2024. Available at: https://www.cdc.gov/plague/maps-statistics/index.html. Accessed 28 February 2025.）

Y. pseudotuberculosis は東アジアで猩紅熱様の症状を起こすことがある（Far East scarlet-like fever: FESLF）．日本では泉熱として知られるが，私はこれを「せんねつ」と読むとずっと信じ込んでいた．Mandell にも記載があるが，Izumi fever である．穴があったら入りたい．金沢大学小児科教授の泉仙助が発見したからこう呼ばれる．彼は36歳の若さで教授になったという．私も 36 歳で教授になったので俄然親近感が湧いたが，泉氏はこれをウイルス感染症だと考えていたのだそうだ．大正時代に発見されたこの疾患は自然治癒することも多く，確かにウイルス感染症らしくも思えたのだろう．

> 谷内江昭宏．泉熱再考―病原体と免疫応答―．https://www.jspid.jp/wp-content/uploads/pdf/02904/029040369.pdf. Accessed 28 February 2025.

Y. enterocolitica は反応性関節炎や結節性紅斑など，免疫学的合併症を起こすことも知られている．

多くの急性腸炎同様，*Y. enterocolitica* 感染の多くは対症療法で改善する．重症例や難治例では，セフトリアキソンや，ST 合剤，テトラサイクリン系の抗菌薬が選択できる．

● *Y. pestis*

ペストは一度だけ見たことがある．西海岸で感染した患者がニューヨークで入院した．米国にはまだ土着のペストがあるのだ．ときどき中国でもペストが発生して，「だから中国人なんか日本に入れちゃダメなんだ」とかネットで騒ぐ困った人達がいるが，米国でもペストや狂犬病は普通にいるから，（そういう主張をしたいのなら）全方向的にやってください．

特にペストがよく報告されるのは，サハラ砂漠以南のアフリカ大陸，南米大陸，中国，モンゴル，ロシアなどのユーラシア大陸，そして米国などだ **図4** ．14 世紀にはヨーロッパで猛威

JCOPY 498-02154

をふるい，その人口の3分の1を死に至らしめた「黒死病」を起こした．なぜ「黒死病（black death）」なのかと思い，これも生成AIに聞いてみたが，あまりにひどい感染症故にこのような呼称がデンマークなどでなされたとのこと．まあ，黒歴史みたいな使われ方ですね．本書ではガンダムネタはなるたけ避けようとは思っているが．

Yersinia pestis はペスト（Plague）の原因となる．媒介するのはネズミ，そしてノミである．ネズミを噛んだノミがペスト菌を人間に伝播し，噛まれた部位から上位のリンパ節が腫れる．これが「腺ペスト（bobonic plague）」だ．昔の人はリンパ節を分泌器官と勘違いしていたので，「腺」と誤称したのだ．ペスト菌が肺に至ると「肺ペスト pneum nic plague」」となり，ヒトヒト感染を起こす（隔離が必要だ）．バイオテロに使用される可能性も指摘されている．

治療はシプロフロキサシンとゲンタマイシン（あるいはストレプトマイシン）などを併用する．

⑮ *Vibrio*

（1）*Vibrio parahaemolyticus*

海水中にいるビブリオの中で，特に腸炎の原因となるのが *V. parahaemolyticus* である．私も一度，これにやられたことがある．美味い刺し身を食べたあとに発症し，腹痛と下痢に七転八倒していた．タイミング悪く，これが日本の内科専門医試験の受験日だった．しかも翌日には某製薬企業が企画した講演があった．私は猛スピードで試験の問題を読み飛ばし，解答欄を埋め，問題を読み直すこともなく会場をあとにしてトイレに直行した．「イワタ先生，めちゃくちゃ問題解くの速いな」という謎の伝説を残した．その後行った講演でも脂汗を流しながらの講演であったが，急性腸炎で苦しんでいるという私にMRさんが「これを飲んではいかが？」と某広域抗菌薬を渡されたのも苦い思い出だ（飲まなかった）．

多くは下痢症の原因で，シーフード由来が多いが，ときに *V. vulnificus*（こちらは肝硬変患者に多い）のような蜂窩織炎の原因にもなる．

急性腸炎では通常補液のみで抗菌薬は不要だが，重症例ではテトラサイクリン系やキノロン系の抗菌薬を用いる．

（2）*V. cholerae*

同じビブリオでもずっと怖いのがコレラだ．海外で間接的に遭遇したことはあるが，実際に治療したことはない．米のとぎ汁様といわれる大量の水様便で脱水の原因となる．治療も大量補液である．テトラサイクリン系などの抗菌薬が併用される．ワクチンについては予防接種の項参照．

コレラ菌の分類はややこしい．なぜややこしいのかというと分類の基準が複数あり，それが併用されているからだ．

まずは血清型．コレラ菌の血清学的分類は鞭毛のH抗原と菌体のO抗原があるが，Hの方は無視して，Oだけに注目する．このO抗原はなんと200種類以上ある．とはいえ，臨床的に意義が大きいのは病原性の強く，流行の原因となるO1とO139だけだ．なお，古い書物には「O1，非O1」という分類もされているが，後者はおそらくO139のことだったんだろう．

O1 のほうはさらに 3 つの血清型と 2 つのバイオタイプに分類される．3 つの血清型とは Inaba, Ogawa, Hikojima の 3 つで全て日本人名が付けられている．バイオタイプは古典型と El Tor（エルトール）型の二つに分類される．後者の方が軽症になりやすい．

2010 年 1 月にハイチで大地震が起き，およそ 25 万人の命が失われた．さらに，その年の 10 月からコレラの大流行が起きた．25 万人以上がコレラに罹患し，4,600 人以上が亡くなっている．

実はハイチにはもともとコレラ菌は存在しなかった．もともと世界で一番貧しい国で医療リソースも少ない国だが，経験と知識に乏しい疾患が流行したためにハイチは甚大なる被害を受けた．このコレラ菌は O1 で血清型は Ogawa，バイオタイプは El Tor であった．ネパールの国連平和維持軍がもたらしたものだと，のちの全ゲノム解析で解明された．

Orata FD, Keim PS, Boucher Y. The 2010 Cholera Outbreak in Haiti: How Science Solved a Controversy. PLoS Pathog. 2014; 10:e1003967.

⑯ *Campylobacter*

Campylobacter は *jejuni* と *fetus* が人間に感染症を起こす事が多い．より多いのは *C. jejuni* だ．両者の病像は大きく異なる．

（1）*C. jejuni*

急性腸炎の原因として知られている．圧倒的に鶏肉関係が多い．便のグラム染色でカモメのような「gullwing」像が認められる．治療は対症療法．重症例ではマクロライド系抗菌薬を用いることがある．

（2）*C. fetus*

感染経路は経口感染だが，下痢などの消化器症状を起こすことはまれで，菌血症，髄膜炎，血管内感染，感染性心内膜炎などの原因となる．免疫抑制者に多い．メロペネムなどのカルバペネム系抗菌薬が第 1 選択薬だ．

⑰ *Helicobacter*

（1）*Helicobacter pylori*

胃の中に感染する特異な菌で，胃潰瘍，十二指腸潰瘍，胃がん，MALT リンパ腫，ITP などさまざまな疾患の原因になる．診断は呼気のウレアーゼ試験，内視鏡での生検検査などによる．除菌の効果判定には呼気ウレアーゼ試験や便の抗原検査を行う．除菌にはプロトンポンプ阻害薬などの胃薬と抗菌薬を 2 種類併用するレジメンを用いることが多い．詳細は学会ガイドラインを参照されたい．

治療不応例については，以前は 4 剤併用療法や，複数のレジメンを順番に行う sequential therapy が行われていたが，現在は推奨されていない．日本の学会ガイドラインではフルオロ

キノロンのシタフロキサシンや，高用量 PPI を用いる方法などが提唱されている．海外のガイドラインとかなり推奨が違うことに要注意．

日本ヘリコバクター学会ガイドライン作成委員会，編. *H.pylori* 感染の診断と治療のガイドライン 2024. Available at: https://www.jshr.jp/medical/guideline/index.html. Accessed 28 February 2025.

Chey WD, Leontiadis GI, Howden CW, et al. ACG Clinical Guideline: Treatment of Helicobacter pylori Infection. Am J Gastroenterol. 2017; 112:212.

（2） *H. cinaedi*

日本では「シナジー」と発音されることが多い．ネットで調べると「シーナディ」（「シ」にアクセント）みたいに読むようだ．

https://www.howtopronounce.com/helicobacter-cinaedi
Accessed 28 February 2025.

H. cinaedi は，もともとはエイズなど免疫抑制のある患者の軟部組織感染症，およびそれに伴う菌血症の原因として知られていたらせん菌である．cinaedi というラテン語は同性愛者を意味する．往時のエイズがホモセクシャルの病気であると考えられたことから名付けられたようなのだ．もともと動物の腸管に生息する菌のため，猫や犬，ハムスターなどの動物との接触歴が重要になる．

日本では 2003 年以降，この菌が血液培養で検出されるようになり，特に検査領域で注目されるようになった．日本ではこの菌はとくに同性愛者とは関係なく，がん患者や透析患者によく見られるようだ．ただし，免疫抑制がなくても本菌感染症は起こりえるし，新生児の垂直感染なども認められる．

日本の血液培養ボトルは BACTEC（日本 BD）と BacT/ALERT（シスメックス・ビオメリュー）の 2 種類がメインだが，*H. cinaedi* はほとんど BACTEC の好気ボトルからだけ生えるのも特徴だ．血液培養でらせん菌が見つかったら，本菌と *Campylobacter fetus* をまず想定するのがセオリーだ．*H. cinaedi* の方が長い菌である．

治療にはさまざまな抗菌薬が用いられるが，ペニシリン系やキノロン系の耐性や治療失敗例が日本では散見される．Sanford Guide ではカルバペネム，アミノグリコシドが推奨治療薬となっており，治療期間は最低 14 日とある．

大楠清文. いま知りたい臨床微生物検査実践ガイド. 東京：医歯薬出版；2012.

Yoshizaki A, Takegawa H, Doi A, et al. Vertebral osteomyelitis caused by Helicobacter cinaedi. J Clin Microbiol. 2015;JCM.00787–15.

⑱ *Pseudomonas aeruginosa*

グラム陰性桿菌の最大級の大物だ．基本的に院内感染の原因菌だ．

臨床的な振る舞いは他の陰性桿菌とそう違いはないが，選択する抗菌薬が大きく異なる．「緑膿菌に効果がある抗菌薬」のくくりで，グループ分けするとよい．特に経口薬ではフルオロキノロンしかないことに留意すること．

　緑膿菌をターゲットに使いやすい抗菌薬（「使いやすさ」であり，活性がある抗菌薬全てを出しているわけではないことに注意）．

フルオロキノロン（モキシフロキサシンを除く）
アミノグリコシド

アズトレオナム
セフタジジム
セフェピム
ピペラシリン，ピペラシリン・タゾバクタム
カルバペネム

　緑膿菌に効果がある抗菌薬は，できるだけ緑膿菌をターゲットにして用いるのが肝心である．換言すれば，緑膿菌が原因でないときに徒にこうした抗菌薬を継続してはいけない．例えば，アンピシリン・スルバクタムで治療できる感染症にピペラシリン・タゾバクタムを使ってはならない．
　緑膿菌は耐性を獲得しやすい．また，その耐性は当該抗菌薬を使わないと感受性が戻ってくることが多い．
　メタロβラクタマーゼなど多剤耐性菌については別に述べる．

　以前は緑膿菌には複数抗菌薬の併用療法が推奨されたが，単剤治療とアウトカムに差が出なかったので現在は行わない．ただし，感受性がわかっていない重症感染症では「外す」ことを回避するために複数用いることはありえる（めったにはない）．悪性外耳道炎など，緑膿菌固有の感染症もたまにある．

⑲ *Stenotrophomonas maltophilia*

　βラクタムに耐性を持ち，カルバペネムも効かないため，カルバペネムを多用する病棟，例えばICUなどで検出されやすい．
　重症あるいは全身状態が悪い，死亡リスクが高い患者で感染症を起こしやすい．*Stenotrophomonas*が血液培養から見つかったときは，患者の容態悪化の原因というよりもむしろ「結果」としてそういう事象が起きたと考えるべき，な場合が多い．
　最も信頼できる抗菌薬はST合剤，次いでミノサイクリン，レボフロキサシンだ．セフィデロコールも感受性があるが，これを必要とするケースは，私の診療廻りでは幸い，極めてまれだ．重症例では併用療法が推奨されることもある．詳しくは薬剤耐性菌の項を参照されたい．

JCOPY 498-02154

⑳ *Burkholderia cepacia complex*

やはりカルバペネムが効かないグラム陰性菌だが，*S. maltophilia* ほどお目にかかる頻度は高くない．*B. cepacia, B. cenocepacia, B. multivorans* などを合わせて *B. cepacia complex* という．肺炎の原因になることが多い．ST 合剤やレボフロキサシン，ミノサイクリンが選択されるのは *S. maltophilia* と同じだ．

㉑ *Acinetobacter baumanii complex*

緑膿菌ほど検出頻度は高くないが，緑膿菌と同じく，場合によってはそれ以上に厄介な病原体だ．

黄色ブドウ球菌のように振る舞う陰性桿菌と呼ばれており，持続菌血症など難治性，あるいは重症の院内感染の原因となる．

海外では多剤耐性，とりわけカルバペネム耐性アシネトバクター（carbapenem resistant Acinetobacter: CRAB）が多いが，日本では幸い稀だ．

感染対策上も厄介で，CRAB が検出されると，病棟からこれを排除するのが極めて困難となる．私もニューヨーク時代に CRAB のために病棟全部が閉鎖されたことがある．

治療はアンピシリン・スルバクタムで，スルバクタム自体に *Acinetobacter* に対する活性がある．投与量は海外の文献では非常に大量に用いるが，それを正当化する根拠は必ずしも多くはない．これはスルバクタムの量を最大化し，PBP に結合させるためだという．アンピシリン 6g，スルバクタム 3g（3 バイアル）を 4 時間かけて持続点滴し，これを 1 日 3 回投与が Sanford Guide では推奨されている．

> Betrosian AP, Frantzeskaki F, Xanthaki A, et al. High-dose ampicillin-sulbactam as an alternative treatment of late-onset VAP from multidrug-resistant Acinetobacter baumannii. Scand J Infect Dis. 2007; 39:38–43.

㉒ *Haemophilus influenzae*

グラム陰性小桿菌で，グラム染色では小粒なグラム陰性菌に見える．小さいのが特徴だ．チョコレート寒天培地で発育する．市中肺炎や髄膜炎の原因として知られるが，Hib の普及により，本菌による細菌性髄膜炎は激減した．

H. influenzae は 6 割程度がアンピシリン感受性である．アンピシリン耐性菌はβラクタマーゼ産生菌（beta-lactamase producing ampicillin resistant: BLPAR）と非産生菌（beta-lactamase non-producing ampicillin resistant: BLNAR）に大別される．ポイントは，BLNAR（ブルナーとよむ）ではアンピシリン・スルバクタムのようなβラクタマーゼ阻害薬に効果がないことだ．BLPAR（ブルパーとよむ）では問題ない．BLNAR ではセフトリアキソンなどが選択肢となる．

莢膜を有するため，脾臓のない患者で重症感染症を起こしやすい．

> Shinjoh M, Yamaguchi Y, Furuichi M, et al. Recent trends in pediatric bacterial meningitis in Japan, 2016–2018 – *S. agalactiae* has been the most common pathogen. J Infect Chemother.

2020; 26:1033–41.

㉓ *Brucella*

ブルセラ症は日本では珍しい．国内ではもっぱら海外からの輸入例になる．

デビッド・ブルースは陸軍外科医で，欧州マルタにいた発熱患者の脾臓から細菌を分離した．1886 年のことだ．このブルース（Bruce）の名をとって Brucella という菌名となった．

ブルセラは典型的な人獣共通感染症で，動物の感染症としても有名だ．マルタで発見された菌は地名から *B. melitensis* と命名され，その後，牛の流産の原因菌として同定されたものは *B. abortus* と名付けられた．豚から分離された菌は *B. suis*，羊から分離されたのは *B. ovis*，げっ歯類からは *B. neotomae* が分離されている．

ブルセラは小さなグラム陰性桿菌で，細胞内感染する．長く続く発熱が特徴で，毎日解熱したり発熱したりする「間欠熱」や週の単位で解熱，発熱を繰り返す「波状熱」など診断マニア垂涎のへんてこな症状を繰り返す．臨床症状は多彩だが，とくに骨の合併症が多く，仙腸関節炎が特徴だ．謎の仙腸関節炎を見たら，ブルセラ症を疑うのが定石だ．

4 類感染症で報告義務があるが，診断は難しい．

培養で検出されにくいために診断難易度はさらに増し，血液培養だと通常よりもぐっと長い培養期間が必要だと言われる．もっとも，近年の自動検出装置ならブルセラといえども 5 日もあれば検出できる，とするデータもある．その他，リンパ節や骨髄から菌が検出されることもある．*B. abortus* は発育に CO_2 を要する．

抗体検査も有用だ．しかし，現在は行政検査しか行うことができない．

治療については諸説あるが，現在多いのはドキシサイクリンとストレプトマイシンの併用だ．ドキシサイクリンは 6 週間，ストレプトマイシン（あるいはゲンタマイシン）を 7 日間用いる．

他のブルセラが海外からの輸入感染症に限定されるのに対して，*B. canis* のみは国内の犬から感染する事例が報告されている．ヒトのブルセラ症は（いわゆる）感染症法，家畜のブルセラ症は家畜伝染病予防法によって対策がなされるが，いわゆる「家畜」とされないイヌブルセラ症を対象とする法律はない．国内の犬の 2 〜 5% はブルセラ抗体陽性だという．

ただし，*B. canis* は他のブルセラに比べて感染性も，発症力も弱く，実際に臨床的に問題になることは少ない．日本人でも抗体保有者はわりと多いそうだが，*B. canis* 感染症の報告は感染症法指定以降，9 例しかない．自然治癒例，見逃し例も多いのではなかろうか．

Bannatyne RM, Jackson MC, Memish Z. Rapid diagnosis of Brucella bacteremia by using the BAC-TEC 9240 system. J Clin Microbiol. 1997;35:2673–4.

今岡浩一．ブルセラ症の最近の話題．モダンメディア．2009；55：3.

ブルセラ症とは．Available at: https://www.niid.go.jp/niid/ja/kansennohanashi/513-brucella.html. Accessed 28 February 2025.

㉔ *Francisella tularensis*

野兎（やと）病（tularemia）の原因となる．兎や狐など，野生動物，あるいはそういう動物

を噛んだ節足動物（ダニ，ハエ，蚊など）との接触が原因となる疾患だ．日本では21世紀になってからは報告がない．ただし，国内の野生動物の死体からは本菌がみつかっている．見逃し症例もあると思う．

Hotta A, Tanabayashi K, Fujita O, et al. Survey of Francisella tularensis in wild animals in Japan in areas where tularemia is endemic. Jpn J Infect Dis. 2016; 69:431–4.

F. tularensis は細胞内寄生のグラム陰性桿菌だ．多様な臨床像を示す．

1. 潰瘍リンパ節炎（ulceroglandular）

節足動物に噛まれた部位に起きる皮膚病，その近くでのリンパ節腫脹

2. リンパ節炎（glandular）

3. チフス様（typhoidal）

菌血症とショック

4. 肺炎

5. 口腔咽頭（oropharyngeal）

感染動物を摂取することで生じる

6. 眼リンパ節炎

感染した体液が目に入ることで起きる．

バイオテロリズムの道具とされる可能性も指摘されている．

治療はストレプトマイシンかゲンタマイシン，あるいはトブラマイシンといったアミノグリコシドだ．髄膜炎を合併する場合はアミノグリコシドとクロラムフェニコールを用いる，とある．現代医療でクロラムフェニコールが推奨される稀有な状況と言えよう．

JIHS. 野兎病とは. Available at: https://www.niid.go.jp/niid/ja/kansennohanashi/ 522-tularemia.html. Accessed 28 February 2025.

㉕ *Pasteurella*

犬，猫に噛まれたときに真っ先に考えるのが *P. multocida* だ．本菌を念頭に置いて，動物咬傷のときはアモキシシリン・クラブラン酸を予防的に内服させることが多い．

㉖ *Capnocytophaga*

P. multocida 同様，動物咬傷で念頭に置くべき菌が，*C. canimorsus* だ．特に脾臓のない患者，液性免疫抑制のある患者で重症化しやすいので要注意だ．

なお，*C. gingivalis* など，人間に定着している *Capnocytophaga* もある．案外知られていないが，これが重症感染症を起こすことがある．COVID-19 に合併した致死的感染を私達は報告している．

Miyazaki D, Kunishige C, Sano S, et al. A fatal septic shock caused by Capnocytophaga gingivalis potentially associated with COVID-19: A case report. Acute Med Surg. 2024; 11:e922.

　百日咳菌だ．ワクチンで予防するのだが，3種→4種→5種混合ワクチンの予防効果は時間とともに減衰する．よって青少年時にTdapの接種が望ましいが，日本では承認されていない．青少年の長い慢性的な咳患者で，百日咳なことがある．抗体検査がよく用いられてきたが，現在は呼吸器検体を用いたマルチプレックスPCR，フィルムアレイが可能である．

　発症数週以内ならマクロライドなどの抗菌薬治療が効果的だが，その後は治療効果も予防効果も期待できない．慢性化した百日咳は基本的に対症療法である．

㉘ **Legionella**

　L. pneumophila は循環風呂での感染が有名だ．比較的高温環境下でも生き延びる *Legionella* は循環風呂で生存可能だからだ（厳密に言えば高温環境下で生息するアメーバなどに寄生するのがレジオネラだ）．給水設備で発育することもあるため，定期的な検査が必要だ．

　L. pneumophila 以外のレジオネラもあり，土壌に生息する事が多い．土いじりなどを契機に感染することがある．

　尿中抗原検査で検査できるのは *L. pneumophila* セロタイプ1だけだったが，近年は他のセロタイプも検出できる．喀痰のLAMP法ならば，*L. pneumophila* の11のセロタイプのみならず，その他のレジオネラ（*L. longbeachae* など）も検出できる．

㉙ **Bartonella**

　日本で比較的多いのは，猫ひっかき病（cat scratch disease）の原因となる *B. henselae* だ．海外にいるバルトネラでは塹壕熱や細菌性血管腫症（bacillary angiomatosis, BA ビーエーと呼称する）などの原因ともなる．猫に引っかかれたあとの片側性のリンパ節腫脹が特徴だ．マクロライド系抗菌薬で治療することが多いが，自然治癒することもある．

㉚ 薬剤耐性菌

（1）AmpC βラクタマーゼ産生腸内細菌目

　グラム陰性菌の薬剤耐性は多い．日本でとくに問題になっているのはESBL産生菌と，AmpCの問題だ．

　両者に共通するのは「どうやって治療したらよいか，コンセンサスが得られていない」という点にある．前者ではカルバペネムが，後者ではセフェピムが堅牢な治療のオプションであるが，こうした広域抗菌薬を使用するのが本当に適切なのか．

　抗菌薬使用は治療効果と薬剤耐性菌のトレードオフの問題でもあるので，菌が死ねばよい，というわけではないのだ．適切なバランスが要求される．

　AmpC産生腸内細菌目（*Enterobacterales*）の多くは，いわゆる第3世代セフェムに感受性を有している．が，こういうセフェムを単剤で使用していると，AmpCの脱抑制(derepression)が起きて，大量のβラクタマーゼができることがある．これが治療失敗の原因となるのだ．だから，AmpCに加水分解されない，安定な第4世代セフェム，セフェピムが「堅牢」な選択肢と

なる．

　とはいえ，腸内細菌目といっしょくたにまとめてはだめで，各菌ごとに脱抑制のおきやすさは異なる．特に起こしやすいのが *Enterobacter cloacae, Klebsiella（Enterobacter）aerogenes, Citrobacter freundii* などだ．他方，*Serratia marcescens, Morganella morganii* などは脱抑制が起きにくい．

　「考え方」のヒントになるのは，急性虫垂炎に対する抗菌薬治療である．周知のように急性虫垂炎治療は外科的切除術が標準的である．しかし，抗菌薬治療だけでも 7 割近くの患者は治癒し，3 割近くの患者で後に虫垂切除術を必要とするのだ．

> CODA Collaborative; Flum DR, Davidson GH, Monsell SE, et al. A randomized trial comparing antibiotics with appendectomy for appendicitis. N Engl J Med. 2020; 383:1907–19.

　「治癒」だけを念頭に置くならば，手術のほうがベターな選択肢だ．しかし，医療において大切なのは「治癒」だけではない．患者によっては手術を望まない方もいるだろうし，セッティングによっては外科医が他の手術などで忙しすぎて虫垂切除術が現実的でない場合もあろう．パンデミックで病院機能が麻痺し，十分に入院患者を持てないこともあるかもしれない．

　抗菌薬だけでも「まあまあ」治るのである．治らなければ，手術すればよいのだ．もちろん，その間に虫垂が破裂し，二次性腹膜炎や敗血症性ショックにならないなど，さまざまな条件をクリアする必要はあるが．

　同様のロジックが AmpC についてもいえる．ある研究においては，AmpC 産生する上記の菌による感染症では，第 3 世代セフェムのほうが第 4 世代やカルバペネムよりも治療失敗率は高かった．しかし，それでも大多数の患者は第 3 世代セフェムで治癒していた．しかも両群の死亡率には差がなかった．

> Maillard A, Dortet L, Delory T, et al. For the treatment of AmpC producing Enterobacterales study group. Mutation rate of AmpC-β-lactamase-producing Enterobacterales and treatment in clinical practice: A word of caution. Clinical Infectious Diseases. 2024; ciae160.

　私はこう考える．

　AmpC 産生菌による菌血症や肺炎の場合，まず，多臓器不全やショックなどで生命の危機下にある患者であれば，セフェピムを優先的に用いる．膿瘍形成などで長期的治療が必要な患者でも，突然変異のリスクが高いので同じことをする．あるいはカルバペネムを使う．

　しかし，シンプルなカテ感染などで，患者が臨床的に安定しており，かつ，病院で丁寧にモニターできるといった諸条件が担保されている場合，我々はしばしば第 3 世代セフェムで治療する．そして，本研究が示したように，大抵の患者は治癒する．*Citrobacter* であろうが，*Morganella* であろうが．そして，検査値であれ，バイタルサインであれ，なんらかの治療失敗の徴候が認められれば，即座に抗菌薬を広域に変ずるのだ．

　もちろん，このような戦略が妥当であるか，正当なものかは臨床試験による堅牢なエビデンスを要するだろう．が，現時点での知見でこの戦略は一定の rationale を有しているのではなかろうか．

（2）ESBL 産生菌

　ESBL とは extended spectrum beta-lactamase の略だ．日本では基質特異性拡張型βラクタマーゼと訳されるが，正直この名前で呼ばれることはまずない．普通に「イーエスビーエル」と呼ぶのが常だ．ペニシリンなどのβラクタム薬を加水分解するβラクタマーゼが，セファロスポリンなど多種多様のβラクタム薬も無効にするようになり，「スペクトラムが拡張されたため」こう呼ばれる．

　第 1 世代，第 2 世代セファロスポリンの使用後，これらを不活化する TEM-1 と SHV-1 が見つかった．こうしたβラクタマーゼに抵抗性の第 3 世代セフェムが使われるようになるが，それにも抵抗性を持つ「スペクトラムを拡張された」βラクタマーゼが，1980 年代にヨーロッパで発見された．TEM と SHV のヴァリアントである．早晩，これがたちまち世界中に広がってしまった．日本では 1995 年に発見されている．

　ESBL の特徴は第 3 世代セフェムを不活化すること，βラクタマーゼ阻害薬のクラブラン酸により阻害されること，*Enterobacterales* や緑膿菌といったグラム陰性菌が持つことが多いのが特徴だ．また，カルバペネムとセファマイシンには感受性を残しているのも特徴である．

　ESBL は世界中に広がり，また病院内だけでなく市中でも珍しくない存在になってしまった．神戸大学病院で検出されている大腸菌の 2 割ちょっとが，そして *Klebsiella pneumoniae* の 1 割ちょっとが ESBL 産生菌である（2022 年）．日本では他にも，*K. oxytoca, Proteus mirabilis, P. vulgaris, Enterobacter cloacae, Providencia stuartii* などで ESBL 産生菌が見つかっている．緑膿菌や *Acinetobacter* ではまれである．

三好そよ美，根ケ山清，森田 幸，他．当院における ESBL 産生菌の検出状況と遺伝子型について．医学検査 2014; 63:714–8.

　ESBL には前述の TEM や SHV だけでなく，CMT，GES，PER など多種多様なタイプがある．それぞれのタイプにまたサブタイプがあり，何百という ESBL が存在している．日本で見つかる ESBL の多くは CTX-M（cefotaxime-hydrolysing β-lactamase isolated in Munich）のサブタイプである．その名の通りミュンヘンで発見された．その後，日本で Toho-1 や FEC-1 などの CTX-M が発見された．欧米では TEM と SHV が多いので，欧米での ESBL 産生菌に関する臨床研究の結果は必ずしも日本の診療環境ではアプライできない可能性がある．いずれにしても，ESBL の基本的な性格は上述のもので共通している．CTX-M にもいろいろなサブタイプがあり，基礎医学領域ではその細かな違いが研究されているが，実臨床ではさしたる差異とはいえず，その区別に神経質になる必要はない．

Castanheira M, Simner PJ, Bradford PA. Extended-spectrum β -lactamases: an update on their characteristics, epidemiology and detection. JAC Antimicrob Resist. 2021; 3:dlab092.

　ESBL 産生菌の診断は，第 3 世代セフェムやアズトレオナムに対する MIC の高さでスクリーニングをかけ，その後確定法としてクラブラン酸を添加したディスクを用いるダブルディスク法，あるいはクラブラン酸を添加した微量液体希釈法がよく知られている．

　PCR などの遺伝子検査は若干困難である．TEM, SHV, CTX-M のなかには ESBL でないも

のもあるからで，こうしたβラクタマーゼをコードする遺伝子の存在は ESBL 産生菌であることを保証しないからだ．

日本臨床微生物学会．ガイドライン・提言．Available at: https://www.jscm.org/modules/guideline/index.php. Accessed 28 February 2025.

ESBL 産生菌による感染症の第1治療選択薬は，国際的にはカルバペネムである．しかし，日本ではセファマイシンであるセフメタゾールを用いることが可能だ．特に患者の容態が比較的安定しているときはセフメタゾールを用いたほうが，抗菌薬適正使用上のメリットが大きい．セフタジジムやアズトレオナムは 50% で感受性を示すが，これらの抗菌薬を用いるべきではない．また，IDSA は ESBL 産生菌による尿路感染症では ST 合剤などを優先し，キノロンは使わないよう推奨している．尿への移行性がよくないため，テトラサイクリン系も推奨されていない．

Kashihara E, Sada RM, Tsugihashi Y, et al. Efficacy and safety of Cefmetazole for bacteremia caused by Extended-spectrum β-lactamase–producing enterobacterales vs carbapenems: A retrospective study. Open Forum Infect Dis. 2023; 10:ofad502.

IDSA 2024 Guidance on the Treatment of Antimicrobial Resistant Gram-Negative Infections. https://www.idsociety.org/practice-guideline/amr-guidance/. Accessed 28 February 2025.

(3) *Stenotrophomonas maltophilia*

ステノ，と呼ばれる本菌は，病原性も乏しく昔は臨床現場でさしたる問題にはなっていなかった．しかし，カルバペネム耐性の本菌は，カルバペネムを多用する ICU などで大きな問題になりつつある．

グルコース非発酵のグラム陰性桿菌である．水回りに多く，よって病院内感染の原因となりやすい．特徴としてはほとんどのβラクタム薬が効かないことだ．昔はセフタジジムが用いられることもあったが，現在は耐性菌も多く推奨されない．

多くは ST 合剤やキノロンに感受性があり，これを用いる．ミノサイクリンを用いることもある．これでもダメならセフィデロコルを用いる．セフィデロコルは他の薬との併用の方がよいとされる．セフタジジム・アビバクタムとアズトレオナムの併用も有効とされる．

IDSA 2024 Guidance on the Treatment of Antimicrobial Resistant Gram-Negative Infections. https://www.idsociety.org/practice-guideline/amr-guidance/. Accessed 28 February 2025.

(4) CRE，CPE

CRE は carbapenem resistant *Enterobacterales* の略で，カルバペネム耐性腸内細菌科（あるいは目）だ．カルバペネムの少なくともどれか1剤に耐性を示すか，カルバペネマーゼ産生菌であると IDSA は定義している．その機序はさまざまだ．日本の感染症法に基づく届け出基準は CRE による感染の届け出であり，菌としてはメロペネム，およびイミペネムかセフメタ

ゾール耐性の菌であることを根拠としている.

> https://www.mhlw.go.jp/bunya/kenkou/kekkaku-kansenshou11/01-05-140912-1.
> html. Accessed 28 February 2025.

米国で最も多いのは KPC 産生菌だ. KPC は *K. pneumoniae carbapenemases* の略だが, *Klebsiella* 以外の菌が産生することもある. 他にも, New Delhi metallo-β-lactamaseses (NDMs) や Verona integron-encoded metallo-β-lactamaseses (VIM), imipenem-hydrolyzing metallo-β-lactamaseses (IMP) やオキサシリナーゼ (OXA-48 様) などがある. NDM, VIM, IMP を総称してメタロβラクタマーゼと呼ぶ.

日本の疫学では 2021 年に届け出られた 1,395 株の CRE 中, 15.1% がカルバペネマーゼ産生株 (carbapenemases producing Enterobacterales: CPE) であった. その内訳は IMP 型が 17.6%, NDM 型が 7.4%, KPC 型が 0.9%, OXA-48 型が 0.9% だった.

> JIHS. カルバペネム耐性腸内細菌目細菌 (carbapenem-resistant Enterobacterales:
> CRE). 病原体サーベイランス, 2021 年. Available at: https://www.niid.go.jp/niid/ja/
> cre-m/cre-iasrd/12223-522d03.html. Accessed 28 February 2025.

CRE による尿路感染では, まず ST 合剤やキノロンといった非βラクタム薬が第 1 選択肢となる. さらに, セフタジジム・アビバクタム, meropenem vaborbactam, イミペネム・シラスタチン・レレバクタム, セフィデロコルも選択肢となる.

非尿路感染かつカルバペネマーゼを産生しない CRE による感染の場合, セフタジジム・アビバクタム, メロペネム・バボルバクタム, イミペネム・シラスタチン・レレバクタムの使用が好ましい.

KPC 産生菌については, セフタジジム・アビバクタム, meropenem vaborbactam, イミペネム・シラスタチン・レレバクタムが好ましい選択で, セフィデロコルは代替案だ. これは, セフィデロコールをメタロβラクタマーゼ産生菌に使用するためとっておきたい, という理由が大きい.

NDM などのメタロβラクタマーゼ産生菌感染については, とアズトレオナムの併用か, セフィデロコル単独使用が望ましいと IDSA は述べている. これは, 米国にはない aztreonam avibactam が, MBL 産生菌に有効なためである. 以前用いられていたコリスチンは毒性が強く, また患者死亡リスクが高いために推奨されない.

OXA-48 様産生菌には, セフタジジム・アビバクタムかセフィデロコルが推奨薬である. 本書執筆時点ではセフタジジム・アビバクタムは日本で承認されていないため, セフィデロコルが唯一の選択肢となる.

多剤耐性緑膿菌感染については, セフトロザン・タゾバクタム, セフタジジム・アビバクタム, イミペネム・シラスタチン・レレバクタムなどが選択肢となる. 他の薬剤耐性菌へのバックアップという側面を考えれば, セフトロザン・タゾバクタムが使用可能ならばこれを使うの

JCOPY 498-02154

が合理的だ．感受性が残っていればトブラマイシンなどアミノグリコシドを用いる選択肢もあろう．特に尿路感染では使いやすい．

メタロβラクタマーゼ産生緑膿菌の場合，治療の選択肢はセフィデロコルとなる．

日本では稀だが海外では問題となってるカルバペネム耐性アシネトバクター（carbapenem-resistant Acinetobacter baumannii: CRAB）では，アシネトバクターに活性のあるスルバクタムを用いる治療が推奨される．sulbactam・durlobactam とカルバペネムを併用する．代替案としてはアンピシリン・スルバクタム大量投与（スルバクタム成分で1日9g投与）とポリミキシンやミノサイクリン，セフィデロコールなどとの併用療法がある．

IDSA 2024 Guidance on the treatment of antimicrobial resistant gram-negative infections. https://www.idsociety.org/practice-guideline/amr-guidance/. Accessed 28 February 2025.

㉛ スピロヘータ

● *Treponema pallidum*

梅毒は *Treponema pallidum* が原因だ．通常は性感染症である．母子間の垂直感染もある．

梅毒は，一期，二期，三期，潜伏梅毒，そして神経梅毒に分類できる．感染後すぐには発症せず，2〜6週間の潜伏期間をおいて一期梅毒が発症する．治療してもしなくても，この病変は自然に治癒する．その後しばらく経って皮疹とリンパ節腫脹を特徴とする二期梅毒になる．これも治療の有無とは関係なく自然に良くなり，長い長い潜伏期となる．この時期を潜伏梅毒と認識することが多い．さらに三期梅毒という血管や骨病変を中心とする状態に転じる．また，これとは別に神経梅毒もある．これは三期梅毒にカテゴライズされることが多かったが，実は梅毒のどのフェーズでも発症しうる．よって神経梅毒は一期，二期，三期といった梅毒のフェーズとは独立した存在として理解した方が良い．

◆梅毒を制するもの，内科を制する

ウイリアム・オスラーが，"He who knows syphilis knows medicine" と言ったように，梅毒の臨床像は多様で，理解するのは大変だ．Great imitator の別称があるように，いろいろな疾患にそっくりなプレゼンをする．何例経験しても，「これも梅毒なのか！」と驚かされる．

◆一期梅毒

一期梅毒は感染部位に無痛性の丘疹ができる．これが転じて潰瘍性病変ができるのが典型的だ（硬性下疳，chancre）．男性ではペニスに病変ができることが多いので，すぐにそれと気づく．アナルセックスがあれば肛門周囲に病変ができることもある．オーラルセックスに関連して口腔に病変が生じることもある．女性の場合はやはり生殖器周囲に病変ができるため，男性と違って自らその病変に気づかないことも多い．鼠径部などにリンパ節腫脹を伴うことが多い．硬性下疳は数週間で自然に消失するが，リンパ節腫脹は数カ月持続することもある．

鑑別診断に単純ヘルペスウイルス感染があるが，こちらは複数の病変があり，かつ有痛性の

表3 梅毒のフェーズのイメージ

潜伏期	一期梅毒	二期梅毒	潜伏梅毒	三期梅毒
	神経梅毒			

ことが多い．ただし，非典型的な梅毒では病変が複数生じることもある．基本，梅毒は「なんでもあり」なので，鑑別に入れておくのが大事である．

確定診断は暗視野顕微鏡によるスピロヘータの鏡検だが，これを使える医療機関は少ない．二期梅毒で用いる血液検査は一期梅毒では偽陰性に出ることも多い．

◆二期梅毒

全身に紅斑，丘疹が出現する二期梅毒は，RPR/TPHA といった梅毒検査を行えば容易に診断できる．ところが，「案外」見逃されている事が多い．

薬疹，麻疹などの他疾患に気を取られて本疾患が想起できなかったときに見逃しが起きていることが多いようだ．

生殖器に病変がないことが多い二期梅毒で，「性感染症が想起できない」という認知バイアスが障害になっていることもある．B 型肝炎や梅毒など，「生殖器に病変を起こさない（こともある）」性感染症を，そういうカテゴリーとして理解しておく必要がある．

二期梅毒の皮疹に「これ」というパターンはない．この皮疹なら梅毒ではない，と否定できる根拠は乏しい．だから，すべての皮疹で梅毒を想起するくらいのラディカルな姿勢が大切になる．

全身性，対称性の皮膚粘膜の皮疹と無痛性の全身性リンパ節腫脹が典型的な臨床像だが，膿疱や壊死が見られることもある．先天性梅毒を除けば，水疱はつくらないとも言われるが，文献上は水疱を作る梅毒も報告されている．しばしば手掌，足底に皮疹が見られる．脱毛が起こりうるのも特徴で，全身性エリテマトーデス（systemic lupus erythematosus: SLE）などと同様，脱毛の鑑別疾患に梅毒を入れておきたい．

手掌足底（palms and soles）に皮疹ができるのは二期梅毒だけではない．有名なのは掌蹠膿疱症（palmoplantar pustulosis: PPP）だ．原因不明の疾患で，中年女性，喫煙者に多く，日本にも 10 万人以上の患者がいるという．

感染症で，手掌足底に皮疹ができる疾患は Mr. Smith で覚えればよいとツイッターで教えてもらった **図5** ．ちなみに私は X という呼称は用いない．

M の Meningococcemia は播種性髄膜炎菌感染症．

Rickettsia はリケッチア．リケッチアはいつも思うがスペルが難しい．あとロッキーマウンテン紅斑熱も R で始まる．Murine typhus は発疹熱のことだ．Rat bite fever は鼠毒（そどく）．*Streptobacillus moniliformis* や *Spirillum minus*（こちらはらせん型の菌だ）による感染症で，文字通りネズミに噛まれて感染する．発熱や発疹が特徴だ．心内膜炎を合併することもある．ペニシリンなどにて治療する．

Spirillum は「スピロヘータ様　spirochete-like」とよく呼称される．真のスピロヘータではない，ということだが，ではスピロヘータって何よ，と思ったので例によって perplexity で調

	DDx
M	**M**eningococcemia (*Neisseria meningitidis*)
R	**R**ickettsia (Rocky mountain/murine typhus, etc) **R**at bite fever
S	(**S**econdary) **S**yphilis
M	**M**easles, **M**pox
I	**I**nfective endocarditis
T	**T**oxic shock syndrome, **T**ravelers (Dengue/Chikungunya/Zika)
H	**H**and-Foot-Mouth syndrome (Coxsackievirus) **H**IV, **H**SV (erythema multiforme)

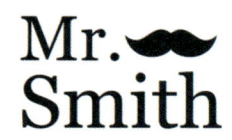

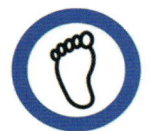

The DDx is broad, but it has the potential to be key to the diagnosis!

図5 Rash on the palms and soles: ID DDx
(Am Fam Physician. 2018;97:815-7, N Engl J Med. 2019;381:1762, Am Fam Physician. 2000;62:804-16, Clin Infect Dis. 2009;49:942-8 Am Fam Physician. 2023;108:78-83, N Engl J Med. 2023;389:1033-9, Am J Emerg Med. 2023;65:172-8, Am J Clin Dermatol. 2017;18:231-6)
(@drtimothyli（Timothy Li医師）の2024年7月9日のツイッターより)

べてみた．以下のことが分かった．

　私は長く，らせん型の菌の総称がスピロヘータだと勘違いしていたが，スピロヘータは *Spirochaetota* という門（スピロヘータ門）に属する生物学的分類に基づく呼称である．らせん型なだけでなく，細胞内膜と外膜の間に線毛（flagella）を持ち，クネクネと運動する．全長は 3 ～ 500μm と幅が大きい．医学的には *Treponema* や *Borrelia* や *Brachyspira*，*Leptospira* がそれに該当する．件の *Spirulum*，*Vibrio*，*Campylobacter*，*Helicobacter* などはスピロヘータに該当しない．

　あと，Wikipedia ではらせんの回転数が多いものは「俗に（！）スピロヘータと総称される」とか，「スピロヘータの分類はまだ整理の途上にあり，今後変更される可能性がある」とか，なかなかに穏当でない記載がある（真偽の程は知らない）．まあ，「嫌気性菌」のところでも述べたが，呼称，分類の「正しさ」問題にはあまり深入りしないほうが身のためだ．

閑話休題

S は Secondary Syphilis

M は Measles（麻疹），Mpox（いわゆるサル痘）．

I は Infective endocarditis（感染性心内膜炎）．

T は Toxic shock syndrome，Travelers（旅行者．このへんは苦しい．デング熱，チクングニア熱，ジカ熱）．

H は Hand-foot-mouth syndrome（手足口病，コクサッキーウイルスによる），HIV，HSV（ヒト単純ヘルペスによる多形滲出性紅斑）

　典型的な二期梅毒は想起の失敗さえなければ見逃す可能性は小さい．が，非典型的な二期梅毒はやっかいである．

　例えば，咽頭痛．例えば，発熱や体重減少．例えば，肺炎．例えば，急性肝炎．例えば，ぶどう膜炎．例えば，腎機能障害，あるいはネフローゼ症候群．例えば，直腸炎．例えば，関節炎．例えば骨髄炎．本当に「なんでもあり」である．

　急性肝炎の鑑別診断に二期梅毒はぜひ入れておいてほしい．肺炎と肝炎を合併する奇異なケースで，どちらも梅毒だったなんてこともある．新規発症の成人のネフローゼ症候群なども，梅毒を除外しておくと良い．

　一期梅毒も二期梅毒も，治療の有無にかかわらず症状は自然に軽快する．しかし，梅毒トレポネーマは人体にとどまり続け，のちの合併症に繋がりかねない．「なんだかよく分からないプレゼンだったけど自然治癒した」と喜んでいたら，梅毒を見逃していた，という可能性もある．要注意だ．

　神経梅毒は一期，二期，三期というフェーズから独立して考えるべきだと書いた．よって，一期や二期の梅毒とともに発生することもある．この場合は急性発症の髄膜炎や中枢神経血管炎のようなプレゼンとなる．急性発症の髄膜炎，脳炎の鑑別には梅毒をぜひ入れておいてほしい．

　最初は髄膜炎，血管炎のような炎症性疾患であった神経梅毒も（meningeal, meningovascular syphilis）晩期には脳実質を破壊するような病変となる（parenchymatous syphilis）．この場合は，通俗的脳血管障害のような麻痺が起きることもあるし，認知症として認識されることもある．人格の変容が起きることもあり，「性格が悪くなった」，逆に「いい人になった」ということもある．脊髄癆は神経梅毒でも有名で，脊髄後索の病変のため，失調や排尿障害，勃起障害，位置覚の異常や脊髄腱反射の消失など，さまざまな（おそらくすべての）神経学的異常所見が認められ得る．

　対光反射の消失および輻輳と近見反射（近くを見ると縮瞳すること）が保持されることで知られる Argyll Robertson 徴候は有名だ．と，コトバで言ってもなんのことだかピンとこないだろうから，YouTube 動画を紹介しておく．身体診察の勉強では，動画サイトが最強である．

　https://youtu.be/IbBYxGk1pUw?si = PogQHa6Z_hUJfhd2

二期梅毒の診断が割と簡単なのに対し，神経梅毒の診断は難しい．髄液検査が必要となり，髄液で単球有意の白血球のわずかな増加，タンパクの上昇，そして髄液の VDRL 陽性であれば神経梅毒と考える．ただし，髄液 VDRL の感度は低い．そして，日本では検査できない．代わりに髄液 RPR を用いるのだが，こちらは特異度は下がる．また，髄液 FTA-ABS は感度が高く，陰性であれば除外に有用だが特異度は低い．

　梅毒にはしばしば HIV 感染が合併する．特に男性と性交渉を持つ男性（MSM）で多い．よって，梅毒を疑ったら必ず HIV 検査も行わねばならないのだが，HIV 感染者ではしばしば非特異的に髄液白血球やタンパクの上昇が認められる．しかも神経梅毒の有病率は非 HIV 感染者よりも高い．非常に悩ましいところである．

　なお，HIV 感染者では，神経梅毒の可能性を高める要素として，

1. 血中 RPR 値が 1:32 以上
2. CD4＜350mm^3

がある．

　眼梅毒は，神経梅毒の一亜型として位置づけることも可能だ．ぶどう膜炎，虹彩炎，網膜炎など，ここでも多種多様な形態をとるが，脳神経の一つ，視神経炎も眼梅毒の一亜型だからだ．ただし，他に神経学的異常所見がない場合は必ずしも腰椎穿刺を行う必要はない．これは聴覚異常などの耳梅毒でも同様である．治療も神経梅毒に準ずる（本稿では治療の詳細については割愛する）．

◆若干の余談．認知症ミミックの神経梅毒

　筆者は内科研修医のとき，「認知症に見える内科疾患を見逃すな」と教わり，甲状腺機能異常やビタミン B$_{12}$ 欠乏等とともに梅毒を鑑別にいれるよう教わった．血清検査が陽性であれば腰椎穿刺を行い，神経梅毒と診断したら治療する，というプラクティスを遵守していた．

　認知症を見たら神経梅毒を想起せよ，は正しい．しかし，全例においてフルワークアップしてペニシリンで治療すべきか，といえばそこは悩ましいと今は考えている．

　よくあるのが，長く認知症のある超高齢者が施設に入所するときである．スクリーニングとして梅毒検査．陽性なので治療してくれと当方に相談してくる．確かに TPHA は陽性で RPR もそこそこ高い．梅毒なのは間違いない．もしかしたら認知症も神経梅毒が寄与している可能性はゼロではない．

　しかし．仮にそうだとしても，梅毒の感染はおそらく何十年も前の昔の話であろう．もし神経梅毒だったとしても炎症性のものではなく，脳細胞が破壊された parenchymatous neurosyphilis の可能性が高い．ペニシリンでトレポネーマを殺したからといって認知機能が戻ってくる可能性は低いし，多くは戻ってこない．抗菌薬の副作用や Jarisch-Herxheimer 反応（トレポネーマを破壊することで起きる一過性の炎症反応）でも起きたら，やぶ蛇である．施設内で乱交パーティとかやるのでなければ施設内アウトブレイクの可能性もほぼゼロである．ということであれば，そもそもスクリーニングしなきゃいいんじゃないの？と言いたい．「感染が怖いので」とか施設責任者はすぐに言うのだが．**恐怖の大部分は無知から生じるのである．**

　抗菌薬の機能は病原体を殺すことだが，病原体を殺すことは医療の目的ではない．それはあ

くまで手段であり，**患者のメリットが得られることこそが医療の目的だ**．そのメリットが何であれ．診断も同様で，治療で患者が得をしてこその診断である．治療をしてもあまり得るものがない場合には，診断治療のプロセス自体が無意味化する．もちろん，これはゼロかイチかの，竹で割ったようなデジタルな議論ではない．「高齢者」といってもいろいろで，70歳代も高齢者，100歳以上も高齢者である．「認知症」といっても新規発症なのか，もう何十年もの経過なのかによって治療効果の期待度も変わる．「高齢者だから神経梅毒は無視する」というのも，過度に命題を一般化しすぎた，乱暴な議論である．

梅毒は難しい．考えれば考えるほど，「何が正解か」を見出すのが困難になる．多様なプレゼンテーションを取る，複雑な現象こそが梅毒である．複雑なものを複雑なままに認識できないと，本疾患と正しく向き合うことはできないのだ．

◆余談その2　検査の難しさ

学生時代に，梅毒反応は非特異的なRPRとかと，特異的なTPHAとで見て，どっちが陽性でどっちが陰性だったら判定はこれだ，みたいな2かける・なんとか表を覚えさせられることだろう．

実際には，梅毒診断における血清検査の解釈はそんなにシンプルではない．二期梅毒は血液検査さえすれば診断は簡単だ，みたいに書いた．大多数のケースにおいては，嘘ではない．ただ，まれにプロゾーンといって大量の抗体の存在のためにRPRが偽陰性になることはある（抗体価が高くなくても起きることが，ある）．妊婦と神経梅毒では特に起きやすい．事前確率が高いときにRPRが陰性のときは，検体を希釈して再検査するとよい．それから，一期梅毒の場合は血清検査が陰性のことも多い．この場合も要注意だ．

前述にも関連するが，高齢者の梅毒検査は事前確率を考えてやってほしい．臨床症状もリスクもない高齢患者に「術前検査」として梅毒検査をし，陽性になったからといって筆者に相談が来ることがとても多い．

80歳代の高齢者の白内障手術とか，股関節置換術前とかに検査をする．RPRは2倍，TPHA陽性といった結果が典型的だ．

このような，事前確率が低い患者の低値のRPRの場合，過去の梅毒既往があり治療後（どっかで抗菌薬出された），かつRPRの生物学的擬陽性の可能性が高い．要するに現在は梅毒を有していない可能性が高い．

しかし，患者の方は急に執刀医から「梅毒の可能性があるから感染症内科に行け」と言われ，ネットであれやこれやの情報を得て不安でいっぱいになる．子どもたちやお嫁さんなどとの仲が微妙になったり，あるいは険悪になることもある．「これは多分，検査の間違いだから梅毒はありませんよ」と説明して一件落着になることも多いのだが，ヒビの入った家族関係まで修復できているかは保証の限りではない．

前述のように，どんなプレゼンテーションでも梅毒の可能性はある．しかし，性感染症である以上，病歴ではセクシャル・アクティビティーの有無が非常に重要になる．もちろん，性行動について患者が常に正直であるという保証はない．ドラマの「Dr. House」が正しく述べているように，"Everybody lies"なのだ．とはいえ，高齢者の術前検査などのように，あまりにも事前確率が低いシチュエーションでの梅毒検査陽性はほぼほぼ検査偽陽性であることもまた

JCOPY 498-02154

事実である（先に擬陽性と書き，今は偽陽性と書いたがもちろんワザとである．両者の概念は微妙に異なるが，あまりこだわることでもない．興味のある読者は調べてみてください）．

　臨床問題のほとんどは「程度の問題」であり，程度の吟味は常に大切なのだ．余談を重ねると，この問題は HIV 検査や肝炎ウイルスの検査でも同様だ．術前検査で HIV が陽性になって，と相談を受ける検査偽陽性問題も，筆者には日常的なコモン・プロブレムである．あってはならない問題でも，ある．

　梅毒の治療はペニシリン系抗菌薬が基本となる．CDC の STI treatment guideline が参考になる．余談だが，性感染症を STI（sexually transmitted infections）と称するか，STD（sexually transmitted diseases）と称するか，と問われることがあるが，下の URL を見れば分かるように「どちらでもよい」と思う．

> https://www.cdc.gov/std/treatment-guidelines/toc.htm
> Accessed 28 February 2025.

　一期および二期梅毒，早期潜伏梅毒（感染から 1 年未満の梅毒）の場合はベンザチン・ペニシリン 240 万単位の 1 回筋注が基本となる．小児では 5 万単位 /kg を 1 回だ．晩期潜伏梅毒（感染から 1 年以上たった潜伏梅毒，もしくは感染時期不明）では上記のベンザチン・ペニシリンを週 1 回，3 回筋注する．

　神経梅毒では，静注のペニシリン G を 1 日 1,800 〜 2,400 万単位を 4 時間おきにわけて点滴治療する．治療期間は 14 日間だ．その後，筋注のペニシリンを 1 回追加するという専門家もいるが，その効果は確立していない．

　日本では経口のアモキシシリン，あるいはアモキシシリンとプロベネシドで治療するという方法が長く行われてきた．が，エビデンスが十分ではなく，特にアドヒアランスが不明な患者（救急外来で初診，のような）では推奨しない．筋注での治療を受け入れられない患者の場合はこちらが選択される．

> Ando N, Mizushima D, Omata K, et al. Combination of amoxicillin 3000 mg and probenecid Versus 1500 mg amoxicillin monotherapy for treating syphilis in patients with human immunodeficiency virus: An open-label, randomized, controlled, non-inferiority trial. Clin Infect Dis. 2023; 77:779–87.
>
> Ikeuchi K, Fukushima K, Tanaka M, et al. Clinical efficacy and tolerability of 1.5 g/day oral amoxicillin therapy without probenecid for the treatment of syphilis. Sex Transm Infect. 2022; 98:173–7.
>
> Matsuda T, et al. Concern regarding the external validity and feasibility of low dose long term amoxicillin therapy against syphilis. Sex Transm Infect https://sti.bmj.com/content/98/3/173.responses#concern-regarding-the-external-validity-and-feasibility-of-low-dose-long-term-amoxicillin-therapy-against-syphilis
> Accessed 28 February 2025.

ペニシリン・アレルギーがある場合は，まずそれが本当に「アレルギー」であるかどうかを確認する．多くのペニシリン・アレルギーは，病歴をよく聞くとそうではないことが多い．

真のペニシリン・アレルギーがある場合は，テトラサイクリン系などで治療する．神経梅毒の場合は ICU などでの丁寧な経過観察のもとで脱感作を行う．

◆性感染症ではないトレポネーマ感染

T. pallidum subsp. *pertenue* は yaws と呼ばれる．*T. pallidum* subsp. *endemicum* は bejel と呼ばれ，*T. carateum* は pinta である．この yaws, bejel, pinta が性感染症ではない地域流行型のトレポネーマ感染の原因となる．

生成 AI の perplexity さんに yaws, bejel, pinta の語源を問うと，yaws はカリブの「痛み」を意味する yaya という言葉が語源らしい．Bejel はアラビア語の bajala，これは回虫感染とか皮膚病の意味らしい．Pinta はスペイン語で「塗る」を意味する pintar という動詞から来たのだそうだ．皮膚の色が変わることからこう呼ばれたそうだ．

日本では yaws のことをフランベジアとかイチゴ腫と呼ぶ．フランベジア（frambesia）は英語で，フランス語のフランボワーズ（framboise キイチゴ）から来ている．

Yaws, bejel, pinta は現在は，南米，アフリカ，アジアの熱帯地域，世界 14 カ国で 15 歳未満の子どもたちの間で流行している．特にガーナ，パプアニューギニア，ソロモン諸島で症例が多い．郊外，あるいはスラムなどの貧困層の住む地域に多いとされる．衛生環境のよくないコミュニティーで，皮膚病変からの接触感染で広がると考えられる．年間 8 万例の発症があるとされるが，世界保健機関 WHO は根絶を目指している．疾患は 2 ステージあり，感染性のある皮膚病変期と，感染性は失われているが重篤になりうる骨，鼻，手足などに病変を起こすステージがある．梅毒の血清検査で診断できる．

ワクチンはないが，アジスロマイシンの単回投与が有効である．日本ではまれに輸入例や，MSM での性的感染事例が報告されている．

川畑拓也，他．臨床的に梅毒と診断した日本人患者から分子疫学解析によって本邦で初めて検出された bejel の病原体 *Treponema pallidum ssp. Endemicum*. IASR. 2020;41:4-5. https://www.niid.go.jp/niid/ja/typhi-m/iasr-reference/2473-related-articles/related-articles-479/9343-479r01.html. Accessed 28 February 2025.

D. 真菌感染症

①カンジダ感染

カンジダは皮膚粘膜の感染と，菌血症が多い．基本的に人間の常在菌であり，免疫抑制により活性化，疾患を起こす．

口腔内のカンジダ感染は舌や頬粘膜の白苔が特徴だ．鵞口瘡（thrush）とも呼ばれる．あと，意外に知られていないが有痛性の口角炎もよく起こし，ヘルペスと間違われていることがある．Thrush の語源は 17 世紀のデンマーク語，あるいスウェーデン語だそうだ．ちなみに英語の Thrush は鳥のツグミの意味でもある．

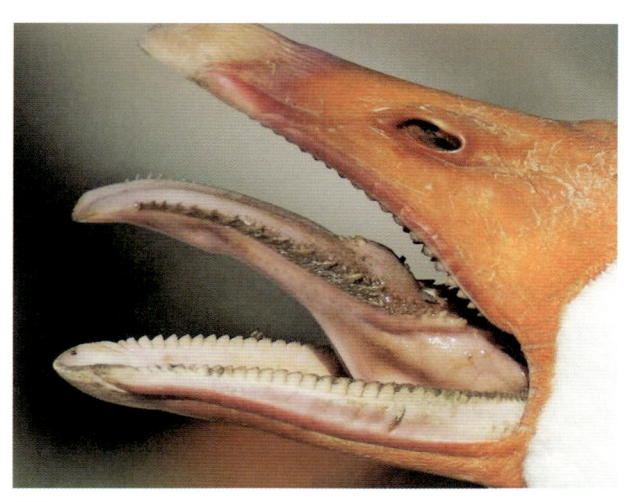

図6 ガチョウの口

(*Jayt74 / Via flic.kr*
https://www.buzzfeed.com/jp/
audreyworboys/goose-mouth-teeth-tongue-
terrifying-1)

　日本語の鵞口瘡も不思議な名前だが，鵞とは鵞鳥（ガチョウ）のことだそうだ．ネットで探して写真を見ると，なるほど舌の横がカンジダ口内炎っぽい．

　解剖学で習ったように消化管を「体外」あるいは「体表」と解釈するなら，カンジダ食道炎もこのカテゴリーに入るだろう．カンジダ腟症は抗菌薬曝露後に腟内常在菌の減少とともに発症する．いわゆる「おむつかぶれ」の原因の多くもカンジダだ．

　菌血症の多くは医原性で，カテーテル関連血流感染である．二次的に眼内炎や心内膜炎を起こすこともある．カンジダ菌血症は全例，眼科コンサルトして眼内炎の有無を確認するよう，教えられるが，そのプラクティスの妥当性には議論がある（眼科医から異論が提唱されている）．

　治療はアゾール，キャンディン，ポリエンいずれも使えるが，最もコモンな *C. albicans* ならフルコナゾールが使いやすい．*C. krusei*，*C.glabrata* はアゾール耐性菌が多く，しばしばミカファンギンなどのキャンディン系を使う．なお，*C. krusei*, *glabrata* は細菌学では改名され，異なる菌名になっているが臨床現場では今も同じ名前を使っている．新しい菌名は覚えていない．

　注目されているのは *C. auris* である．アウリスと読むのが日本流だそうだが，私は「オーリス」と読む（審美感の問題です）．日本で発見されたが，現在は米国で問題を起こしている．薬剤耐性傾向が強く治療に難渋する．ときにアムホテリシン B にも耐性がある．誤同定も多い．

R AN, Rafiq NB. Candidiasis. In: StatPearls. Treasure Island (FL) : StatPearls Publishing, 2024. Available at: http://www.ncbi.nlm.nih.gov/books/NBK560624/. Accessed 28 February 2025.

②クリプトコッカス

　これも日本の学術用語ではクリプトコックスだが，医療現場でそう呼ばれているのは聞いたことがない．クリプトコックスという名称を聞くのは日本開催の学会のプレゼンのときだけで

ある.

　ハトと関連した酵母様真菌だが，健常者で感染を起こすことはまれである．本当はハトだけでなく，多くの鳥類から本菌は検出される．免疫抑制者の日和見感染として有名で，特にリスクとなるのはステロイド使用とHIV感染だ．

　HIV感染では緩徐に発症する亜急性な髄膜炎であり，ステロイドなど非HIVでは急性発症でよりコテコテの髄膜炎となりやすい．

　診断は髄液検査で行う．まず注目すべきは初圧であり，かなり高い．クリプトコッカスの菌体は厚い莢膜に覆われており，顕微鏡（墨汁染色とかインディアインクを使う）で透明に抜けて見える．この莢膜のために粘性が強まり，頭蓋内圧が上昇するらしい．初圧は，髄液検査所見で似ている結核性髄膜炎との鑑別に重要だ．単球優位の白血球上昇，タンパク上昇，糖の低下が認められる．

　治療はアムホテリシンBとフルシトシンの併用，その後フルコナゾールに移行する．肺の結節性病変がクリプトコッカスが原因のこともある．このときは慢性でしばしば無症状だ．長期のフルコナゾール治療がなされることが多い．

　免疫抑制者に起きるクリプトコッカス症の多くは *Cryptococcus neoformans* が原因だが，健常者に発症しやすいのが *C. gattii* だ．ただし頻度は稀だ．クリプトコッカス抗原も陽性になり，診断法は *C. neoformans* と同じ．治療も基本的には同じだ．

③アスペルギルス

　培地でテラテラしている酵母菌と異なり，カサカサしているのが糸状菌だ．糸状菌の代表格がアスペルギルス（*Aspergillus*）である．吸入により，主に肺などの呼吸器に疾患を起こす．

　アスペルギルスは病態的に4種類に分類できる．よって私は「肺アスペルギルス症」という雑な病名を好かない．病態がイメージできないからだ．

（1）アレルギー性気管支肺アスペルギルス症（allergic bronchopulmonary aspergillosis: ABPA）

　アスペルギルスの菌体に対するアレルギー反応である．喘息様の症状となる．診断は臨床症状とアスペルギルス抗体の測定，血中好酸球の増加などを総合して行う．治療の主眼はステロイドになるが，イトラコナゾールなどを併用することでステロイドの必要量が減るといったメリットがある．

（2）侵襲性アスペルギルス症（invasive aspergillosis: IA）

　我々感染症屋が「アスペルギルス」と呼ぶときは，大多数はこの話をしている．好中球減少など，重度の免疫抑制者に発生する主に呼吸器の真菌感染で予後は非常に悪い．早期診断，早期治療が重要だ．FN（発熱性好中球減少症）の原因（のひとつ）としても重要だ．COVID-19に合併するリスクもあるが，COVID関連のアスペルギルスをどのようにカテゴライズし，どう診断し，どう治療するかについてはまだ定見がない．

　診断は難しい．呼吸器検体からアスペルギルスを検出するのは重要だが，定着菌との区別はできない．PCRも同じ問題を抱えている．

JCOPY 498-02154

血中，あるいは呼吸器検体のガラクトマンナン抗原検査も有用だが，基本的には菌の存在を示唆するだけなので上記と同じ構造の問題は払拭できていない．気管支鏡での生検，組織学的診断が最も堅牢だが，しばしば患者は重篤で，血小板減少などで出血リスクも高く現実的な策ではない．

　よって，臨床症状と胸部CT，そして上記の検査を組み合わせ，「合わせ技」で総合診断，というパターンが最も多くまた現実的だ．

　ファーストチョイスはボリコナゾールだ．

（3）慢性肺アスペルギルス症

　こちらはIAほど重篤な免疫抑制がない患者に発症し，症状も緩徐，進行もゆっくりな疾患である．UpToDateでは更に細分類されているが，その意味するところは定かではない．

　疾患概念がフワッとしているので，診断基準も明確ではない．菌の存在証明≠診断なのはIAと同じである．臨床症状，CTの画像とガラクトマンナン抗原検査，アスペルギルス抗体検査などで合わせ技で診断する．

　治療はさらにフワッとする．そもそも治療のアウトカム設定が難しく，治療期間もよく分からない．半年とか，1年とかボリコナゾールなどで治療することが多い．

　私は昔，栄養状態が悪かったが栄養状態の改善で治癒した患者や，血糖コントロールが悪かったが血糖コントロール改善で治癒した患者を経験している．抗真菌薬は重要だが，慢性疾患の治癒の全てではない，ように思う．

（4）アスペルギローマ

　肺の空洞性病変をもともと持つ患者の空洞にアスペルギルスが塊をつくったもので，たいていは無症状，診断はCTで行う．問題なければ経過観察である．ある意味「いるだけ」なので，感染症というくくりには入らないように思う．

　問題になるのは菌が血管に沿って侵入していき喀血する場合である．喀血がある患者の根治治療は手術によるアスペルギローマの切除だ．切除しきれなかった場合，抗真菌薬を追加しながらCTをフォローすることがある．

医療機関における感染対策の基本は，院内で感染症や病原体が伝播しないこと，である．

そのために重要なのは，まず「感染経路」を理解することである．

病原体が存在すること「そのもの」が問題なのではない．その病原体が「感染経路」を通って他者に感染（あるいは定着）させるのが問題なのだ．よって感染経路の理解は最重要項目である．

院内で問題になる感染経路としては，

1. 接触感染
2. 飛沫感染
3. 空気感染
4. エアロゾル感染
5. 針刺しなどによる血液を介した感染

となる．もちろん，妊婦の垂直感染が院内で起きることなどもあるが，各論的なので上4つをここでは論ずる．

接触感染で特に問題となるのは薬剤耐性菌と下痢症の原因だ．標準予防策に加えて，手袋やエプロン・ガウンなどを着用し「接触」による感染を防ぐ．

飛沫感染にはサージカルマスクが基本となる．

空気感染予防には患者の個室管理が必要となり，理想的には陰圧個室が望ましい．

N95マスクの着用も必要だ．対象となるのは麻疹，水痘，結核などである．エボラウイルス感染症でも空気感染予防に準じた対策が必要になろう．

エアロゾル感染は，一過性に生じたエアロゾルの浮遊による感染で，COVID-19で特に問題になった．どういう状況でエアロゾルが生じ，どのような対策でこのリスクをヘッジできるかについては定見がない．

血液を介する感染症は多々あるが，特に問題となるのはHIV，HBV，HCVである．梅毒が血液を介して感染することはまれである．HIVについては曝露後の抗ウイルス薬，HBVについては曝露後の免疫グロブリン投与やワクチン接種が効果的だ．HCVについてはまだはっきりした対応策はないが，DAAの曝露後予防という考え方はあろう．CDCはHCV RNAが血液から検出され次第，DAAで治療するよう推奨している．

CDC. Guidelines for Health Care Personnel Exposed to Hepatitis C Virus. 2024. Available at: https://www.cdc.gov/hepatitis-c/hcp/infection-control/index.html. Accessed 28 February 2025.

さらには医療スタッフの予防接種も重要だ．これについては次に述べる．

A. 免疫と予防接種

　人間には免疫力がある．免疫とは「疫病を免れる」という意味で，疫病とは概ね感染症のことだ．英語では immunity という．イミュニティみたいに読む（ミュにアクセントがある）．形容詞形では immune となり，「免疫がある」状態を指す．

　免疫系は自然免疫と獲得免疫に大別される．

　獲得免疫（acquired immunity）とは，個々の病原体の持つ抗原曝露を受けて，その抗原に対する specific な免疫を「獲得」する免疫をいう．これは基本的に脊椎動物だけがもつ高等，かつ強力な免疫だ．予防接種は基本的にこの獲得免疫能を活用したツールである．

　一方，自然免疫（innate immunity）は脊椎動物だけでなく，昆虫のような節足動物から植物まで，多くの生物がもつ生体防御機構である．

　人間のような脊椎動物にも自然免疫能はある．これは個々の病原体を区別せず，単純に「非自己」を認識し，その侵入に対して発動される免疫能だ．樹状細胞などにある Toll 様受容体が「非自己」を認識し，NK 細胞などの免疫系細胞が防御を担当し，炎症を起こし，生体防御に寄与する．「自然免疫」は獲得免疫に比べてより原始的な，そしてより「弱い」免疫能である．

　なぜ「自然免疫」とカギカッコをつけて書いたかというと，私がこの訳語をスカンからである．Innate とは生まれ持ったという意味で，ラテン語 innatus,「生まれつきの」が語源である．後から獲得したのではなく，生まれつき備えもった免疫，というのが innate immunity の持つ意味である．

　ところが，誰だか知らないが，この innate immunity に「自然」という訳語をつけてしまったがために，この概念の誤解が生じているように思う．確かに「自然」には spontaneous といったニュアンスもあるが，natural という意味も含有している．そこから派生して，natural, organic, さらに伸びて spiritual といった印象まで加味されがちだ．よって「人工物たる予防接種（獲得免疫を活用），に対する自然免疫」といった対抗軸として概念化され，「予防接種は要らない．必要なのは自然免疫だ」といった天然素材嗜好のイデオロギーのネタにすらなっている．誠に罪深い訳語だと私はおもうので，私は innate immunity あるいは「いわゆる『自然』免疫」という呼び方をしている．できることなら，改称していただきたい．

　さて，予防接種が活用するのは獲得免疫である．獲得免疫は液性免疫と細胞性免疫に大別される．免疫系はとりあえず「どんどん大別」してツリーを作るのが大事である．

　液性免疫の主役はリンパ球の B 細胞だ．抗体を産生することで，特に細胞外の病原体に効果が高い．具体的には細菌感染症である．ただし，T 細胞も液性免疫には関与する．

　細胞性免疫で大事になるのは T 細胞だ．T 細胞も CD8 抗原をもつ細胞障害性 T 細胞（cytotoxic T lymphocyte: CTL）と CD4 抗原をもつヘルパー T 細胞（helper T lymphocyte）に大別される．CD4 陽性ヘルパー T 細胞に感染して破壊してしまうのがヒト免疫不全ウイルス（HIV）である．HIV 感染が後天性免疫不全症候群（AIDS）を起こすのは，細胞性免疫が損なわれるからだ．

　液性免疫の主体たる B 細胞も，ヘルパー T 細胞が産生するサイトカインのシグナルにより免疫活動を行う．だから，AIDS で細胞性免疫が低下すると，液性免疫も低下し，患者は細菌感染なども起こしやすくなる．

B 細胞が作る抗体（antibody）は病原体に結合し，マクロファージなどの細胞が病原体を食べやすくする．また，抗体と結合することで病原体や毒素の能力が失われる．

　ヘルパー T 細胞がサイトカインで指令を出すと，CTL などが感染細胞を攻撃して排除する．細胞内にいるウイルス感染症に特に効果的なのが，この免疫だ．

　ワクチンの効果を確認する際，しばしば「抗体検査」が行われる．しかし，抗体検査はあくまでも液性免疫能の指標である．細胞性免疫能の有無は抗体検査では（完全には）分からない．

　細菌感染症においては液性免疫が重要になる．特に莢膜をもつ細菌は，抗体結合による貪食効果で防御されやすい．肺炎球菌，インフルエンザ菌，髄膜炎菌がその代表である．液性免疫異常があれば，こうした莢膜をもつ細菌感染症のリスクが高くなる．

　典型的には，多発性骨髄腫（multiple myeloma）だ．骨髄腫は形質細胞が腫瘍細胞になる疾患である．形質細胞は B 細胞が変化してできた，抗体産生細胞だ．骨髄腫の発症により，有効な抗体産生能は損なわれ，液性免疫は低下する．肺炎球菌による肺炎などが増える特徴がある．余談だが，多発性骨髄腫の「多発性（multiple）」とは，何が多発なのか長らく分からなかったが，複数の骨病変を作る特徴からこの病名がついたのだそうだ．

　しかし，抗体はウイルス感染症にも有効だ．特に感染初期の細胞外にいるウイルスに抗体が結合すれば，ウイルスを失活できる．

　ここでロジックの齟齬が生じるのが麻疹ワクチンと B 型肝炎ワクチンだ．

　麻疹ワクチンは生ワクチンだ．生ワクチンについては追って説明する．ワクチン接種で麻疹の抗体価は上がるが，場合によって上がらない場合，あるいはときとともに低下するときがある．しかし，麻疹ワクチンは非常に効果が高いので，一般的には接種後の抗体検査は必要ない．言い換えるならば，抗体検査は麻疹ワクチンの効果のサロゲートマーカーとはみなされていないのだ．

　B 型肝炎ワクチンは話が異なる．こちらは生ワクチンではなく「不活化ワクチン」だ（後述）．接種後に抗体が産生されていない場合は，「効果が不十分」と判断され，再接種が望ましい．

　ウイルス感染に抗う免疫の主戦場は細胞性免疫だ．液性免疫も役に立つが，そっちはメインじゃない．

　その細胞性免疫のサロゲートマーカーとして，抗体検査が使えるのは，一般的には B 型肝炎ワクチンだけである（例外はあるが，本書のレベルを超える）．そして，麻疹ワクチンのように抗体検査はサロゲートマーカーにはならないものが多い．麻疹ワクチンを「抗体がつかない」という根拠で何度も何度も接種している残念な事例を散見するが，間違ったプラクティスである．

　麻疹ワクチンは 2 回接種のワクチンだ．B 型肝炎は 3 回である．よって，スケジュールとしては，以下が一般的なものとなる（変法は複数ある）．

JCOPY 498-02154

麻疹ワクチン

1回目接種 　　　　1カ月（4週間）後，2回目接種 　　終了

B型肝炎ワクチン

1回目接種 　　　　1カ月（4週間）後，2回目接種 　　5カ月後（1回目から
　　　　　　　　　　　　　　　　　　　　　　　　　　6カ月後），3回目接種

↓

1,2カ月後，血液検査 　　抗体陽性なら終了

　抗体検査陰性の場合は，最初のシリーズをもう一度やりなおし，合計6回の接種となる．それでも抗体検査が陰性の場合は追加接種は推奨されていない．

　では，麻疹の抗体検査は役に立たないのか．そうとは限らない．基本的に，麻疹の抗体検査はルーチンでは必要ない．しかし，予防接種歴がない，あるいは不明で，麻疹の自然感染の有無がワクチンの必要性を知る根拠となる場合は抗体検査をする．しばしば，抗体検査をまずやってから予防接種歴を聞くプラクティスを散見するが，抗体検査はあくまでも予防接種歴がない，あるいは不明な場合のみである．

B. 定期接種の分類の無意味

　日本の予防接種制度は定期接種と任意接種の2階建てになっている．その定期接種はさらに，A類疾病とB類疾病の2種類に分けられる．

　A類疾病は「ヒトからヒトに伝染することによる集団感染予防，重篤な疾病予防に重点をおき，定期的に行う必要がある（社会防衛）」もので，B類疾病は「個人の発病または重症化を予防し，あわせて蔓延の予防を目的として，定期的に行う必要がある（個人防衛）」とある．

　A類疾病には「ジフテリア，百日咳，破傷風，B型肝炎，ポリオ，麻疹，風疹，水痘，小児の肺炎球菌やインフルエンザ菌，BCG，日本脳炎，HPV，ロタウイルス」があり，B類疾病には高齢者の季節性インフルエンザや肺炎球菌がある．

　A類には「努力義務」と「勧奨」があり，B類には「努力義務」や「勧奨」はない．

厚生労働省資料
https://www.mhlw.go.jp/content/10906000/000550939.pdf
Accessed 28 February 2025.

　ただ，このA類とB類の分類には，まったく意味がない．科学的にはデタラメであり，詭弁でしかない．

例えば，日本脳炎．蚊に刺されて感染するもので，「ヒトからヒト」への感染は原則ない．土壌などから感染する破傷風も同様だ．HPVワクチンは性交渉によって感染する．現在の日本では女性のみが対象のワクチン[註]で，つまりこれは個人防衛のためのワクチンだ．一方，インフルエンザはヒトからヒトに感染する．集団感染予防の価値は高い．

定期／臨時予防接種スケジュール
ver.2023.12.16
2023 年 12 月 16 日現在

図7 の内容（予防接種法，定期接種（A類疾病），臨時接種などのスケジュール表）

凡例：
- ↓ 接種の例
- 標準的な接種期間（ロタウイルスワクチンについては，初回接種の推奨期間）
- 接種が定められている年齢
- 接種可能な年齢（必要がある場合のみ）

主な項目：
- Hib[*1]（インフルエンザ菌b型）
- 肺炎球菌[*2]（13 価結合型）
- B 型肝炎[*3]　水平感染予防
- ロタウイルス[*4]（1価：出生 24 週 0 日後まで／5価：出生 32 週 0 日後まで）
- DPT-IPV I期[*1]／DPT I期[*6] IPV I期
- BCG
- 麻疹・風疹混合（MR）[*7]風疹／[*7]麻疹（はしか）
- 水痘[*9]
- 日本脳炎
- DT II期
- HPV[*10]（ヒトパピローマウイルス）2価／4価／9価[*11]
- インフルエンザ[*12]
- 肺炎球菌[*13]（23価莢膜ポリサッカライド）
- 新型コロナ（ファイザー社，モデルナ社，武田／ノババックス23社，第一三共社）[*14〜*19]

注記：5 歳以上 7 歳未満で小学校就学前 1 年間（4/1〜3/31）の者．
1962 年 4 月 2 日〜1979 年 4 月 1 日生まれ（2023 年 4 月 1 日現在，44〜61 歳）の男性で Hi 抗体価が 8 以下相当の者は*8，別則，MR ワクチンを使用する．クーポン券使用時は MR ワクチンのみ．
平成 19 年 4 月 2 日から平成 21 年 10 月 1 日生まれの者は生後 6 カ月から 90 カ月未満と 9 から 13 歳未満の期間内であれば定期接種として第 1 期の接種可能．
平成 7 年 4 月 2 日から平成 19 年 4 月 1 日生まれの者で 4 回の接種が終わっていない者．ただし 20 歳未満の者に限る．
60 歳以上 65 歳未満の者であって一定の心臓，腎臓若しくは呼吸器の機能又はヒト免疫不全ウイルスによる免疫の機能の障害を有する者．毎年 1 回．
当該年内に 65 歳，70 歳，75 歳，80 歳，85 歳，90 歳，95 歳，100 歳になる者．未接種の場合，定期接種として 1 回接種可能．

※接種期間は添付文書より抜粋．※※追加接種としてのみ使用．

図7　定期／臨時予防接種スケジュール

（国立感染症研究所　https://www.niid.go.jp/niid/ja/vaccine-j/2525-v-schedule.html. Accessed 28 February 2025.）

新型コロナウイルスのワクチンが典型だが，社会防衛と個人防衛は容易に切って分けられるものではない．新型コロナウイルス・ワクチンは感染や重症化を予防する「個人防衛」効果も高く，個人防衛した人が増えれば，それが「社会防衛」をもたらす．

定期か任意かを分類する科学的根拠はない．だから，必要なのは「推奨する」ワクチンなのか，否か．それだけだ．国際的にはそのような基準でワクチンは分類される．

任意接種に規定されているのがおたふく風邪（ムンプス）のワクチンや高齢者以外のインフルエンザ・ワクチン，A 型肝炎ワクチン，髄膜炎菌ワクチンなどだ．いずれも有効性や安全性が臨床試験で示され，多くの国では推奨ワクチンとして対象者には無料で提供されている．

[註]　男子も任意予防接種対象としている自治体もある（自治体により助成等有）．

C. 小児科学会の推奨スケジュール

　日本小児科学会が提供するスケジュールが有用だ．任意接種も学会推奨がなされている．おたふく風邪もインフルエンザも，小児に有効かつ推奨すべきワクチンなのだ．

【医療関係者用】小児科学会が推奨する予防接種スケジュール　　　2024 年 10 月 17 日版　日本小児科学会

ワクチン		種類	乳児期 生直後	6週	2カ月	3カ月	4カ月	5カ月	6カ月	7カ月	8カ月	9-11カ月	幼児期 12-15カ月	16-17カ月	18-23カ月	2歳	3歳	4歳	5歳	6歳	7歳	8歳	9歳	学童期／思春期 10 歳以上
B 型肝炎	ユニバーサル	不活化			①②				③															(注 1)
	母子感染予防		①②			③																		
ロタウイルス	1 価	生			①②(注 2)																			
	5 価				①②③			(注 3)																
肺炎球菌(PCV15, PCV20)		不活化			①②③						④												(注 4)
5 種混合(DPT-IPV-Hib)		不活化			①②③						④(注 6)			7.5 歳まで									15 歳未満まで使用可能
3 種混合(DPT)		不活化												①(注 5)				②11–12歳(注 6)				
2 種混合(DT)		不活化																	①11歳 12歳				
ポリオ(IPV)		不活化												①(注 7)								
インフルエンザ菌b型(ヒブ) ※アウトヒブで初回接種する場合		不活化			①②③																	(注 8)
4種混合(DPI-IPV) ※4種混合ワクチンで初回接種する場合		不活化			①②③						④			7.5 歳まで								15 歳未満まで使用可能
BCG		生						①															
麻疹・風疹混合(MR)		生										①			②(注 9)								
水痘		生										①		②				(注 10)				
おたふくかぜ		生										①			②(注 11)							
日本脳炎		不活化		生後 6 カ月から接種可能										①②③ 7.5歳まで				④9–12歳				
不活化インフルエンザ		不活化		生後 6 カ月から接種可能							毎年(10, 11 月などに)①②										13 歳以上 ①
経鼻弱毒生インフルエンザ		生								2 歳以上〜19 歳未満に毎年(10, 11 月などに)① 点鼻												
新型コロナ		mRNA 不活化		製剤により使用できる年齢が異なる																	
ヒトパピローマウイルス(HPV)	9 価	不活化											(注 12)	小 6	中 1②(注 13)	中2〜高1相当 (注 14)						
	2価・4価	不活化											(注 12)	小 6	中 1①②③(注 13)	中2〜高1相当 (注 14)						
ワクチン		種類	生直後	6週	2カ月	3カ月	4カ月	5カ月	6カ月	7カ月	8カ月	9-11カ月	12-15カ月	16-17カ月	18-23カ月	2歳	3歳	4歳	5歳	6歳	7歳	8歳	9歳	10 歳以上

凡例：
- 定期接種の推奨期間
- 定期接種の接種可能な期間
- 任意接種の推奨期間
- 任意接種の接種可能な期間
- 添付文書には記載されていないが小児科学会として推奨する期間
- 健康保険での接種期間

図8 小児科学会の提供するスケジュール

(https://www.jpeds.or.jp/uploads/files/20241114_vaccine_schedule.pdf. Accessed 28 February 2025.)

D. 筋注か，皮下注か

　長らく，日本では筋注で接種すべき不活化ワクチンを皮下注で提供するという悪習があった．今もある．

　不活化ワクチンは構造上，筋肉内注射のほうが効果を発揮しやすい．筋肉内は免疫細胞の樹状細胞が豊富で，そこで免疫反応を惹起しやすい．また，皮下注だと痛みも強く，腫れも目立つ．

3. ワクチン各論

　昔，日本で大腿部の筋注で解熱剤や抗生物質などを投与して筋拘縮症という合併症が起きたため，筋注＝悪，というイメージが医療現場に定着したが，これはワクチンとは関係のない八

つ当たりである．

中川武夫, 他. 診療記録にもとづく大腿四頭筋拘縮症の発症要因に関する研究. 日本衛生学雑誌. 1988; 43: 724–35.

　新型コロナで筋注ワクチンもようやく日本に定着してきた．4種混合ワクチン（ジフテリア，破傷風，百日咳，そしてポリオ）には商品名に「皮下注」とわざわざ書いてあって私をイラッとさせた．2024年にHibを含めた5種混合ワクチンが発売されたが，こちらは筋注も可になっている．相変わらず世界からは数周遅れの日本の予防接種行政だが，前進はしているのだ（先行する国との距離は離されている感はあるが）．

A. インフルエンザワクチン

　インフルエンザワクチンも筋注が基本だが，皮下注のために不要な副作用を増やしている．あと，小児のワクチンは未だに2回接種が多いが，海外では生まれて初めてのインフルエンザワクチンのみ2回，次年度からは1回が基本だ．不要な予防接種を提供しないのも医療従事者の重要な務めである．

CDC. Flu（Influenza）and the Vaccine. Centers for Disease Control and Prevention. 2019.https://www.cdc.gov/vaccines/parents/diseases/flu.html Accessed 28 February 2025.

　インフルエンザはAが2種類，Bが2種類の4価ワクチンが基本であった．が，コロナ・パンデミックでインフルエンザBのYamagata株は地球上から絶滅したと推測されている．かつてのように3価のワクチンに戻る可能性が高いが，2024－25シーズンは現行のまま4価ワクチンが提供される見通しだ．世界保健機関WHOは24－25シーズンは3価のワクチンを推奨している．

第1回厚生科学審議会予防接種・ワクチン分科会研究開発及び生産・流通部会. 季節性インフルエンザワクチン及び新型コロナワクチンの製造株について検討する小委員会資料. Available at: https://www.mhlw.go.jp/stf/shingi2/newpage_00103. html. Accessed 28 February 2025.

　インフルエンザ・ワクチンは不活化注射ワクチンが基本だが，鼻から噴霧する生ワクチンもある．2023年2月に日本でも承認された．注射しなくてよいメリットがある一方，免疫抑制者や妊婦などには禁忌だ．
　日本では2～19歳に適応がある．生ワクチンのほうが特に効果が高いというデータはない．

Live Attenuated Influenza Vaccine [LAIV] (The Nasal Spray Flu Vaccine) | CDC. 2022. Available at: https://www.cdc.gov/flu/prevent/nasalspray.htm. Accessed 28 February 2025.

B. 肺炎球菌ワクチン

多糖体ワクチン

　肺炎球菌ワクチン（ニューモバックス）である．多糖体を抗原としたワクチンは T 細胞に依

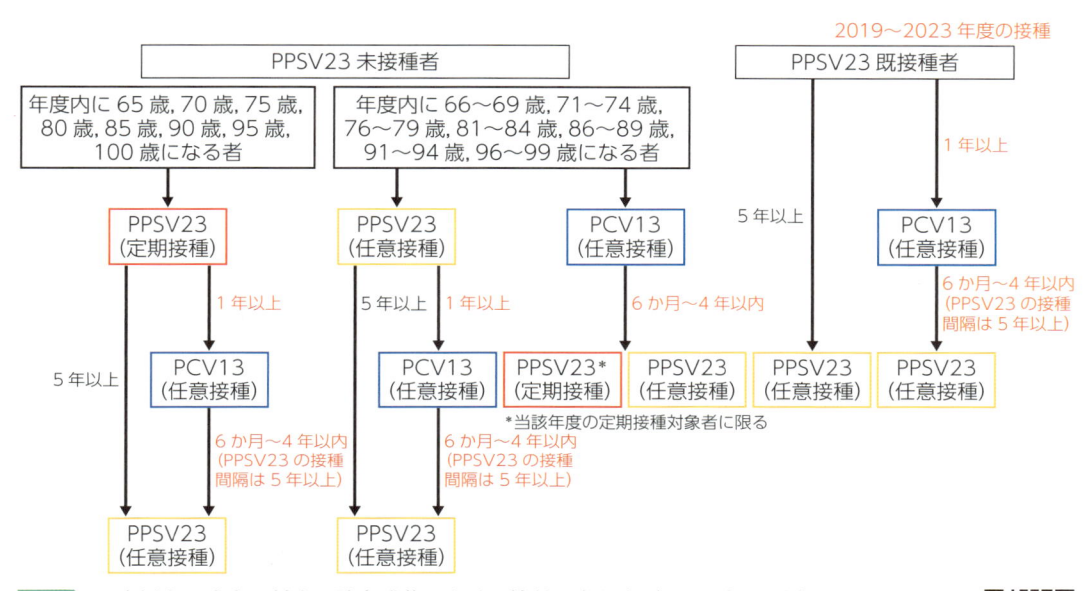

図9 65歳以上の成人に対する肺炎球菌ワクチン接種の考え方（2019年10月）

（https://www.kansensho.or.jp/modules/guidelines/index.php?content_id＝38. Accessed 28 February 2025.）

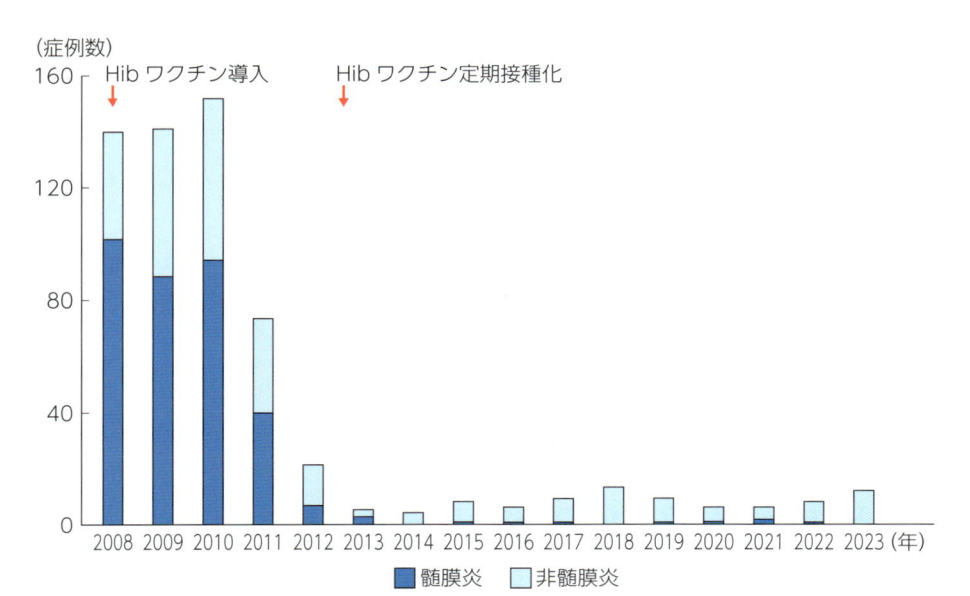

図10 侵襲性インフルエンザ菌感染症例数年次推移（5歳未満小児　10道県）

（https://ipd-information.com/influenza/Accessed 28 February 2025.）

存しない免疫を作るため，抗体の効力が弱く，またブースター効果が期待できない．だから，ニューモバックスを繰り返すかどうかは長年議論が続いていた．従来は免疫能の低下を懸念して5年後に再接種していたが，再接種時に炎症が起きやすい問題もはらんでいた．米国の場合，現在ではニューモバックスの再接種は小児の免疫抑制者（無脾症など）以外にはCDCには推奨されていない．

　最近，米国では20種類の肺炎球菌をカバーする，強力な結合型ワクチン（プレベナー20）が導入された．20種類をカバーする結合型ワクチンが出てしまえば，もはやニューモバックスのメリットはほとんどない．同様に，別会社から21価のワクチンも申請された．ニューモバックスは滅びゆく運命にあるワクチンだ．

　本書執筆時点で日本にあるのは13価，あるいは15価をカバーする結合型ワクチンだ．

　肺炎球菌ワクチンは，小児では結合型ワクチンを4回接種する．成人ではニューモバックスと結合型ワクチンを組み合わせる．組み合わせ方は多々あり，覚えにくいがアルゴリズムに沿って対応すればよい．

C. Hib ワクチン

　インフルエンザ菌（*Haemophilus influenzae* type b）に対するワクチンで肺炎球菌ワクチン同様，結合型ワクチンだ．この普及のお陰で小児の細菌性髄膜炎など，致死的な疾患は激減した．

D. HPV ワクチン

　「子宮頸がんワクチン」と称されることも多い，ヒトパピローマウイルス（HPV）ワクチン．従来は3回接種だったが2回に減らされ，利便性が増している．15歳以上，免疫抑制者では従来の3回接種である．海外では男子にも推奨されている．これは肛門がん，口腔咽頭がん，陰茎がんなどの予防のためだ．

E. B型肝炎ワクチン

　B型肝炎ウイルスは，急性肝炎，慢性肝炎，肝硬変，肝細胞がんなど多種多様な肝疾患の原因となる．日本では130〜150万人ぐらいが感染しており，毎年1万人程度の新規感染者が発生していると推定されている．

> 日本肝臓学会．B型肝炎，どのような病気？ Available at: https://www.jsh.or.jp/citizens/hbv/hepatitis_b/ Accessed 28 February 2025.

　なぜ，正確な新規感染者数が分からないのかというと，いわゆる感染症法に報告義務がないからだ．5類に「ウイルス性肝炎（E型肝炎及びA型肝炎を除く）」というのがあるが，ここにB型肝炎やC型肝炎などが含まれ，急性肝炎のみの報告．慢性肝疾患，無症候性キャリアおよびこれらの急性増悪例は含まない，と書かれている．

　接種としては，0，1，6カ月で3回接種が基本である．接種後の抗体検査が必要になることがある．抗体が陰性だったときは再度3回接種をやりなおし，それでも駄目ならそのまま様子を見る，というのが一般的だ．他にも1回だけのブースター接種，接種量を増やす，「皮内」注射などが対策として試みられている．

JCOPY 498-02154

Yanny B, Konyn P, Najarian LM, et al. Management Approaches to Hepatitis B Virus Vaccination Nonresponse. Gastroenterol Hepatol（N Y）. 2019; 15:93–9.

F. A 型肝炎ワクチン

A 型肝炎ウイルスは飲食物から経口感染する．特に途上国で問題になるが，国内での発生もある．糞便に存在するこのウイルスは，アナルセックスでも感染するため，特に男性同性愛者（MSM）でリスクとなる．

A 型肝炎は 4 類感染症で全例報告義務がある．2018 年は 925 例の報告があり，男性が 9 割以上で，特に MSM での感染が多かった．

JIHS．2018 年の A 型肝炎流行状況について . Available at: https://www.niid.go.jp/niid/ja/typhi-m/iasr-reference/2469-related-articles/related-articles-475/9115-475r02.html. Accessed 28 February 2025.

国内で販売されている A 型肝炎ワクチン（エイムゲンなど）は不活化ワクチンで，0，1，6 カ月で 3 回の接種が基本スケジュールである．B 型肝炎ワクチン（ビームゲンなど）と同じスケジュールで提供できるので便利だ．

G. ジフテリアワクチン

日本でもジフテリアはかつて大量に発生していた．国際的にはまだジフテリアの流行は散発している．一番記憶に新しいのはミャンマーからの難民，ロヒンギャのジフテリア・アウトブレイクで，隣国のバングラデシュの難民キャンプで発生した．ミャンマーは少数民族であるロヒンギャを差別しており，当然の権利であるジフテリアなどの予防接種を提供してこなかったのだ．

AAR Japan［難民を助ける会］．ロヒンギャ難民問題─世界で最も迫害された少数民族 解説コーナー．Available at: https://aarjapan.gr.jp/commentary/992/. Accessed 28 February 2025.

国境なき医師団. 防げるはずの病に襲われる子どもたち ロヒンギャ難民キャンプではしかが大流行．活動ニュース．Available at: https://www.msf.or.jp/news/detail/headline/bd20200303to.html. Accessed 28 February 2025.

厚生労働省検疫所 FORTH．2017 年 12 月 15 日更新　ジフテリアの発生 － バングラデシュ . Available at: https://www.forth.go.jp/topics/2017/12151047.html. Accessed 28 February 2025.

日本では 1958 年から百日咳と組み合わせたジフテリアのワクチンが，そして 1964 年からこれに破傷風のワクチンが加わり，「3 種混合ワクチン」と呼ばれる DPT というワクチンが提供されるようになった．D はジフテリア（diphtheria），P は百日咳（pertussis），そして T は破傷風（tetanus）である．

ジフテリアのワクチンは菌に対するものではなく，毒素に対抗するもので，トキソイドと呼

ばれる．破傷風と同じだ．

DPT に不活化ポリオワクチンを加えた4種混合ワクチンで，これに Hib が加わって現在は5種混合ワクチンとなった．筋注も可能になったのがこのワクチンの「前進」だ．

11 〜 13 歳では百日咳の成分を除いた DT ワクチン（DT ビック）が定期接種で提供される．

従来の DPT は抗原による炎症が強すぎて大人には禁忌だったが，4種混合ワクチンは成人にも接種可能だ．幹細胞移植を受けて免疫がリセットされた方などによく使っている．5種混合ワクチンは残念ながら本書執筆時点では添付文書に成人への接種の記載はない．

H. 破傷風ワクチン

破傷風のワクチンは，ジフテリア同様，破傷風の毒（トキシン）を防ぐトキソイドだ．ジフテリア，百日咳とともに「3種混合ワクチン」として使用されてきた．

しかし，小児期の予防接種ではワクチンの効力が落ちるため，10 年に1回はブースター接種が推奨されている．

破傷風は年間 100 例ちょっとの発症がある．多くは高齢者で，1950 年代以前で破傷風の予防接種を受けていないか，ブースターが打たれていないことが原因と考えられる．

> JIHS．破傷風とは．Available at: https://www.niid.go.jp/niid/ja/kansennohanashi/ 466-tetanis-info.html. Accessed 28 February 2025.

I. 百日咳ワクチン

日本でもかつては毎年 10 万人以上の患者が報告されていた百日咳．小児では重症化しやすく，呼吸困難のために多くの方が命を落としていた．

3種混合ワクチンのおかげで百日咳で亡くなるお子さんが（ほぼ）いなくなった．ただし，この百日咳ワクチンは小児期だけ打っていると，効力が落ちてくる．青少年の慢性の咳の原因となるのだ．海外では 11 歳から Tdap と呼ばれる百日咳の追加ワクチンを接種している．妊婦も同様だ，新生児の百日咳を防ぐためだ．

J. ポリオワクチン

いわゆる「小児麻痺」の原因として知られるポリオも5種混合ワクチンの一部をなしている．ポリオは生ワクチンと不活化ワクチンの2種類があり，現在日本で使われているのは後者である．

1960 年に日本でポリオが大流行，日本ではすでに不活化ワクチンを導入していたが，ソークの不活化ワクチンは効果が相対的に低く，ポリオの流行を止めることができなかった．

当時のソビエト連邦（現在のロシア）では，ポリオ生ワクチンが開発されており，日本にも寄贈が打診される．しかし，世界は当時冷戦のさなかにあり，「西側」に属していた日本は米国などに配慮した．

しかし，ポリオの流行は広がる．当時，日本ウイルス学会など専門家集団は自国産のワクチン開発に固執して海外からの輸入には消極的だった．

第二次池田内閣で厚生大臣だった古井喜実はソ連からの生ワクチンの緊急輸入を決定，これ

により日本のポリオは激減した．古井大臣が「責任は全て私がとる」と言ったのは有名な話だ．昔の政治家（の一部）は責任を取れたのだ．

1964年から日本の定期接種は不活化ワクチンから生ワクチンに切り替えらた．

しかし，生ワクチンには生ワクチンの欠点がある．まれにワクチンそのものが人体内で増殖し，ワクチン由来のポリオの原因となったのだ．日本で，そして世界中でポリオが激減すると，相対的に生ワクチンの副作用であるワクチンによるポリオのリスクが目立つようになる．自然感染が減ったせいで（おかげで），ワクチンの副作用のほうが「相対的に」大きな問題になってしまった．日本では再び生ワクチンに変えて不活化ワクチン（IPV）が再度，導入されることになったのは2012年のことだ．

Hosoda M, Inoue H, Miyazawa Y, et al. Vaccine-associated paralytic poliomyelitis in Japan. Lancet. 2012; 379:520.

K. 麻疹ワクチン

江戸時代，日本は麻疹に繰り返し苦しんできた．多くの方が麻疹で命を落としてもいた．1966年に麻疹ワクチンの提供が始まり，1978年に定期接種に組み込まれるようになった．1989年には風疹，ムンプスとの3種混合ワクチン，MMR（measles, mumps, rubella）が導入されたが．ムンプスのワクチンによる副作用，無菌性髄膜炎が問題になり，1993年にはMMRの接種は中止，厚生省が訴訟で敗訴したこともあり，これ以降，日本の予防接種行政は消極的になり，「ワクチン後進国」になった．

国立感染症研究所　感染症情報センター. 麻疹の現状と今後の麻疹対策について Available at: https://www.mhlw.go.jp/shingi/2002/12/s1213-5d.html. Accessed 28 February 2025.

その後，日本では毎年数十万人規模の麻疹の流行が続いていた．その後，麻疹ワクチンの「1回接種」が行われるようになった．2回接種が行われるようになったのが2006年，その後ようやく日本の麻疹患者数は減少に転じる．

2008年からは接種の機会を失っていた中学生や高校生への追加接種がなされるようになった．本来ならば接種機会を失っていた人全てにワクチンの機会を提供すべき（キャッチアップ）だったのだが，このころからすでに日本ではキャッチアップ制度への執拗なまでの抵抗感をあらわにしていた．

とはいえ，ここから日本は麻疹を制圧し，2015年には世界保健機関日太平洋地域の排除認証委員会から麻疹排除状態の認定を受ける．その後，2019年には数百例規模で麻疹の報告がされたが，それ以降，日本では麻疹の流行は起きていない．

JIHS. IASR 43, 2022【特集】麻疹　2022年7月現在. Available at: https://id-info.jihs.go.jp/niid/ja/measles-m/11510-511t.html. Accessed 28 February 2025.

L. 風疹ワクチン

風疹は妊婦の感染が特に問題になり，新生児の先天性風疹症候群（congenital rubella syndrome: CRS）の原因となる．

しかし，風疹ワクチンは生ワクチンなので妊婦への接種は原則禁忌だ．よって，「妊娠する前」に風疹ワクチンを接種するのが肝要である．パートナーである男性の接種，免疫状態の維持も重要だ．

昔は風疹ワクチンは女性（中学生）にのみ提供していた．これが 1977 年から 95 年まで．1995 年から現行のように，生後 12 カ月以降の男女が接種対象になった．2006 年から麻疹ワクチンとの混合ワクチン，MR ワクチンの 2 回接種となる．

1990 年代までは定期的に大流行していた風疹であるが，上記の予防接種制度の改善により，流行の規模はだんだん小さくなった．しかし，2004 年，そして 2013 年には風疹の大きな流行があり，前者で 10 人，後者で 32 例の先天性風疹症候群が報告された．2019 年にも数千人規模の風疹の流行が起きた．

JIHS．IDWR 注目すべき感染症 . Available at: https://www.niid.go.jp/niid/ja/rubella-m-111/rubella-idwrc.html. Accessed 28 February 2025.

JIHS．風疹とは . Available at: https://www.niid.go.jp/niid/ja/kansennohanashi/430-rubella-intro.html. Accessed 28 February 2025.

JIHS．国立感染症研究所 感染症疫学センター　風疹に関する疫学情報：2023 年 2 月 8 日現在 https://www.niid.go.jp/niid/images/epi/rubella/2023/rubella230208.pdf

M. ムンプスワクチン

ムンプスは MMR ワクチン導入まで定期的に流行していたが，1989 年の MMR ワクチン導入で患者は激減，その後 1993 年の MMR 中止から再び患者が増加した．その後，2006 年，2010 年，2016 年に流行が起きたが，新型コロナ以降は報告が激減した．

JIHS．流行性耳下腺炎（ムンプス，おたふく風邪）. Available at: https://www.niid.go.jp/niid/ja/kansennohanashi/529-mumps.html. Accessed 28 February 2025.

Ohfuji S, Takagi A, Nakano T, et al. Mumps-Related Disease Burden in Japan: Analysis of JMDC Health Insurance Reimbursement Data for 2005–2017. J Epidemiol. 2021; 31: 464–70.

現在，ムンプス・ワクチンは任意接種になっており，多くはムンプスのワクチン接種を受けていない．米国ではムンプスの流行が最近，何度かあり，このワクチン接種に積極的になっている．2 回の接種では効果不十分とのことから 3 回接種のほうがよいのでは？という議論も最近はされている．

重症化すると髄膜炎を起こし，男子の精巣炎の原因，ひいては不妊の原因にもなる．予防は

重要だ.

Dayan GH, Quinlisk MP, Parker AA, et al. Recent Resurgence of Mumps in the United States. N Engl J Med. 2008; 358:1580–9.

Barskey AE, Schulte C, Rosen JB, et al. Mumps Outbreak in Orthodox Jewish Communities in the United States. N Engl J Med. 2012; 367:1704–13.

Cardemil CV, Dahl RM, James L, et al. Effectiveness of a Third Dose of MMR Vaccine for Mumps Outbreak Control. N Engl J Med. 2017; 377:947–56.

N. 水痘・帯状疱疹ワクチン

　私が2004年に帰国したとき，日本では水痘が普通に流行していた．病院付属の保育園で何度も流行していた．空気感染する水痘は非常に流行しやすい．ワクチン接種がもっとも効果的だ．定期接種化のおかげで日本でも水痘の流行はみられなくなってきた．

　水痘ワクチンを開発したのは日本人だ．Oka株として知られるワクチンは世界中で活用されている．

高橋理明．水痘ワクチンの開発と展望．Available at: https://idsc.niid.go.jp/iasr/25/298/dj2981.html. Accessed 28 February 2025.

Papaloukas O, Giannouli G, Papaevangelou V. Successes and challenges in varicella vaccine. Ther

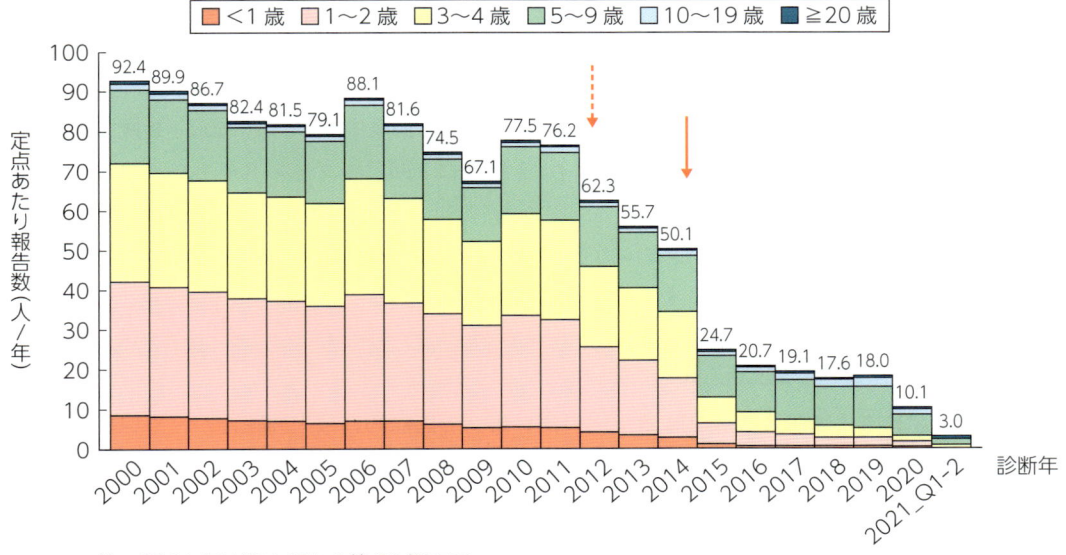

注：2021年は第1週から第26週まで
↓ 日本小児科学会より水痘ワクチンの1〜2歳で2回接種推奨発出
↓ 水痘ワクチン定期予防接種導入

（2021年9月1日暫定値）

図11 水痘小児科定点報告　年別定点あたり報告数（2000年〜2021年第26週）
（https://www.niid.go.jp/niid/ja/varicella-m/varicella-idwrs/10892-varicella-20220113.html Accessed 28 February 2025.）

Adv Vaccines. 2014; 2:39–55.

水痘は一度発症，治癒しても水痘ウイルスは体内に残っている．時間が経ってから，「帯状疱疹」として再び再活性化する．

この帯状疱疹に特化したワクチンもある．一つは Oka 株を使った生ワクチン．もう一つは不活化ワクチン（シングリックス）で，組み換え DNA 技術を用いたサブユニットワクチンだ．

一般的には生ワクチンのほうが不活化ワクチンよりも効果が高い傾向にあるが，帯状疱疹ワクチンだけは不活化ワクチンのほうが効果が高い．ただし，高額で2回接種しなければならないのが難点だ．原則として50歳以上の方に推奨されている．幸い，2025年より定期接種化される．

Tricco AC, Zarin W, Cardoso R, et al. Efficacy, effectiveness, and safety of herpes zoster vaccines in adults aged 50 and older: systematic review and network meta-analysis. BMJ. 2018; 363:k4029.

O. 日本脳炎ワクチン

日本脳炎ウイルスは現在も日本に存在する．豚に感染して，コガタアカイエカを介して人間に感染する．多くの日本人がその存在を忘れているのは予防接種で身を守っているからだ．

海外では日本脳炎に苦しむ人はとても多い．ベトナムなどアジア諸国で毎年7万人近くの患者を発生させている．確たる治療法は存在せず，死亡率は30%程度，また，3～5割の患者では永続する神経障害を起こす．

Japanese encephalitis. Available at: https://www.who.int/news-room/fact-sheets/detail/japanese-encephalitis. Accessed 28 February 2025.

日本脳炎ワクチンは不活化ワクチンで，3歳から3回接種する．3歳，4歳，9歳で打つのが一般的だ．海外では1回目，4週後に2回め，1年後に3回目のブースターというのが一般的なスケジュールだ．

北海道では長年，日本脳炎ワクチンが提供されていなかったが，2016年からは，北海道でも日本脳炎ワクチンが提供されるようになった．

P. 髄膜炎菌ワクチン

髄膜炎菌による髄膜炎は非常に致死性の高い病気で国際的には大問題だが，幸い日本には髄膜炎菌は少なくなった．公衆衛生上の大きな問題にはなっていない．

髄膜炎菌には地域性がある．特に多いのが「髄膜炎ベルト」と呼ばれる地域だ．サハラ砂漠以南を中心とした地域だ．特に乾季となる12月から6月にかけて，人口10万人あたり1,000例という高頻度で髄膜炎を起こす．

日本では特に髄膜炎菌ワクチンは必要ないことが多い．しかし，一部のハイリスクな人達には重要なワクチンだ．

特に問題となるのが，補体の異常，近年では医原性の補体の異常が問題になっている．発作性夜間血色素尿症（paroxysmal nocturnal hemoglobinuria: PNH）と呼ばれる疾患などに用い

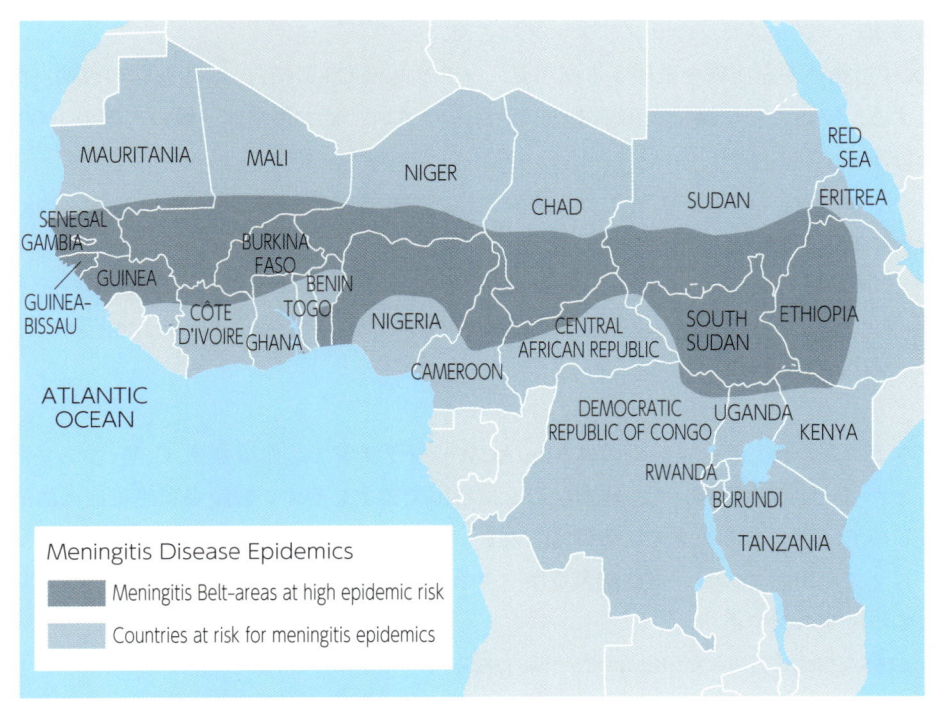

図12 Meningitis Disease Epidemics

（CDC. Meningococcal Disease - Chapter 4 - 2020 Yellow Book | Travelers' Health. Available at: https://wwwnc.cdc.gov/travel/yellowbook/2020/travel-related-infectious-diseases/meningococcal-disease. Accessed 28 February 2025.）

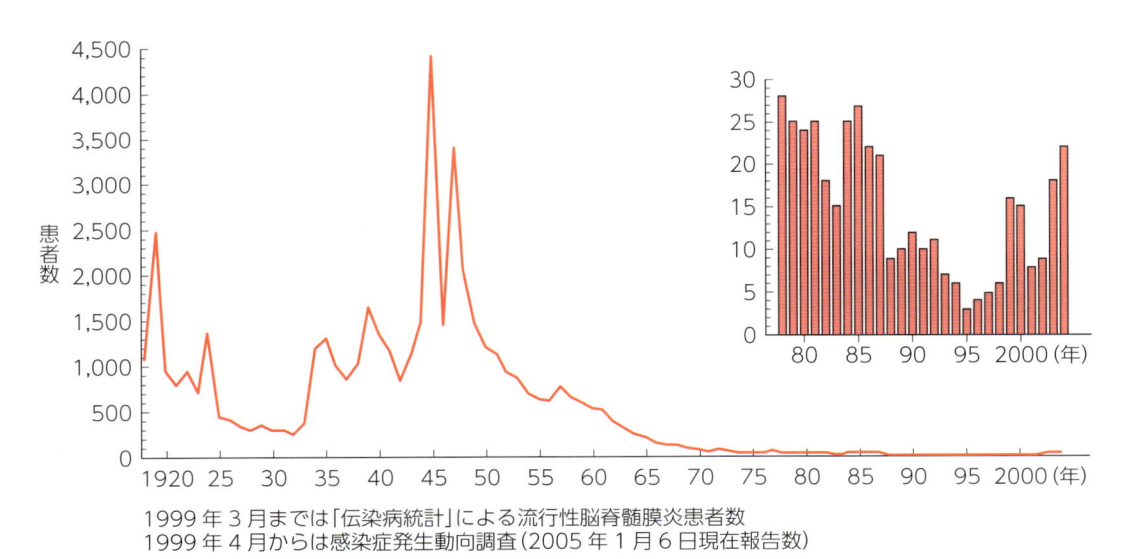

1999 年 3 月までは「伝染病統計」による流行性脳脊髄膜炎患者数
1999 年 4 月からは感染症発生動向調査（2005 年 1 月 6 日現在報告数）

図13 髄膜炎菌性髄膜炎患者報告数の推移，1918 ～ 2004年

（JIHS. 髄膜炎菌性髄膜炎とは. Available at: https://www.niid.go.jp/niid/ja/kansennohanashi/405-neisseria-meningitidis.html. Accessed 28 February 2025.）

る治療薬，エクリズマブやラブリズマブなどだ．

　PNH は補体が赤血球を破壊する疾患だ．ソリリスは C5 に結合し，赤血球の破壊（溶血）を防止する．そのために髄膜炎菌感染症にかかりやすい．発生頻度は一般の人達の 1000 〜 2000 倍と言われている．

　こうした患者には MenACWY は 5 年おきに，MenB は最初の接種から 1 年後，次いで 2, 3 年おきに追加接種が必要だ．

CDC. Manage Meningococcal Disease Risk in Patients Taking Eculizumab. 2022. Available at: https://www.cdc.gov/meningococcal/clinical/eculizumab.html. Accessed 28 February 2025.

　日本で承認，販売されているのは MenACWY ワクチンで，血清型 A, C, W, Y という 4 種類の菌をカバーするワクチンだ．残念なことに日本で発生しやすい髄膜炎菌感染症は血清型 B によるもので，このワクチンでは防御できない．未承認の輸入ワクチンを我々は用いている．エクリズマブ使用患者においては髄膜炎菌ワクチン接種を受けていても侵襲性髄膜炎菌感染症に対してハイリスクである．

IASA. https://www.niid.go.jp/niid/ja/bac-megingitis-m/bac-megingitis-ias-rf/7616-452f02.html. Accessed 28 February 2025.

　髄膜炎菌ワクチンはその他，脾摘後など無脾状態の患者にも推奨される．前述のように日本では相対的に髄膜炎菌感染のリスクが低いことと，高額なことからどこまで推奨すべきかは不明なままだ．

　ハッジなどへの巡礼でワクチン接種と接種記録が必要になる．渡航医学のところでも述べた（p.203 参照）．

The Embassy of The Kingdom of Saudi Arabia. Hajj and Umrah Health Requirements. Available at: https://www.saudiembassy.net/hajj-and-umrah-health-requirements. Accessed 28 February 2025.

Q. 狂犬病ワクチン

　狂犬病は現在，日本には存在しない．輸入感染症のみだ．現在も治療法が確立しておらず，発症するとほぼ死亡率 100% の恐ろしい病気だ．よって，予防接種で自らの身を守るのが重要になる．

　先進国でもほとんどの国では狂犬病が存在する．しかし，特に途上国で狂犬病の発生は多い．ワクチン接種についてはいろんな方法があり，欧米では 0, 7, 21 か 28 の 3 回接種で，定期的に抗体価を測定し，抗体が下がれば追加接種をする．

　なお，日本では 0，4 週間後，6 〜 12 カ月後，という 3 回接種を行っているが，欧米のやり方とは違ううえに，3 回め接種が難しいので，3 回目の前倒しが望ましい　表4　.

　ワクチン接種がない場合の曝露後予防（post exposure prophylaxis: PEP）も重要だ．狂犬病流行地で野良犬などに噛まれた場合，すぐに流水などで傷を洗ってから PEP をする．PEP の

表4 狂犬病ワクチンの代表的な接種スケジュール

	接種日	0	3	7	14	28	90
曝露後免疫							
Essen 法	筋肉内	1	1	1	1	1	(1)
Zagreb 法	筋肉内	2	0	1	0	1[a]	(1)
TRC-ID 法 [b]	皮内	2	2	2	0	1	(1)
Oxford 法 [c]	皮内	8	0	4	0	1	1
日本法	皮下	1	1	1	1	1	1
曝露前免疫							
WHO 法	筋肉内	1	0	1	0	1[d]	
日本法	皮下	1	0	0	0	1[e]	

a) 3回目は第 21 日に接種
b) 筋肉内投与量の 1/5 量を 2 カ所に接種
c) 筋肉内投与量（1mL）の 0.1mL を 8 カ所に接種，RIG を接種できない場合に推奨
d) 以後中和抗体価が 0.5IU/mL より低下した場合に追加免疫
e) 6 〜 12 カ月後に追加免疫
web site http://www.who.int/emc/diseases/zoo/slides/ を参照

（Infectious Agents Surveillance Report）

方法は事前に狂犬病ワクチンを打っているか否かによって決定する．いろいろな「流派」がある．

事前にワクチンを打っていれば，

米国 CDC 流
　2回ワクチン（0，3日）
その他流
　ワクチン接種 1 年以内
　　米国と同じ 2 回（0，3日）
　1 から 5 年
　　3回（0，3，7日）
　5 年以上前
　　5回（0，3，7，14，28日）

事前にワクチンを打っていない場合も流派があり，

欧米流
　5回（0，3，7，14，28日）
　2回（最初に 2 回分ワクチンを接種），1回（7日目），1回（21日目）レジメン
英国流など
　4回（0，3，7，21日）

他にも皮内注射などの別バージョンもある.

日本流は独特で,

6回（0，3，7，14，30，90日）

海外では追加で狂犬病免疫グロブリンの注射も推奨されているが，残念ながら日本にはこのグロブリン製剤がない．海外で犬に噛まれた，帰国してワクチン接種を受けたい，という問い合わせが来ることがあるが，事前のワクチンを打っていなければ，帰国する前に現地で免疫グロブリン接種をおすすめしている.

IASR 28-3 狂犬病曝露後予防, 狂犬病曝露前ワクチン, 旅行医学 . Available at: http://idsc.nih.go.jp/iasr/28/325/dj325a.html. Accessed 28 February 2025.

IASR 28-3 狂犬病ワクチン, 免疫グロブリン . Available at: http://idsc.nih.go.jp/iasr/28/325/dj3259.html. Accessed 28 February 2025.

Rabies post-exposure treatment: management guidelines. 2023. Available at: https://www.gov.uk/government/publications/rabies-post-exposure-prophylaxis-management-guidelines. Accessed 28 February 2025.

R. BCG ワクチン

BCG は結核用の生ワクチンだ．いわゆる「ハンコウ注射」で，上腕にワクチンを垂らし，そこに剣山のような複数の針をスタンプ状に押して接種する．読者諸氏の腕にも跡が残っているのではないか.

ちなみに川崎病患者の半数近くで，BCG 接種跡が腫れる．これがヒントで診断できることがある.

Rezai MS, Shahmohammadi S. Erythema at BCG Inoculation Site in Kawasaki Disease Patients. Mater Sociomed. 2014; 26:256–60.

日本は長く BCG を小児に提供しているが，その効果については十分に評価していない．日本の医療行政がそもそもアウトカムを根拠に評価を行っていないからなのだが.

そもそも，日本では小児の結核はまれだ．2017 年から 2021 年で 0 〜 4 歳時の結核は 2 例，5 〜 9 歳児の結核はゼロだった.

厚生労働省　2021 年　結核登録者情報調査年報集計結果について．Available at: https://www.mhlw.go.jp/stf/seisakunitsuite/bunya/0000175095_00007.html. Accessed 28 February 2025.

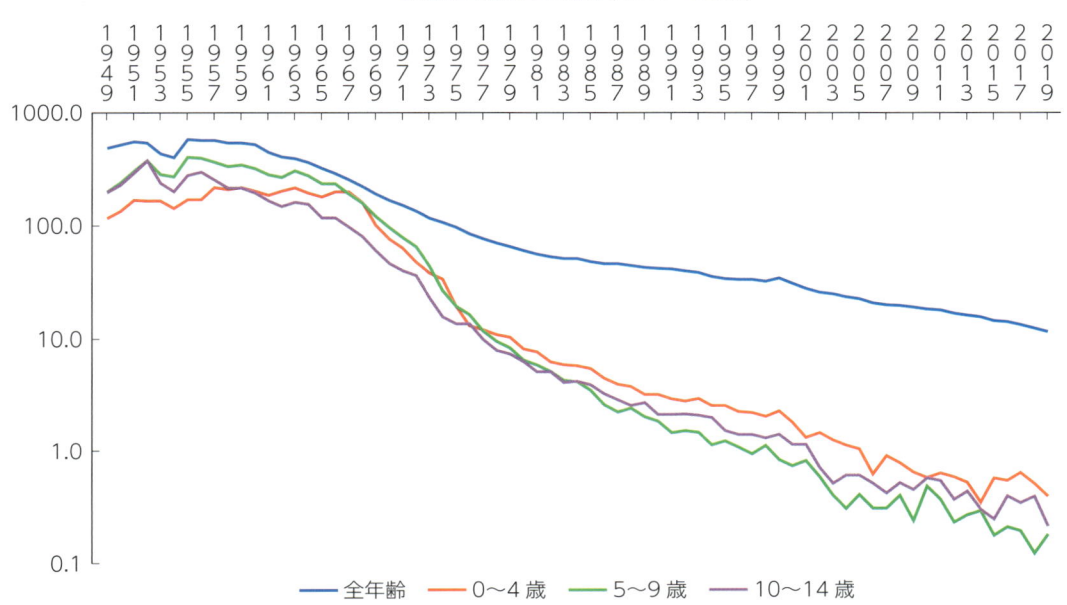

小児結核罹患率の推移（1949〜2019）

図14 わが国における年齢階層別結核罹患率の推移（1949 〜 2019年）
（小児結核の診療・対策の充実に資する研究．小児結核診療のてびき　令和3年3月より．https://jata.or.jp/dl/pdf/data/syouni_tebiki_202103.pdf. Accessed 28 February 2025.）

科学的に適切な情報を提供しているサイト，Know VPD！　では BCG について以下のように書いている．

> 生後 5 カ月から 7 カ月での接種がおすすめです．現在は，赤ちゃんの結核はたいへん少ないので，**流行している百日せきの予防のため四種混合（DPT-IPV）ワクチンを 3 回受けた後の生後 5 カ月ごろに接種するのが最適です**．

> 結核菌による髄膜炎や全身性の結核を防ぐために流行している低開発国では生まれてすぐに接種しますが，年齢が低いと副作用も大きくなります．また，生まれつき免疫がたいへん弱い先天性免疫不全症の赤ちゃんには接種できません．先天性免疫不全症の診断がつけにくいこともあり，生後 3 カ月未満での接種はおすすめできません．

（https://www.know-vpd.jp/children/va_bcg.htm）

日本では BCG 接種の法制化が行われたのは 1951 年だ．確かに，結核がとても多かった当時には，BCG のおかげで結核が予防できたケースも多かったのかもしれない．しかし，0 〜 4 歳，5 〜 9 歳，10 〜 14 歳と異なる年齢層の結核がほぼ時を同じくして減っているのが BCG のおかげというのは不自然だ **図14**．むしろ，日本の経済成長のおかげで小児の栄養状態が良くなったとか，街の衛生環境が改善したといった理由のほうが大きいのではないかと私は思う．

いずれにしても，BCG の効果は 5 歳未満の小児までで，それ以上の年齢層には効果が期待できない．

Martinez L, Cords O, Liu Q, et al. Infant BCG vaccination and risk of pulmonary and extrapulmonary tuberculosis throughout the life course: a systematic review and individual participant data meta-analysis. Lancet Global Health. 2022; 10:e1307–e1316.

臨床試験では BCG の予防効果は 50% ほどで，微妙だ．例えばグリーンランドのように結核患者の多いところ，人口 10 万人あたり，157 人の結核発生率，のところでは BCG は効果的かもしれない．

Michelsen SW, Soborg B, Koch A, et al. The effectiveness of BCG vaccination in preventing Mycobacterium tuberculosis infection and disease in Greenland. Thorax. 2014; 69:851–6.

日本では年々結核は減少傾向で，2021 年の発症は人口 10 万人あたり 9.2 人だった．しかも，患者さんはほとんどが高齢者，そして最近では外国人の患者が増加傾向だ．BCG が小児の健康に寄与することはほとんどなく，相対的に副作用のリスクが大きくなっているのではないか．

　余談だが，我が家ではうちの二人の娘達には BCG は接種させていない．よく誤解されているが，予防接種法における定期接種は「義務」ではない．あくまでも「努力義務」なのだ．

　米国でも BCG は推奨予防接種には入っていない．合理的な医療政策で有名なオランダでも接種させていない．

Dutch National Immunisation Programme | Rijksvaccinatieprogramma.nl. Available at: https://rijksvaccinatieprogramma.nl/english. Accessed 28 February 2025.

2005 年の論文によると，欧州で小児（12 カ月未満）にルーチンで BCG 接種をする国はブルガリア，チェコ，ハンガリーなど 12 カ国．ヨーロッパ CDC（ECDC）のワクチン・スケジューラーではフランスなど 21 カ国で BCG を提供している．

Eurosurveillance | European survey of BCG vaccination policies and surveillance in children, 2005. Available at: https://www.eurosurveillance.org/content/10.2807/esm.11.03.00604-en. Accessed 28 February 2025.

ECDC Vaccine Scheduler　https://vaccine-schedule.ecdc.europa.eu/ （tuberculosis を選択すると出てくる）．Accessed 28 February 2025.

S. ロタウイルスワクチン

　ポリオが不活化ワクチンになったため，経口生ワクチンはロタウイルスのワクチンだけになった．

　ロタウイルスは小児の重症腸炎の原因になる．感染すると永続する免疫が成立するため，成人では患者は多くない．

　日本には 2 種類のロタウイルスワクチンがある．2011 年に発売されたロタリックス®と，2012 年に発売されたロタテック®だ．これらは 2020 年 10 月から定期接種になった．

ロタリックスは 1 価のワクチンで，2 回の接種，ロタテックは 5 価のワクチンで 3 回接種だ．2 カ月以上の赤ちゃんに提供するのが一般的だ．生ワクチンなので免疫不全があると注意が必要だ．SCID（重症複合型免疫不全）のような先天疾患で，重症型の免疫不全のみが絶対的な禁忌となる．海外の添付文書では，他の免疫不全については「データ不十分」である旨が記されている．

https://www.fda.gov/media/75718/download

https://www.fda.gov/media/75726/download

Accessed 28 February 2025.

昔のロタウイルスワクチンは腸重積などの合併症を起こすことが問題だったが，現在用いられているワクチンはそのようなリスクは低い．

Know VPD! ロタウイルスワクチン．Available at: https://www.know-vpd.jp/vc/vc_nw_rota.htm. Accessed 28 February 2025.

CDC. Rotavirus Vaccine Recommendations: For Providers. 2022. Available at: https://www.cdc.gov/vaccines/vpd/rotavirus/hcp/recommendations.html. Accessed 28 February 2025.

T. 脾臓のない場合の予防接種

脾臓には赤脾髄と白脾髄がある．赤脾髄は不要な物質の除去，古い血液細胞の破壊，血液成分の貯蔵をし，白脾髄が免疫機能を司る．形質細胞がここで抗体を作る．抗体は強力な免疫機能であり，特に，周りに莢膜のある細菌による感染に対する免疫機能が強い．

Mebius RE, Kraal G. Structure and function of the spleen. Nat Rev Immunol. 2005; 5:606–16.

脾臓がないと，こうした莢膜を持つ細菌感染が非常に起きやすくなる．また，発症するとそれは激烈な展開をとり，患者があっという間に死に至ってしまうことも珍しくない．

腹部 CT では必ず脾臓の有無を確認するのが感染症屋の習になっている．

無脾症患者や，ITP や外傷，胃がんなどで脾摘術をされた患者では一定の予防接種が推奨される．

特に問題となるのは肺炎球菌，インフルエンザ菌，そして髄膜炎菌だ．他にも *Capnocytophaga* など，無脾状態でリスクが高まる微生物はいるが，こうした菌には有効な予防接種がない．

Wendt R, Schauff C, Lübbert C. An asplenic with life-threatening Capnocytophaga canimorsus sepsis. IDCases. 2020; 21: e00828.

特に頻度が高く，死亡リスクも高い肺炎球菌ワクチンは重要だ．

保険診療で使えるものはニューモバックス NP だ．「脾臓を摘出した」患者には保険診療で提供できる．明確な決まりはないが，通常は脾摘後 2 週間程度たったら接種する．

実際には，より効果が高い結合型ワクチンを先に接種し，ニューモバックスは 6 カ月から 1

年以上間隔を空けてから接種するのがベターだ．よって，ニューモバックスを保険診療で接種するのは現実には難しい．

肺炎球菌感染リスクが高い場合（免疫抑制者，蝸牛移植，脳脊髄液漏出など）は，8週間以上間隔を空けてから接種することも可能だ．

すでにニューモバックスを接種されている場合には，結合型ワクチンを1回，1年以上の間隔を空けてから接種する．

すでに小児期にプレベナーを接種されている場合は，追加の接種はニューモバックスのみだ．

インフルエンザ菌（*Haemophilus influenzae*）も莢膜を持つ菌で，脾摘の患者でリスクになる．しかし，この菌の重症感染症が問題になるのは専ら小児で，成人ではすでに自然感染で抗体を獲得している可能性が高く，肺炎球菌に比べると推奨度は高くない．CDC は「過去に HIB 接種がなければ」1回接種を「脾摘14日前までに」行うことを推奨している．4歳未満の場合は HIB をスケジュール通りに接種する．2，4，6，15〜18カ月，4〜6歳の5回の接種だ．

髄膜炎菌感染症は日本ではまれなので，どのくらい予防接種を提供するかは，コストとリスクでの相談になる．特に，髄膜炎菌タイプ B に対するワクチンは輸入ワクチンになるので多くの予防接種外来では提供できない（神戸大学病院感染症内科では提供可能だ）．

MenACQY-D（メナクトラ）では，8週間空けて2回接種

MenB-4C（Bexsero）を4週間空けて2回接種も検討できる（輸入ワクチン）．

Bexsero はメナクトラと同時接種は可能だ．

U. 妊娠とワクチン

妊娠中にワクチンが重要になることは比較的少ない．むしろ，妊娠前にしっかりワクチンを打っておかねばならない．

妊娠中は生ワクチンは禁忌である．風疹ワクチンなどは「妊娠前」に打っておかないと，妊娠してから風疹に感染，先天性風疹症候群のリスクとなる．麻疹や水痘に妊娠中に罹患すると，発熱などで流産や早産のリスクになったりする．仮に出産はうまくいっても新生児が麻疹に罹患するリスクもある．

麻疹に罹患した新生児の入院ケアは難しい．一般的な新生児室や新生児 ICU（NICU）は麻疹のような空気感染する疾患に不慣れであるし，「他の新生児には絶対に感染させたくない」と考える．産科病棟も「他の患者さんには絶対感染させたくない」病棟だ．

かといって，こうした感染症に慣れた内科病棟は「妊婦は無理」「新生児は無理」と断ってしまいかねない．昔，こうした「うちでは見れません」の連鎖状態になって往生したことがある．

> Ohji G, Satoh H, Satoh H, et al. Congenital measles caused by transplacental infection. Pediatr Infect Dis J. 2009; 28:166–7.

妊娠「前」の予防接種は大事だ．しかし，女性がいつ妊娠するかなんて完全には予想できない．女性はしっかりと予防接種を受けておくことが大事ということだ．

妊娠中に接種するワクチンとしては，インフルエンザ・ワクチン（ただし，不活化のみ）や

新型コロナワクチンだ．新型コロナも早産などの原因になるし，前述のように感染対策上も大問題になる．

妊婦に推奨されているワクチンは他にもある．百日咳を予防する Tdap だ（前述）．これは新生児の百日咳を予防するために用いる．妊娠 27 〜 36 週で推奨されているが，日本では承認されていない．

MN Dept of Health. Tdap Vaccine for Pregnant People. Available at: https://www.health.state.mn.us/people/immunize/basics/tdappregnant.html. Accessed 28 February 2025.

RS ウイルスについても妊娠中のワクチン接種が提供されている．「どの」妊婦に接種すべきかは，まだ定見がない．

Kampmann B, Madhi SA, Munjal I, et al. Bivalent Prefusion F Vaccine in Pregnancy to Prevent RSV Illness in Infants. N Engl J Med. 2023; 388:1451–64.

V. 固形臓器移植とワクチン

移植患者の予防接種では，「固形臓器移植 solid organ transplants: SOT」と「造血幹細胞移植 hematopoietic stem cell transplant: HSCT」は区別する．

造血幹細胞移植では，移植後にこれまで蓄積した白血球の免疫記憶が全部「チャラ」になってなくなってしまうため，予防接種を原則全部はじめからやり直さねばならない．

一方，腎臓や肝臓などの「固形臓器」の移植の場合は，免疫抑制薬を使うために感染症には弱くなってはいるものの，これまでの予防接種や過去の感染による「免疫記憶」は一通り揃っている．よって，造血幹細胞移植のときみたいに予防接種を全部やり直す，という大変な作業は必要ない．

まず，移植前に可能な予防接種は全部やっておく．これは一般の方への推奨とそれほど変わりない．

すなわち，

インフルエンザ
A 型肝炎
B 型肝炎
百日咳
ジフテリア
破傷風
ポリオ
Hib
肺炎球菌
髄膜炎菌

ヒトパピローマウイルス

狂犬病

水痘（水ぼうそう）

ロタウイルス

麻疹

風疹

ムンプス（おたふく風邪）

結核（BCG）

である．このうち，日本ではA型肝炎，髄膜炎菌と狂犬病以外は，小児期に「定期接種」として提供されている．

　移植後は免疫抑制薬を飲むため，生ワクチンは原則禁忌だ．したがって，麻疹など生ワクチンは「移植前」に接種しておくのが基本だ．移植前2〜4週間前には予防接種を完遂しておくのがよい．不活化ワクチンも同様だ．

　不活化ワクチンは移植後も接種できる．移植後3〜6カ月後にワクチン接種を行うのが一般的だ．ただし，インフルエンザワクチンは季節モノなので，移植直後でもちゃんと接種する．今後はCOVID-19のワクチンも同様なかたちで接種されることだろう．

　実際には，母子手帳を確認して打っていないワクチンを移植前に打つよう努力するが，母子手帳を持っていない患者も多い．その場合は麻疹，風疹，ムンプス，水痘，そしてB型肝炎の抗体を測定し，免疫がついていないワクチンを接種する，というのが一般的だ．特殊な事情がなければ，DTaPとかは小児期に接種しているんじゃないか，という推測のもとで判断する．そして，肺炎球菌やインフルエンザ菌などについてはケース・バイ・ケース，予算などと相談しながら決める．50歳を過ぎたら，帯状疱疹の予防接種も検討する．

　以下，代表的な予防接種の推奨例を記す（成人患者について．小児移植患者は成書を参照）．

インフルエンザ　毎年　移植前後ともに

B型肝炎（過去に接種がない場合）

A型肝炎（過去に接種がない場合）

破傷風トキソイドを10年ごと

肺炎球菌（過去に接種がない場合）

プレベナー（接合型ワクチン）接種．8週間以上空けてニューモバックス（多糖型ワクチン）．

　水痘（移植前に）

　麻疹（移植前に）

　風疹（移植前に）

　ムンプス（移植前に）

帯状疱疹　50歳以上にシングリックス（サブユニット・ワクチン．移植後も接種可能）

HPV ワクチン（過去に接種がない場合）

髄膜炎菌ワクチン（リスクが高い場合．ACWY 型は承認されているが，B 型は未承認で輸入ワクチンとなる）．

Kim YJ, Kim SI. Vaccination strategies in patients with solid organ transplant: evidences and future perspectives. Clin Exp Vaccine Res. 2016;5:125–31.

Blair BM. Safe living following solid organ transplantation. Infect Dis Clin North Am. 2018;32:507–15.

Donato-Santana C, Theodoropoulos NM. Immunization of solid organ transplant candidates and recipients: A 2018 update. Infect Dis Clin North Am. 2018;32:517–33.

Danziger-Isakov L, Kumar D, Practice TAIC of. Vaccination of solid organ transplant candidates and recipients: Guidelines from the American society of transplantation infectious diseases community of practice. Clinical Transplantation. 2019; 33:e13563.

W. 造血幹細胞移植とワクチン

前述のように，造血幹細胞移植（hematopoietic stem cell transplantation: HSCT）患者では，免疫細胞がすべてリセットされてしまう．よって，「一度もワクチンを受けたことがない」状態に戻っていると考えられる．

ただし，ガイドラインでは麻疹，風疹，ムンプス，水痘・帯状疱疹ウイルス，そして B 型肝炎ウイルス（HBV）などの抗体価の測定が推奨されているものもあり，これが陽性であれば予防接種は必須ではない．ただし，エビデンスの質は必ずしも高くない．

日本の造血・免疫細胞療法学会が作ったガイドラインのワクチン接種スケジュールでは，まず移植後 12 カ月以上（あるいは 6 カ月以上）経ってから不活化ワクチン，24 カ月以上経ってから生ワクチン接種を検討する．

具体的には，ジフテリア，百日咳，破傷風，不活化ポリオの 4 種混合ワクチンであるテトラビック®などと，インフルエンザ菌（Hib）のアクトヒブ®，肺炎球菌に対するプレベナー®あるいはバクニュバンスを 0，2，4 カ月後に 3 回接種し，10 カ月後にニューモバックス®を接種する．いずれも不活化ワクチンだ．ただし，慢性 GVHD（移植片対宿主病）の増悪がないのが条件だ．

また，リツキシマブなど B 細胞の機能を低下させるような治療について，終了後 6 カ月以上経過していることも必要だ．

他にも不活化ワクチンとしては日本脳炎（0,1 カ月，12 カ月の 3 回接種），B 型肝炎ワクチン（0，1，6 カ月の 3 回）も考慮する．B 型肝炎は抗体価陰性の場合に特に検討する．HBc 抗体陽性（過去の感染者）で，HBs 抗体陰性（免疫がついていない）場合にもワクチン接種は検討される．

髄膜炎菌ワクチンも考慮するが，こちらは承認，未承認の輸入ワクチン含め高額になるのでケース・バイ・ケースだ．HPV ワクチンは若い患者，とくに女性では推奨される．

24 カ月以上経ってから麻疹，風疹（MR，ミールビク®），水痘，ムンプスを 0，1 カ月で 2 回接種が考慮できる．こちらは生ワクチンなので皮下注が原則だ．生ワクチンの接種には他にも

慢性 GVHD の増悪なし，免疫抑制薬が終了しているといった他の条件も満たす必要がある．

また，接種後の抗体価の測定も考慮される．

欧州のガイドラインでは 4，5 年ごとに麻疹，破傷風，ジフテリア，ポリオ，HBV の抗体価を測定することが推奨されるが，エビデンスの質も推奨の強さもあまり高くない．

Cordonnier C, Einarsdottir S, Cesaro S, et al. Vaccination of haemopoietic stem cell transplant recipients: guidelines of the 2017 European Conference on Infections in Leukaemia（ECIL 7）. Lancet Infect Dis. 2019; 19:e200–e212.

日本造血・免疫細胞療法学会．造血細胞移植ガイドライン 予防接種（第 4 版）．2023. https://www.jstct.or.jp/uploads/files/guideline/01_05_vaccination_ver04.pdf Accessed 28 February 2025.

X. 医療従事者とワクチン

毎年のインフルエンザ・ワクチン，そして定期的な新型コロナワクチン，さらに血液感染が問題となる B 型肝炎ワクチンが特に推奨される．B 型肝炎については，接種後血液検査で抗体価を確認する．抗体がついていない場合は，さらに 3 回の接種をやり直すのが一般的だ．

他にも，麻疹，風疹，水痘，ムンプスといった重要な感染症は小児期に（あるいはそれ以降に）予防接種歴がないかどうかを確認する．予防接種歴がなければ抗体検査をし，抗体がついていなければこうした生ワクチンを接種する．これは個々の医療従事者を守るためでもあり，病院内での感染症アウトブレイクを防ぐためでもある．予防接種歴を無視して抗体検査を行い，何度も何度もワクチン接種をさせる医療機関があるが，これは間違ったプラクティスだ．B 型肝炎と麻疹，風疹などを混同してはいけない．

JCOPY 498-02154

VI 渡航医学

渡航医学（travel medicine）という専門領域がある．医学生，研修医諸君のほとんどは実習で経験することはないだろうが，非常に楽しい分野なので「こういう世界がある」ことくらいは知っておいてほしい．

海外で臨床実習する医学生は増えている．実習地域によっては予防接種や予防薬などを事前に完遂しておく必要がある．そういう場合，渡航医学の知識はとても役に立つ．

つまり，「渡航」とは単なる旅行のみならず，転勤，移住，留学などさまざまな国外への移動のパターンを網羅する概念だ．これには日本から国外への移動のパターン（アウトバウンド）もあるし，海外から日本に移動するパターン（インバウンド）もある．いずれにおいても渡航医学は役に立つ．従来，日本ではプレトラベル・コンサルテーション（渡航前の医学的コンサルテーション）の習慣がなく，いろいろな国に渡航するときの安全や健康も「バックパッカーの知恵」みたいな経験論で対応していた．これは「おばあちゃんの知恵」みたいなものであり，科学的とは言えない．

渡航医学の大きな位置を感染症の治療や予防が占めている．よって，感染症専門医が渡航医学外来を担当することが多い．しかし，感染症だけが渡航医学の守備範囲の訳ではない．

例えば，糖尿病患者のインスリンの自己注射を時差とともにどうスライドさせるかとか，高所移動のときの高地病予防とか，里帰り出産する妊婦の安全な飛行機の乗り方とか，慣れぬ海外在住に関連したメンタル・イルネスとか．要するにプライマリ・ケア領域から派生した応用問題と取っ組み合うのである．よって渡航医学を実践する場合は感染症だけ勉強していてはだめだ．

感染症について言えば，渡航前の予防コンサルテーションと，帰国（あるいは入国）後のトラブルシューティングが主たる業務となる．

渡航前の予防では予防接種がもっとも重要になり，他にはマラリアの予防薬処方や蚊に刺されないための生活アドバイス等が行われる．

渡航後の感染症トラブルでは，「発熱」「下痢」「その他」に大別される．

帰国後の発熱ではまずマラリアを除外することが大事である．マラリアは見逃す場合の死亡リスクが高く，診断すれば適切な治療により治癒する可能性が高いからだ．マラリアではない，という確信が持てるまではマラリアかも，と考え続けることが肝心だ．マラリアの診断は血液のギムザ染色塗抹検査か，迅速診断キットを用いる．

下痢は最も頻度の高い症状だが，多くは対症療法で治癒する．脱水を回避するのが大事で，経口補液や，必要に応じて点滴にて輸液する．検出される病原体で最も多いのは腸管毒素原性大腸菌（enterotoxigenic *Escherichia coli*: ETEC）である．

帰国後の発熱では，渡航地，渡航地での活動，渡航期間を把握し，これに想定する感染症の潜伏期間を加味して鑑別診断を絞っていく．

例えば，デング熱は蚊に刺されて感染するウイルス感染症だが，潜伏期間が短いのが特徴だ．典型的には東南アジアなどの流行地から帰国直後，あるいは帰りの飛行機内などで発症する．対して，マラリアの場合は潜伏期間が 10 日以上のことが多い．よって 3 泊 4 日の旅行帰りに発熱，の場合はマラリアの可能性はかなり下がる．

各感染症の流行地や潜伏期間などを全部暗記するのは生産的ではないし，流行地は（温暖化などもあって）変化することもある．最新情報をネットで確認するのが肝心だ．米国 CDC の Traveler's Health（https://wwwnc.cdc.gov/travel）や，厚生労働省の FORTH（https://www.forth.go.jp/index.html）などを参照する．この時点で専門家にコンサルトすることも大切だ．

昆虫などの節足動物への曝露，動物曝露，動物咬傷，食事，性行動などを詳細に確認する．居住環境，都市部滞在なのか地方滞在なのか，なども重要な要素となる．

ウイルス性出血熱など隔離が必要な感染症が否定できない場合はまず隔離してから防護服着用の上で上記の問診をとる．

渡航医学を網羅的に論ずるのは本書の目的に合致しないので，感染症面で特にキーとなるトピックを拾い抜きしたい．

A.VFR

Visiting friends and relatives の略で「ヴィーエフアール」などと読む．例えば，高所得国に移住した低所得国出身者が，「里帰り」のために，久しぶりに地元の友人や親戚を訪問するような行為をいう．

で，これが渡航医学的に何が問題になるかというと，現地で罹患する感染症である．特に問題になるのは，マラリアだ．

マラリアは終生免疫がつかないので，何度でも感染，発症する．しかし，感染を繰り返しているうちに免疫反応のために重症化しにくくなる．低所得国でのマラリア死亡が小児に多い理由の一つがそれである．感染を繰り返しているうちに軽症化するから，成人での重症例，死亡例は少ない．

高所得国の旅行者のマラリアが怖いのもそのためで，感染経験がないから免疫がなく，重症化しやすいのである．

よって，現地の大人たちは「マラリア？ああ，もう何度もかかってるから知ってるよ」とこれを軽く見る傾向にある．我々も新型コロナで同じような経験をしましたね．

ところが，VFR で長い間マラリア流行国から離れて生活をしている方の場合，長期のマラリア感染体験がないために，まるで渡航者のように重症マラリアになりやすくなるのである．しかも，そういう VFR たちは「マラリア？ああ，もう何度もかかってるから知ってるよ」と軽視しがちなのだ．予防薬も飲まない事が多い．

広義では，低所得国出身者が高所得国で，その地の人物と結婚し（例えば日本人），低所得国にいっしょに里帰りすることも，現象としては VFR のようなことが起きていると考えてよい．わりとよくある話だ．パートナーには「マラリア？ああ，よくある話だけどそんなに怖くないよ」と軽く見られてしまい，予防薬や蚊の対策を怠りがちになる．

渡航医学の専門家としては，渡航前にこのへんのリスクを理解してもらい，対応することが望ましい．また，帰国後の発熱ワークアップでもこういう事情を理解しておく必要がある．

もちろん，VFR の発熱はマラリアだけとは限らない．腸チフス，結核，デング熱など一般的な輸入感染症すべてを念頭に置いて検討する必要がある．

B. マスギャザリング

多くの人が集うことをマスギャザリング（mass gathering）という．メッカの大巡礼「ハッジ」や「ウムラ」のような宗教的な集まりもそうだし，オリンピックや万国博覧会のようなイベントもマスギャザリングをなす．

こうしたマスギャザリング自体が感染症のリスクとなる．空気感染する麻疹がそうだし，COVID-19 もそうだ．また，若いアスリートが集まるオリンピックなどでは性感染症もリスクとなろう．

渡航前コンサルテーションとしては，髄膜炎菌ベルトにある「ハッジ」に行く前の髄膜炎菌ワクチン接種が重要となる．というか，ハッジやウムラのときは髄膜炎菌ワクチン接種証明がないとサウジアラビアに入国させてくれない．

C. クルーズ船

クルーズ船を使った旅行は相変わらず人気である．しかし，以前からインフルエンザやノロウイルスなどの感染症が流行しやすいことが指摘されていた．閉じた空間内で多くの人が長期間を過ごすので，感染症に弱い環境なのだ．もちろん，COVID-19 にも弱い．

加えて，クルーズ船での旅行は暇と金がある人がやるもので，高齢者が多い．よって，COVID-19 やノロウイルス感染のような高齢者で重症化しやすい感染症にさらに脆弱になるのだ．

渡航医学コンサルタントは，旅行の計画をもとに，必要なワクチン接種，特にインフルエンザや COVID などを提案する．実際に罹患した場合の医療オプションや，場合によっては近隣への脱出（medical evacuation）プランも重要だ．

渡航医学のコンセプトを理解していただくために，「マタ旅」問題を論じてみる．これは直接感染症と関係するトピックではないから，関心のない読者は読み飛ばしていただいて構わない．

感染症専門誌「J-IDEO」（中外医学社）で「突破口」という連載を持っている．そこからの引用だ．この連載は，架空の存在である S 先生と D 先生の対話形式で展開される．感染症周りの問題で，かつ多くの人が（政治的に）「話題にしてはならない」と考えているトピックに果敢に取り組んでいく連載だ．

日本では「タブー」扱いになっている妊婦の渡航，「マタタビ」問題をここで論じたので，本書でも紹介する（p.206 参照）．

D. 性感染症

日本にはない，あるいは珍しい性感染症病原体もあり，海外での性感染症（sexually transmitted disease: STD）のリスクは高いと考えるべきである．しかし，海外旅行でむしろ開放的になってしまう旅行者も少なからずいることもまた事実だ．渡航前コンサルテーション

ではコンドームの着用や，HIV の PrEP などを相談する．B 型肝炎，A 型肝炎（アナルセックスでも感染する）の予防接種も検討事項だろう．渡航後の発病時は STD を鑑別に入れることが重要になる．例えば，帰国後の発熱，発疹ではすぐに麻疹などを想起するのだが，案外梅毒だったりするのである．

E. 狂犬病

日本にない感染症は多々あるが，特に注意したいのが狂犬病である．予防接種でリスクをヘッジできる点が重要である．しかも，渡航前でも曝露後でも予防が可能だ．詳細は予防接種の項で述べた．

F. マラリア

渡航者向けのマラリア・ワクチンは本稿執筆時点では存在しないが，抗マラリア薬の予防投与によるリスクヘッジは可能だ．また，薬だけでなく，蚊帳や服装，DEET の使用で蚊対策を取るのも大切である．

流行地からの帰国後の熱は，全て「マラリア」を想起するのが鉄則だ．初診で見逃されたマラリアは，治療開始が遅れることもあって重症化しやすい．

Li G, Zhang D, Chen Z, et al. Risk factors for the accuracy of the initial diagnosis of malaria cases in China: a decision-tree modelling approach. Malaria Journal. 2022; 21:11.

新型コロナ前の 2015-2019 年の輸入マラリアは年間 50 例程度である．一方，同じく蚊が媒介して発症するデング熱の報告は年間 200 例前後だ．デング熱のほうが 4 倍多い．なお，同じく蚊を媒介するチクングニア熱は 2019 年では 49 例と，マラリアと同程度であった．地球温暖化によってこうした蚊を媒介する感染症の輸入は増加する可能性がある（ただし，マラリアについては数々のマラリア対策のためにむしろ減少傾向だ）．

JIHS．日本の輸入感染症例の動向について．Available at: https://www.niid.go.jp/niid/ja/route/transport/1709-idsc/8045-imported-cases.html. Accessed 28 February 2025.

G.DEET

N,N-diethyl-3-methylbenzamide は皮膚露出部に塗布する防虫剤だ．20 〜 30% がよく用いられるが，50% 以上のほうが持続時間が長い．以前は，日本で市販されている DEET は濃度が低く，海外で購入するしかなかったが，最近では 30% 製剤などが市販されている．厚生労働省が 2016 年に高濃度製剤を認めたからだ．ただし，小児では顔面を避けて，より低濃度のものを用いる．生後 6 カ月未満の子には使わない．

DEET は 20% なら 10 時間程度は維持できる．日焼け止めと併用する場合は日焼け止めを先に塗り，日焼け止めが乾くのを待ってから（あるいは 30 分以上経ってから），その後防虫剤を塗ることが推奨されている．

DEET 同様に用いられるものとしてイカリジン（Icaridin, 別名は picaridin. 〔2-(2-hydroxyethyl)-piperidinecarboxylic acid 1-methyl ester〕がある．イカリジンは 1980 年

JCOPY 498-02154

代にドイツで開発された防虫剤で，小児でも使えるのが特徴だ．5% だと 6 時間程度，15% では 5 ～ 8 時間程度持続する．イカリジンは蚊対策には有効だが，ダニには有効性が低い．したがって，ダニ媒介性脳炎予防には予防接種のほうが効果的だ．

ユーカリ油も虫よけとしては有効だ．しかし，ユーカリ油に含まれるシネオースが中枢神経や呼吸障害の原因となるため，3 歳未満には使用しない．天然成分だから安全とは限らない，一例だ．

こうした塗布薬は臭いで虫を避けているのではないため，肌が露出している部分にまんべんなく塗るのが大事である．よって，DEET リストバンドのような部分的な使用は推奨できない．

Goodyer L, Schofield S. Mosquito repellents for the traveller: does picaridin provide longer protection than DEET? Journal of Travel Medicine. 2018; 25:S10–S15.

NIKKEI STYLE. 蚊の虫よけ剤，濃度で違う プロが教える賢い使い分け. 2017. Available at: https://www.nikkei.com/nstyle-article/DGXMZO19275000W7A720C1000000/. Accessed 28 February 2025.

H. 渡航者下痢症（Travelers' diarrhea）

最大の原因は ETEC（*Escherichia coli*, 大腸菌）であり，他にカンピロバクターや赤痢菌，サルモネラ菌，ノロウイルスなどのウイルスがある．ランブル鞭毛虫（*Giardia lamblia*）のような寄生虫感染も珍しくない．

旅行者下痢症は渡航目的が何であれ，大きな問題となる．まずは予防策が重要となる．海外では水道水は安全ではないと考えるべきで，煮沸して用いるか，缶入り，瓶入りの飲料水を用いるのが良い．氷も汚染のリスクがあるので用いない方が良い．プロバイオティクスの効果についてははっきりしておらず，ルーティンでは推奨されないが，これを希望する旅行者の見解を否定する根拠も乏しい．流行地であればコレラ・ワクチンの渡航前接種は検討すべきだ．

急性下痢症に対する最良の治療は適切な補水による脱水の防止である．ORS（oral rehydration solution）があればベターだが，なければ清潔な水分であればなんでもよい．詳しくは ETEC の項参照（p.143）．

旅行者下痢症を発症した場合は，現地の信頼できるクリニックを受診するのが望ましい（国際クリニックなど）．しかし，それが困難な場合は事前に抗菌薬を持たせて，自己診断のもとに服用する方法もある．

東南アジアの旅行の場合，以前はフルオロキノロン製剤がよく用いられていたが，薬剤耐性菌の増加のために現在は推奨されない．現在，最もよく用いられるのはアジスロマイシンで，これはカンピロバクターをカバーする．ただし，マクロライド系抗菌薬自体が下痢の原因となることもある．海外ではリファキシミンが用いられることもあるが，日本では肝性脳症にしか適応がない．東南アジア以外の地域での旅行者下痢症では現在もシプロフロキサシンのようなキノロン製剤かアジスロマイシンが推奨される．ロペラミドのような止痢剤は，昔は「用いるべきではない」と言われてきた．しかし，特に基礎疾患のない健康な旅行者であれば症状の改善を早め，旅行の QOL を改善させるため，無下にこの使用を否定すべきでもない．抗菌薬と併用する方法もある．

Dupont HL, Jiang ZD, Belkind-Gerson J, et al. Treatment of travelers' diarrhea: randomized trial comparing rifaximin, rifaximin plus loperamide, and loperamide alone. Clin Gastroenterol Hepatol. 2007; 5:451–6.

I. マタタビ問題をどう考える？

〔感染症誌 J-IDEO（2024;8:566-8）に連載の記事を改変して転載しています〕

S「ダメですよ，ぼくら人間の医者が生半可な知識で獣医学の領域に首を突っ込んだら…」

D「そのマタタビじゃない．渡航医学（Travel Medicine）の問題だ」

S「ネットで調べると，マタタビは学名 *Actinidia polygama*，マタタビ科マタタビ属の植物なんですね．別名ナツウメ，カタシロ，コヅラ，ネコカズラなど多々あるようですね．へえ，918年の"本草和名"にも記載がある古い植物なんですね．葉っぱや小枝，実のどれも猫の大好物で，これを舐めると猫が踊りだすのだそうです．人間にはこのような効果はなくて，マタタビラクトンという活性物質が猫が踊る原因だと思われていたそうですが，2021年の岩手大学などの研究で，実は蚊の忌避活性をもつネペタラクトールを猫が体に擦り付けるための行動だと分かったんだそうです．これで猫が蚊に刺されなくなるんですね．勉強になったなあ」

D「いいから獣医学から離れんかい！ここで言ってる"マタタビ"とは maternal な旅，すなわち妊婦の旅行のことだ！」

S「なるほど，感染症とは全然関係ないですね」

D「渡航医学は感染症，というイメージがあるが必ずしもそうではない．高山病の予防や治療，車酔い，時差ボケなどなど全部渡航医学の守備範囲だ．妊婦の旅行もその範疇にある」

S「なるほど」

D「渡航医学のバイブル的存在，Jay S. Keystone の『Travel Medicine』にも，妊婦や授乳中の旅行者に関する1章を割いている」

S「あ，本当だ．日本語でも，岩田健太郎監訳で，メディカルサイエンスインターナショナルから出てますね．わー，なんて便利なんだー」

D「棒読みするな．ただいま絶賛，絶版中だけどな．中古でもいいから，ブックオフか何かで入手して読んでください！」

キーストンの
トラベル・メディシン

S「原書はすでに新しい版が出てるんですね」

D「まあ，Jay Keystone は惜しまれながら最近亡くなられたんだけどな（2019年）．ほんっとうに楽しいおっさんで，そのレクチャーは爆笑の連続．あれはちょっと余人では真似ができない"芸"だった．キーストンの講義は"睡眠病の解毒剤だ"なんてジョークもあったほどだ．まあ，陰茎にできた eschar（焼痂）の写真を見せて，"これが本当の Dick typhus"とか言うお下劣なのが多かったけどね」

Travel Medicine
4th edition

Bogoch II, Chakrabarti S, Sharkawy A. Jay Keystone（1943–2019）. Am J Trop Med Hyg. 2019; 101:953–4.

S「なんですか？それは」

D「ダニによるリケッチア感染を Tick typhus というんだ．Dick ってのはペニスを意味する俗語だよ」

S「くっっだらねー」

D「だろ？でも絶対にウケた．臨床，研究，教育が全部できる人なんてそうそういないのだけれど，キーストンは稀有な例外だ．渡航医学という専門領域の人気を高めたパイオニアでもあり，第一人者だよ」

S「で，マタ旅はどこに行ったんです」

D「オーセンティックな渡航医学のバイブルでもちゃんと1章を割いて妊婦の渡航を論じている．ここでは "どうやったら安全に妊婦は旅行できるか" をガチに専門的に議論している．もちろん，旅行できない妊婦もいる．重症貧血を合併している場合や流産の既往，妊娠高血圧症がある場合などは相対禁忌だし，高地や生ワクチン（特に黄熱）を必要とする地域への旅行もよくない．しかし，逆に言えばこういう "例外" を除けば，概ね妊婦は安全に旅行できる．これが "バイブル" の出している結論だ」

S「なるほど」

D「しかし，日本では全く論調が異なる．ネットで "マタ旅" で検索すると，多くの医療者が "そもそも妊婦は旅行してはいけない" と主張している．多くは産婦人科医だ．その根拠の多くは，旅行している妊婦が体調不良になり，現地の医療機関を受診してあれこれ困った，というエピソードだ．"マタ旅は虐待と同じ" とかなり強い口調で批判している人もいる」

妊婦旅行で胎児死亡もあるあまりに悲しい結末. 2019. Available at: https://toyokeizai.net/articles/-/321634. Accessed 28 February 2025.

S「ふーむ」

D「日本にも渡航医学のテキストはあるが，妊婦についてはあまり言及がない．まるでタブー扱いになっている．渡航医学のプロと，産婦人科医にちゃんとコミュニケーションはあるのだろうか？と訝しくなるほどだ」

S「数的には産婦人科の先生のほうが圧倒的に多いですもんね．忖度したんでしょうか」

D「数の差でいえば，海外だって同じことだ．なんで日本でだけ，忖度するんだ？そんなの正当化できるわけがない」

S「まあ，そりゃそうですが」

D「マタ旅に反対する根拠として，論文化されているものもある．東京近郊の巨大テーマパーク（あれだよね）に行った妊婦が体調不良を起こして近郊の医療機関を受診したというケースシリーズだ．

今野秀洋, 他. 妊娠中の旅行に関する危険性：東京近郊にある巨大テーマパークからの産科緊急受診に関する検討より. 日本周産期・新生児医学会雑誌 ＝ Journal of Japan Society of Perinatal and Neonatal Medicine 2012; 48:595–600. https://mol.medicalonline.jp/library/journal/download?GoodsID ＝ dy1jspnm/2012/004803/002&name ＝ 0595-0600j&UserID ＝ 133.30.176.45&base ＝ jamas_pdf（会員限定）

これによると，2007年から2010年までに129人の妊婦が受診している．主訴としては性器出

血が最も多く，診断としては切迫流産や切迫早産が多かった．20 人が入院を要した．NICU 管理を要した新生児が 6 例いたという．妊婦の死亡例はなかった」

S「うーん．この論文をどう評価するか…」

D「この論文って受診した妊婦だけを見てるから，"分母"がないんだよ．だから，これだけ読んでも妊婦の旅行が危険なのかどうかは判断できない」

S「確かに」

D「わりとシンプルな海外のコホート研究がある．ここでは，222 人の女性が対象となり，そのうち 53% にあたる 118 人が妊娠中に飛行機で旅行していた．旅行回数は中央値で 2 回（範囲 1〜12 回）．平均妊娠週数は 13.3 週だった．飛行時間は平均 4 時間．旅行した妊婦とそうでない妊婦で，分娩週数，新生児体重，性器出血の頻度，早産，子癇前症（preeclampsia），NICU 入院に違いはなかった．妊婦の旅行は，だいたいは安全であることがわかる．

> Freeman M, Ghidini A, Spong CY, et al. Does air travel affect pregnancy outcome? Arch Gynecol Obstet. 2004; 269:274–7.

アメリカ産婦人科学会もこうしたデータを受けて，妊婦が飛行機でたまに旅行するくらいは概ね安全であると述べている．多くの航空会社も 36 週までの妊婦の飛行は認めている．まあ，海外では患者が自分の電子カルテをスマホで読めるとか，情報管理において便利なところはあるけどね．日本だと，IT 化が遅れているから，いきなり病院に旅人妊婦がやってきても，どういう経緯の妊娠かが全くわからない．とはいえ，同じことは「非妊婦」についても言えるわけで，これを根拠に「妊婦だけ旅行するな」という主張は間違いだ．日本の IT 化の遅れは，それはそれとして批判すべきだけどな」

> Air Travel During Pregnancy. Available at: https://www.acog.org/clinical/clinical-guidance/committee-opinion/articles/2018/08/air-travel-during-pregnancy. Accessed 28 February 2025.

S「まあ，データ的には妊婦の旅行は安全なのかもしれません．でも，実際に旅行してトラブった妊婦を見るのは産科の先生ですからね．そういうトラウマがあると，妊婦に旅行するな，と主張したくなる気持ちは分からなくはありませんよ」

D「そうかもしれん．しかしそのロジック，HPV ワクチンの「副作用の被害者」のロジックと同じなんだぞ．ある業界のかなりエライ先生が「だって実際にワクチンの副作用で苦しんでいる人がいるんだから」といって HPV ワクチンに強固に反対していた．今も反対してるのかね．もちろん，オレも"HPV ワクチン接種後のさまざまな症状"に苦しんでる患者さんは診たことがある．患者さんだから，真摯に対応し，治癒を目指すのが当然だ．しかし，大規模な研究で HPV ワクチンの効果は確認されているし，比較群との有害事象には差が出ない．"個別な事象の体験"を根拠に，HPV ワクチンを接種するなというのは，プロの主張としては不適切だとオレは思う」

S「うーん．なかなか難しいですねえ」

D「この話を聞いたとき，オレも結構ショックだったんだよ．多くの産婦人科医は HPV ワクチン副作用問題のとき，"現場の肌感覚は案外，危うい．ちゃんとエビデンスやデータを根拠に

意思決定せねばならない”と主張していた．しかし，ことマタ旅問題になると，まさに“現場の肌感覚”で意見を述べてしまう．結局のところ，我々も含めて，医療者であろうと，医療者でなかろうと，我々は自分の直感ベースで見解を述べてるんじゃないかという気がしてきたよ．エビデンスやデータは，自説を強化するための道具に過ぎないんじゃないかってね．それってEvidence BASED ではないよな」

S「なるほどー．でも，生死に関わるがんと，旅行を同列に論ずるのはよくないのでは？」

D「そこだよ．“旅行”というと行楽のイメージがあるが，飛行機の移動だっていろいろある．オレがよく相談を受けるのは，外国の方が妊娠して，自国で出産したいという“里帰り帰国”だ．里帰り出産は日本でもポピュラーだろ．そういう願いは根拠薄弱なまま否定してはいけない．できちゃった婚での新婚旅行だって，人生1回の（ま，1回とは限らんけど）大事な行事だ．“旅行”といってもいろいろなんだよ」

S「たしかにー」

D「というか，そもそも医療者目線で，患者さんの（あるいは妊婦の）“価値”に立ち入ってはいけないんだよ．ネズミの王国に行くのだって，人によってはとっても大事な大事な行事かもしれない．我々は生命リスクや健康利益は計量できるが，“人の価値”は計量できない．してはならない．それこそが“患者中心の医療”というものだろ」

S「言われてみれば，そうですね」

D「渡航医学は，クライアントの“価値”に寄り添うのが大事だ．エベレストに登りたいと言っている人に，“登るな”というのが一番シンプルで確実なリスクヘッジの方法だ．が，渡航医学のプロはそういうことは絶対に言わない．“どうすれば合理的，安全に登山が可能になるか”と最新の知見をもとにプラニングするのが仕事なんだ．“やる”というクライアントに“やるな”という助言だけはしてはならないのだ」

S「あー，それって某漫画のラーメンハゲの台詞，丸パクリですねー」

D「ぎくー！ばれたー？」

［参考文献］

・JE Bennett, R. Dolin, MJ Blaser, eds. Mandell, Douglas, and Bennett's Principles and Practice of Infectious Diseases. Elsevier, 2019.

・Steven McGee. Evidence-Based Physical Diagnosis. 5th ed. Elsevier, 2021.

・Keystone JS, 他．岩田健太郎，監訳．キーストンのトラベル・メディシン．東京：メディカルサイエンスインターナショナル；2014.

・Schlossberg D, et al. Schlossberg's Clinical Infectious Diseases. 3rd ed. Oxford Univ Press, 2022.

著者略歴

岩田健太郎
（いわ　た　けん　た　ろう）

島根県生まれ

1997 年　　　　島根医科大学（現島根大学）卒業
1997 〜 1998　沖縄県立中部病院研修医
1998 〜 2001　セントルークス・ルーズベルト病院内科研修医
2001　　　　　米国内科専門医
2001 〜 2003　ベスイスラエル病院感染症フェロー
2002 〜 2006　ロンドン大学熱帯医学衛生学校感染症修士コース（通信制）
2003 〜 2004　北京インターナショナル SOS クリニック家庭医
2004　　　　　米国感染症科専門医
2004　　　　　亀田総合病院総合診療部・感染症内科部長代理
2005　　　　　同部長
2006　　　　　同総合診療・感染症科部長
2008 年　　　　神戸大学大学院医学研究科微生物感染症学講座感染治療学分野教授
　　　　　　　現職

医学生・研修医のための感染症内科　　ⓒ

発　行　2025 年 5 月 15 日　　　初版 1 刷

著　者　岩田　健太郎

発行者　株式会社　中外医学社
　　　　代表取締役　青　木　　滋

　　　　〒 162-0805　東京都新宿区矢来町 62
　　　　電　　話　　03-3268-2701(代)
　　　　振替口座　　00190-1-98814 番

印刷・製本／横山印刷(株)　　　　　　〈HI・MU〉
ISBN978-4-498-02154-9　　　　　　Printed in Japan